西洋医学 × 東洋医学

解剖生理で学ぶ

くすりの効きどころ

南山堂

執筆者一覧（掲載順）

松村 讓兒
杏林大学医学部　客員教授（肉眼解剖学教室）

・

千福 貞博
センプククリニック　院長

・

八幡 曉直
HABA クリニック　院長

はじめに

西洋医学と東洋医学：連携と統合への第一歩

「薬局」2024 年 9 月増刊号『西洋医学×東洋医学 ― 解剖生理で学ぶくすりの効きどころ―』を上梓することができました．本号は「西洋医学と東洋医学とがもつ病に対する姿勢を理解し，その調和を以て医療に資する」ことを目的としております．

従来，西洋医学が疾患や病巣に対する集中的治療を重視した医療であったのに対し，東洋医学は自然の一部としての人体がもつ治癒能力を高めることで全身的治療を主眼におく医療，と言われてきました．そして，今日まで，両者の連携の必要性を感じながらも，全体的統合の実現に至らず，多くの医療関係者にとっても靴下瘙痒の感が拭えない状況が続いております．

今日，当然のことながら，医学・医療には，西洋医学と東洋医学とが備える利点を互いに活用・補完することで，新たな科学としての医学を創造することが求められております．ともすれば即効性を求められる現代医療ですが，予後や経過を考慮しての治療がよりいっそう大切になってきていることを見逃してはなりません．「すぐに役立つ技術革新のみならず，洋の東西を問わず，未来を見据えた科学的視点を重視したい」そんな想いをこめて本号をお届けしたいと念じております．

「くすり」は「病に効く奇すしきもの」すなわち「不思議な力を秘めたもの」とされ，中国から渡来した「薬」に当てはめられたとされています．「薬」には「病をつぶす草」「病平癒の祈祷に用いる草」「薬材を薬研で碾いたもの」などの意味が含まれているといいます．英語の pharmacy の語源であるギリシャ語の pharmakon にも「呪術やそれに用いる薬物」といった意味があるようで，古来，人々は病と対峙する際に「くすり」を用いていたことがわかります．

本号では「くすりの効きどころ」に注目し，その西洋医学からみた人体の解剖生理の基盤，ならびに東洋医学からみた病態の弁証論治について解説を加えたものです．本号を繙いて頂き，西洋医学と東洋医学の連携・統合の手がかり・足がかりを一つでも見出して頂ければ，執筆者の一人として幸甚の至りであることを申し添えます．

2024 年 9 月

松村 讓兒

ようこそ！ 奥深い漢方基礎医学の世界へ!!

　漢方初心者は「(西洋)病名」を決定して，相当する「(漢方)方剤」を一対一対応して投与します．たとえば，「こむら返りに芍薬甘草湯」や「機能性ディスペプシアに六君子湯」というパターンです．この手法は，正式な漢方用語にはありませんが，「方病相対」とも言うべきかたちになっています．周知のことかもしれませんが，前者の「こむら返り」治療のように，これで奏効する疾患もあります．しかし，日常に診療する疾患全体に本法を適応させても，その奏効率は決して高くはなりません．そこで，これを改善するために，患者の「証」を診て，それに合う漢方薬を選定する手法を取り入れるようになります．すなわち，独特の漢方問診と身体所見によって，それに適応する漢方処方を決定します．この方法で治療効果は飛躍的に向上し，日常診療ではまず困らなくなります．これを漢方用語で「方証相対」といいます．

　しかし，方証相対で治療し続けていると，今度は西洋医学で学んだように，「この薬剤がこの病態に効果をもたらした根拠は何であるのか」が知りたくなります．すなわち，本号のタイトル「くすりの効きどころ」に対する知的要求が芽生えます．しかし，これを理解するには相当の努力が必要です．その理由を説明しましょう．本文中でも触れましたが，西洋医学では解剖生理学や薬理学など基礎医学を学んでから臨床医学となります．一方，漢方医学では，これを逆行して臨床医学を先に学びます．なぜなら漢方の基礎医学は観念論的で，漢方の臨床経験がないと難解だからなのです．しかも指導医や流派によって，この基礎部分の解説は千差万別です．換言すると，漢方の基礎医学を先に学ぶと，頭が混乱するので後回しなのです．さらに，漢方薬理学，すなわち，「本草学」の多くの名著が現代語訳されておらず，とっつきにくいという背景もあります．

　本文では，漢方基礎医学に相当する「弁証・論治」を筆者の自己流で記載致しました．念頭に置いたことは，「現代の臨床現場や医学用語から離れないこと」，「比喩を使って，できるだけ簡明にすること」の2点です．したがって，他書とまったく異なった解説かもしれませんが，仏教用語でいう「方便(＝教えを導く巧みな手段．真実の教法に誘導するための仮の方法)」である，と自負しています．ぜひ，本文を読んでから，奥深い漢方基礎医学の世界に足を踏み入れてください．

2024年9月

千福 貞博

日常に垣間見える「臓腑弁証」

このたびは南山堂さんからの依頼をいただき，「臓腑弁証」についての私なりの解説を執筆いたしました．

そもそも，漢方の教科書で読んでいて辛い部分が，漢方診断の理論展開である「弁証」の項目です．「臓腑弁証」はそのなかの一形態です．

他の「弁証」，たとえば「八綱弁証」が表・裏と寒・熱と虚・実と陰・陽を数値化に近い解析を行って，病態を座標で表して中庸なるバランスのとれた状態に向けるという，ある意味使い慣れた数学的な方法なのに対して，「臓腑弁証」は複雑怪奇であると述べても言い過ぎではありません．まず解剖学的な臓器と一致しない五臓 [肝臓・心臓・脾臓・肺臓・腎臓]，六腑 [胆嚢・小腸・胃・大腸・膀胱・三焦] の哲学的ともいえる定義をそのまま受け入れることから始めて（ここが一番高いハードルかも知れません），それらが複雑に絡み合う理論を「占いですか？」と評されそうな五行説（あらゆる物・事象は木・火・土・金・水のいずれかに属していて，その関係性からすべてが説明できるとする思想で，誕生したのは紀元前 4 ～ 5 世紀ごろの中国の戦国時代とされています）に基づいて展開されるのですから，拒否感がわいてくるほうが当然かもしれません．

しかしながら，日常生活のなかでのさまざまな経験を数千年の歴史のなかでもち寄ってでき上がったビッグデータから導き出された傾向は，時代が変わっても真実を述べていることが多いものです．季節がこのように乱れるとこんな疾患が増える，こういう偏った食生活だとこんな症状が起こる…これらの現象を，こういう気温ではこの「臓」が傷むからこんな病気が増える，とか，この味は過剰に摂取するとこの「臓」機能が過剰に亢進するのでこんな訴えになりやすい…という言葉で説明しているのが「臓腑弁証」だと思っていただくのがいいかも知れません．

この「臓腑弁証」は，気合を入れて勉強するよりは，日常のなかで見聞きした「これとこれって関係あるのかな？」と思った事柄，つまり一見すると無関係に見えるのに巷でよく発生する「マーフィーの法則」のような経験があったとき，ふと思い出して紐解いてみると，この「臓腑弁証」の基礎になっている五行説で 2000 年以上前から言われている傾向と一致するのに気付いて興味がわくことがあります．筆者がそうでしたが，それから学び始めてハマってしまうのが，この「臓腑弁証」の正しい勉強法である気がします．

この記述が皆さまのお役に少しでも立てば，幸いです．

2024 年 9 月

八幡 曉直

目次

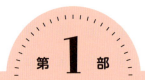

第1部 くすりの効きどころがわかる 西洋医学の解剖・生理のとらえかた
（❶〜❿：松村讓兒）

- ❶ 中枢神経系 …………………………………………………………… 12
- ❷ 末梢神経系，自律神経系 …………………………………………… 29
- ❸ 運動器（主に筋肉・骨）……………………………………………… 45
- ❹ 循環器 ………………………………………………………………… 61
- ❺ 消化器 ………………………………………………………………… 86
- ❻ 代謝系 ………………………………………………………………… 102
- ❼ 呼吸器 ………………………………………………………………… 113
- ❽ 腎・泌尿器 …………………………………………………………… 128
- ❾ 内分泌系 ……………………………………………………………… 141
- ❿ 免疫系 ………………………………………………………………… 162

第2部
くすりの効きどころがわかる
東洋医学の五臓・生命活動のとらえかた
（❶～❹：千福貞博／❺～⓫：八幡曉直）

❶ 弁証総論　漢方医学での病態生理のとらえかた ……………………………… 180

❷ 八綱弁証 ………………………………………………………………………… 187

❸ 六経弁証 ………………………………………………………………………… 197

❹ 気血津液弁証 …………………………………………………………………… 206

❺ 臓腑弁証：総論 ………………………………………………………………… 217

❻ 臓腑弁証：肝 …………………………………………………………………… 220

❼ 臓腑弁証：心 …………………………………………………………………… 229

❽ 臓腑弁証：脾 …………………………………………………………………… 236

❾ 臓腑弁証：肺 …………………………………………………………………… 245

❿ 臓腑弁証：腎 …………………………………………………………………… 253

⓫ 臓腑弁証 付録：「心包」と「三焦」 …………………………………………… 260

索引 ……………………………………………………………………………… 265

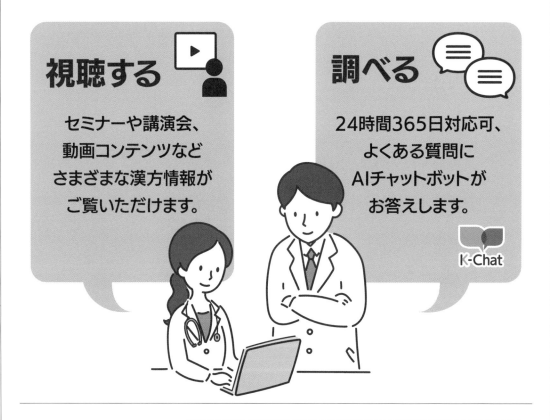

薬局 Back Number バックナンバーのご案内

定価 2,200円（本体2,000円＋税10％）

2024

1月号 基礎薬学とエビデンスから おくすり比べてみました

2月号 子どものための ステロイド外用剤のレシピ

3月号 微量元素みいつけた 解剖生理・疾患・くすりと食品にクローズアップ！

4月号 ストップ！CKD 「腎臓を守る」包括的な視点

5月号 腸内細菌となかよく 生きて腸までとどく薬学管理

6月号 加算算定までつなげる！ 外来がん治療の「病－薬連携」

7月号 Hey 薬剤師外来 「外来診療の質を上げる方法を教えて」

8月号 もっと抗菌薬が好きになる 微生物学検査の活かし方

9月号 剤形蘊蓄 コツコツ学ぶ，あしたの"剤テク"

2023

1月号 おくすり比べてみました 知っておきたい！同種・同効薬の使いどころ

2月号 睡眠薬のトリセツ 今すぐ使える不眠治療の処方箋

3月号 ここが変わった！関節リウマチの治療 診療GL・治療薬をアップデート！

4月号 本気ではじめる！吸入指導 デバイスが鍵をにぎる喘息・COPD治療

5月号 硬すぎず，ゆるすぎない やさしい便秘・下痢サポート術

6月号 みるみるわかる 眼とくすり 点眼剤から，眼科の副作用をまとめました

7月号 ながれを止めるな！循環を止めるな！ 血液凝固とくすり

8月号 身につく！検査値のチカラ 薬学管理・服薬指導・記録にどう活かす？

9月号 めまいを起こす薬・治す薬 原因・症状のおさらい＆薬剤性めまいを見逃さない

10月号 ひとりでできるもん 薬剤師のものさし 先輩が使ってる評価基準や情報源をまとめました

11月号 転ばぬ先の漢方薬 脱・介護！フレイル・ロコモ・サルコペニア対策の新たな一手

12月号 2023年なにあった？ 今年注目の診療ガイドライン，新薬・新規効能・新剤形

年間購読，バックナンバーのご注文は，最寄りの書店または(株)南山堂 営業部へお申し込みください．

 南山堂 〒113-0034 東京都文京区湯島4-1-11
TEL 03-5689-7855 FAX 03-5689-7857（営業）
URL https://www.nanzando.com
E-mail eigyo_bu@nanzando.com

服薬コンプライアンス向上を目指して

クラシエの漢方

粒が小さい細粒剤

クラシエKB2スティック 1日2回※1の漢方

飲みやすさに配慮したスティック包装

賦形剤を少なくしエキスの含有率を高めた製剤※2

湯剤を目指した抽出方法を選択

85.4％の方が「1日2回製剤が良い※3」と回答 1)

生薬の配合量と種類に着目

小さな飲み口※4

こだわりの品質

1日2回の漢方KB2

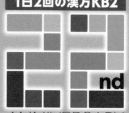

22nd ANNIVERSARY

暮らしに寄り添う漢方へ。

※1 通常、成人1日量を2～3回に分割し、食前又は食間に経口投与する。なお、年齢、体重、症状により適宜増減する。※2 厚生労働省：医療用漢方エキス製剤の取り扱いについて（厚生省薬務局審査課長通知、薬審2第120号、1985）以前と以後を比較。※3「1日2回のほうがよい」「どちらかといえば1日2回のほうがよい」と回答した方の合計。※4 旧品は飲み口が50mm、現行品は24.3mm。
1) 一般生活者を対象としたインターネット調査（n=103） 調査時期：2023年12月
調査会社：株式会社インテージヘルスケア 調査本体：クラシエ薬品株式会社

クラシエ薬品株式会社 〒108-8080 東京都港区海岸3-20-20
[文献請求先]医薬学術統括部 TEL 03(5446)3352 FAX 03(5446)3371
[製品情報お問合せ先]お客様相談センター TEL 03(5446)3334 FAX 03(5446)3374
（受付時間）10:00～17:00（土、日、祝日、弊社休業日を除く）

2024年1月作成

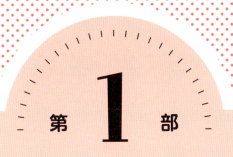

くすりの効きどころがわかる

西洋医学の解剖・生理のとらえかた

1 中枢神経系

脳・脊髄の構造と機能

1 神経系の基本構造（図1）

　神経系は中枢神経系と末梢神経系からなり，中枢神経系は頭蓋腔内の脳と脊柱管内の脊髄に区分されます．どちらも組織学的には**神経細胞**と，これを支える**グリア細胞**（**神経膠細胞**），血管などから構成されます．

　神経細胞は情報伝達に働く神経組織の主役で，神経系の基本的構成単位をなすことから**ニューロン**ともいいます．ニューロンは，細胞体とそこから伸びる**神経突起**（**軸索**と**樹状突起**）からなり，大きさは細胞体で直径数 μm から 100μm，突起の長さは数 μm から 1 m を超えるものまであります．一方，グリア細胞は神経細胞の支持や栄養に働く細胞で，中枢神経系と末梢神経系で構成が異なります．中枢神経系には，血管と神経細胞とを介在する**星状膠細胞**（**アストロサイト**：血液脳関門を形成），**希突起膠細胞**（**オリゴデンドロサイト**：中枢神経ニューロンの髄鞘形成），**小膠細胞**（**ミクログリア**または**オルテガ細胞**：異物の除去に働く），**上衣細胞**（脳室系の内面を覆う）があり，末梢神経系には**シュワン細胞**（末梢神経ニューロンの髄鞘形成）や**神経節膠細胞**（**衛星細胞**；**外套細胞**）があります．

　神経系におけるニューロンとグリア細胞の数は，多くの研究者によって推定されています．報告者により異なりますが，神経系には 1,000 億超のニューロンがあるのに対し，グ

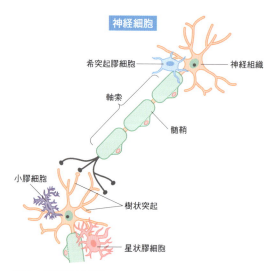

図1　神経系の構成

リア細胞はニューロンの10倍に達します．ニューロンは大脳皮質で140億〜230億，小脳で690億〜1,000億に達します．

2 中枢神経系の構造（図2）

中枢神経系の組織は，神経細胞体が集まっている**灰白質**（かいはくしつ）と，主として有髄線維（髄鞘で包まれている軸索）からなる**白質**に区別されます．中枢神経系では，希突起膠細胞の細胞膜が何重にも巻きついて軸索を形成するため，細胞膜の成分であるリン脂質（ミエリン）によって白質を白くしています．髄鞘は電気的興奮に対する絶縁体で，軸索を伝わる電気信号が外部に漏れることを防ぎます．このため，**脱髄**（だつずい）（髄鞘の変性・破壊）が起こると信号が正常に伝えられなくなります．このような疾患を**脱髄性疾患**といい，中枢神経系に起こる**多発性硬化症**（multiple sclerosis：**MS**），末梢神経系に起こる**慢性炎症性脱髄性多発神経炎**（chronic inflammatory demyelinating polyneuropathy：**CIDP**）が代表的です．

3 脳・脊髄の構造と機能（図3）

中枢神経系は「全身の感覚受容器からの情報を受け，これを処理・統合して適切な反応を決定し，その指令を末梢の効果器（筋や腺）に送り出すニューロンのネットワーク」であり，言うなれば**シナプス**（ニューロンの連絡部）の集合体です．すなわち，最も単純な中枢は1個のシナプスからなりますが，進化に伴い複雑な連絡網が形成されて中枢神経系に発達したとされます．中枢神経系のうち頭蓋腔内の部分を脳といい，解剖学的には大脳（終脳，間脳），小脳，脳幹（中脳，橋，延髄）に区分されます注．

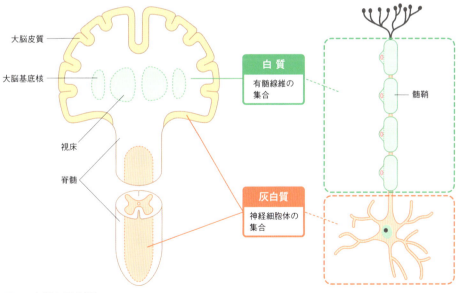

図2　白質と灰白質

注：神経生理学的には間脳は脳幹に含まれる．

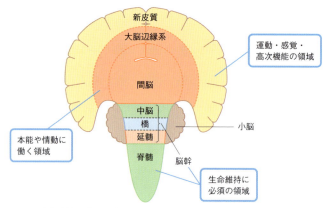

図3 中枢神経系の区分

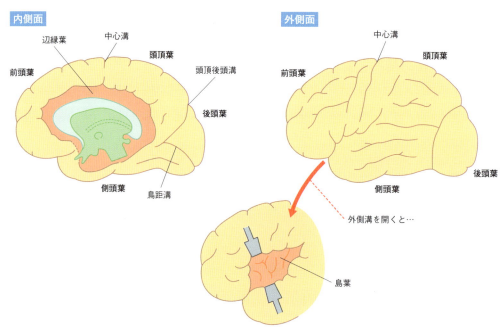

図4 大脳の区分

▶ 終脳（大脳半球）（図4）

a. 大脳皮質

　　終脳はいわゆる大脳半球で，表面を大脳皮質といい，多数の神経細胞体の集合によって暗調に見える灰白質からなります．

b. 大脳皮質の葉区分

　　大脳皮質は前頭葉，頭頂葉，後頭葉，側頭葉，辺縁葉，島葉(とうよう)に区分されます．**前頭葉**は運動や言語などの表出機能（運動野などがもつ，運動器に指令を与えるはたらき）に，**頭頂葉**は身体内外からの感覚情報感受（体性感覚野などがもつ，体からの感覚情報の処理）に働きます．**側頭葉**には聴覚中枢，**後頭葉**には視覚中枢があり，それぞれの感覚を受けます．また，半球内側面

の**辺縁葉**は情動や記憶に，外側溝の深部に隠れている**島葉**は行動発現や認知に関わります．

その他の皮質領域を**連合野**といい，感受した情報を統合・理解・判断する**高次機能**に働きます．例えば，視覚情報は後頭葉の視覚中枢で受けとりますが，その情報の認知は連合野で行われます．

c. 大脳髄質

終脳の深部（髄質）は主に神経線維からなり，軸索を取り巻く髄鞘のミエリン脂質により白く見えます．髄質内にも灰白質の塊（**大脳基底核**）があり，基本的には運動の制御に働きます．このため，大脳基底核障害では円滑な運動が不能となり，不随意運動が起こります．例えばパーキンソン病は，**黒質**（中脳）のドパミン作動性ニューロンの変性で生じる病態で，**線条体**（大脳基底核）に送られるドパミンの欠乏で筋緊張亢進症状（前屈み，小刻み歩行，静止時の震え）が起こります．

▶ 間 脳

間脳は左右終脳（大脳半球）の間の部分で，主に視床と視床下部からなります．**視床**は，①嗅覚以外の感覚の中継，②大脳皮質と大脳基底核，小脳とを連絡する運動制御，③脳幹から起こる大脳覚醒経路（上行網様体賦活系）の中継に働きます．一方，**視床下部**は脳底に面する小領域で，自律神経や内分泌系の最高中枢としての役割を担います．精神的ストレスによりホルモンや自律神経機能に失調を来すのは，視床下部の変調が大きく関わっています．

▶ 小 脳

小脳は後頭葉（大脳半球後部）の下で脳幹の背側に位置し，**後頭蓋窩**（頭蓋腔の後下部）に納まっています．重さは約130gですが，ニューロンは脳全体の半数以上（約1,000億個）を備えています．形態的には左右の**小脳半球**，正中の**虫部**，前下部の**片葉小節葉**に区分されます．

a. 小脳半球

大脳皮質から「運動開始の情報」を受け，錐体路系の運動ニューロンを制御して随意運動の円滑化に働きます．また，随意運動を記憶して運動の半自動化（運動の熟練）にも働きます．

b. 虫部

両側の傍虫部を含めた領域で，主に下肢や体幹の筋・腱・関節からの情報（**深部感覚**）を脊髄経由で受け，反射的に筋緊張を調節し，姿勢保持や歩行制御に働きます．

c. 片葉小節葉

内耳前庭からの情報を受け，眼球や頭部の向き，運動を調節して平衡を保持します．このため，片葉小節葉の障害では必ず目眩（めまい）を生じます．

▶ 脳幹（中脳・橋・延髄）（図5）

中脳・橋・延髄をあわせて**脳幹**といいます．脳幹には嗅神経と視神経以外の脳神経核（Ⅲ〜Ⅻ）があり，顔面の器官の感覚と運動を支配しています．また，灰白質と白質が混在

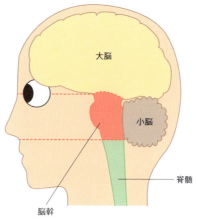

図5 脳幹の位置

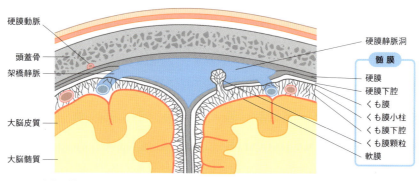

図6 髄膜の構造

する**脳幹網様体**には，**生命維持中枢**（**呼吸中枢・循環中枢**）や**上行網様体賦活系**（大脳の覚醒に働く）の起始部が存在します．

脳幹の障害では，脳神経麻痺（眼球運動障害，聴覚障害，嚥下障害，脳幹反射消失など），網様体賦活系障害（意識喪失），生命維持中枢障害（自発呼吸や心拍動の停止）から死に至ります（**脳幹死**）．

髄 膜

脳と脊髄は3葉の結合組織性膜（表層から順に硬膜，くも膜，軟膜）で包まれます（図6）．

1 硬 膜

脳硬膜は髄膜の最表層をなす線維性膜です．脳を包む内葉と頭蓋腔内面の外葉（骨膜）からなり，外葉を硬膜動脈が走っています．内葉と外葉の間には硬膜静脈洞があり，脳の静脈血はここを通って内頸静脈に向かいます．一方，脊髄硬膜の内葉と外葉は分離しており，

その間（**硬膜外腔；硬膜上腔**）は脂肪組織と内椎骨静脈叢で埋められています．すなわち，硬膜外腔は脳では「硬膜外葉と骨の間」，脊髄では「内葉と外葉の間」を指します．

脳硬膜は数ヵ所で隔壁を形成して脳の保持に働きます．大脳縦裂内で左右大脳半球を仕切る**大脳鎌**，左右小脳半球の間の**小脳鎌**，後頭葉と小脳半球を分ける**小脳テント**などがあります．

また，脳硬膜には上顎神経・下顎神経の硬膜枝や頸神経（C2，C3）の枝が分布しています．このため，髄膜炎やくも膜下出血で頸神経が刺激されると，反射的に後頸筋の緊張（項部強直）が起こります．

2 くも膜

くも膜は軟膜と硬膜の間に張る無血管性の結合組織性薄膜です．硬膜との間には狭い**硬膜下腔**，軟膜との間には広い**くも膜下腔**があります．くも膜下腔は多数のヒモ状結合組織（**くも膜小柱**）により海綿状を呈し，**脳脊髄液**で満たされる中を脳動脈・脳静脈が走っています．このため，くも膜下腔内の出血では血液は凝固せずに広がり，血腫は形成しません．

3 軟 膜

血管に富む薄い結合組織性膜で，脳・脊髄表面に密着し，くも膜とは多数のくも膜小柱で連絡しています．軟膜は細動脈を囲んで脳・脊髄内に進入し，細動脈と軟膜の間にくも膜下腔に続く**血管周囲腔**（ウィルヒョウ・ロバン腔）が形成されます．

脳脊髄液（図7）

脳脊髄液とは，脳室からくも膜下腔を満たす無色透明の液体（比重 ≒ 1.005，pH 7.35）です．細胞はほとんど含みません（リンパ球 0 ～ 5 個 /μL）が，タンパク質 10 ～ 40 mg/dL，糖 50 ～ 75 mg/dL（血糖値の 2/3）を含んでいます．脳・脊髄を外力から守る緩衝材として働くほか，ホルモンなどの物質輸送に働いています．

1 脳脊髄液の循環

脳脊髄液は側脳室，第三脳室，第四脳室内の**脈絡叢**で 1 日約 500 mL 産生されます．脈絡叢は，脳室内に突出した毛細血管網が上衣細胞で覆われたもので，血液の血漿成分が脈絡上皮を通って脳室内に分泌されて脳脊髄液となります．脳脊髄液は脳室内を下行し，中脳水道から第四脳室に至り，**第四脳室正中口**（マジャンディー孔）および**第四脳室外側口**（**ルシュカ孔**）からくも膜下腔に流れます．

2 脳脊髄液の吸収

脳脊髄液は全体で約 150 mL ありますが，脳室の容量は約 20 mL であり，大部分はくも

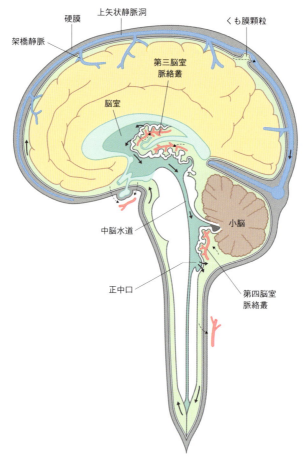

図7 脳脊髄液の循環

膜下腔を満たします．脳脊髄液はこれまで，上矢状静脈洞に突出する**くも膜顆粒**(**パキオニ小体**)から血液中に吸収されると考えられてきましたが，現在は，①脈絡叢の静脈側部，②脳室周囲器官，③末梢神経周囲なども吸収部位と考えられています．これらの領域の毛細血管は「**静脈性毛細血管**」とよばれ，脳室内圧よりも血圧が低いため，脳室内の脳脊髄液が血圧勾配によって吸収されると考えられています．

脳血管（図8）

脳が消費する酸素や栄養は，内頸動脈系と椎骨動脈系から供給されます．おおむね，大脳の前2/3は内頸動脈，大脳の後1/3と脳幹・小脳は椎骨動脈から血流を受けます．

1 ウィリスの大脳動脈輪（図9）

左右の内頸動脈と脳底動脈（左右椎骨動脈の合流血管）が形成する輪状連絡を**ウィリスの大脳動脈輪**といいます．この動脈輪において，内頸動脈は前大脳動脈と中大脳動脈を分枝

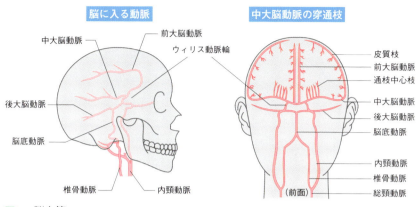

図8　脳血管

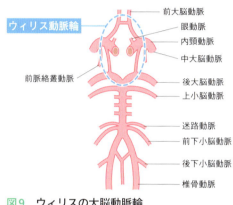

図9　ウィリスの大脳動脈輪

し，脳底動脈は後大脳動脈を分岐したのち後交通動脈で中大脳動脈に交通します．後交通動脈では内頸動脈系と椎骨動脈系の血圧が平衡状態にあり，たがいの血流は混じりません．

内頸動脈終末部に狭窄ないし閉塞が起こると，代償的に異常な血管網（もやもや血管）が構築されることがあり（**もやもや病；ウィリス動脈輪閉塞症**），脳虚血や出血の原因となります．

2 血液脳関門

脳内毛細血管と脳組織の間の物質交換調節機構を**血液脳関門**といいます．血液脳関門は**毛細血管内皮細胞**の密着（閉鎖帯），**基底膜**，**星状膠細胞**からなるバリア構造です．

3 脳静脈と硬膜静脈洞（図10）

脳の静脈血は，くも膜下腔を走る脳静脈から架橋静脈により硬膜静脈洞に注ぎます．特に上矢状静脈洞に注ぐ架橋静脈は，脳表面からくも膜下腔と硬膜下腔を直角に横切るため（p.16，図6参照），外力で硬膜とくも膜が反対向きにずれると剪断されます（**硬膜下出血**）．硬膜下出血は，脳が未発達な乳児や，脳が萎縮して架橋静脈にゆとりのない高齢者に多く，

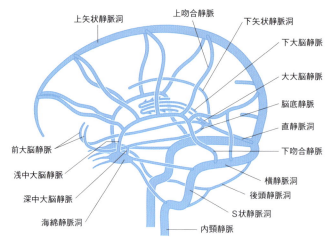

図10 脳静脈と硬膜静脈洞

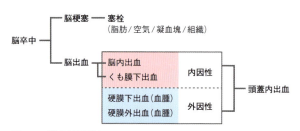

図11 脳血管疾患

凝固すると**硬膜下血腫**となります．

　脳の静脈血を集めた硬膜静脈洞は頭蓋腔内面を内頸静脈に向かいます．途中，数ヵ所で**導出静脈**により頭蓋外の静脈と連絡するほか，**海綿静脈洞**では眼窩を介して顔面静脈や**翼突筋静脈叢**（頬骨弓内側）と連絡をもっています．これらは頭蓋外感染巣から頭蓋内への波及経路となることがあります．

4 脳血管疾患（図11）

　脳血管の異常で脳が障害される疾患を**脳血管疾患**といい，脳卒中がよく知られています．脳卒中は，脳血管の閉塞による**脳梗塞**や**一過性脳虚血発作**を含む虚血性脳卒中と，脳血管の破綻による**脳内出血**や**くも膜下出血**などの出血性脳卒中に分けられます．

　一方，頭蓋内の出血を併せて**頭蓋内出血**といい，脳動脈瘤などを原因とする**内因性出血**（脳内出血，くも膜下出血）と，頭部外傷で起こる外因性出血（硬膜下出血，硬膜外出血）に区分されます．

a. 脳梗塞

　脳梗塞は，脳動脈の狭窄・閉塞により脳組織に虚血性壊死を生じたもので，血栓や塞栓（脂肪，空気など）が原因となります．

b. 一過性脳虚血発作

脳の循環障害で起こる一過性（通常 1 〜 24 時間以内に消失）の脳血管疾患を一過性脳虚血発作（transient ischemic attack：TIA）とよびます．動脈硬化などの基礎疾患がある場合，脳梗塞に移行しやすいです．

c. 脳内出血

高血圧などで脳内の血管が破綻・出血した病態を脳内出血といい，脳動脈の穿通枝に発生します．特に**外側線条体動脈（シャルコー脳出血動脈）**を責任動脈とする被殻出血（40 〜 50％）や視床出血（30％）が多く，その近傍を錐体路（骨格筋を支配）が通るため，半身麻痺（片麻痺）を生じます．ほかに，小脳出血（10 〜 15％）や脳幹出血（5 〜 10％）もみられます．

d. くも膜下出血

くも膜下出血（sub-arachnoid hemorrhage：SAH）は，くも膜下腔の血管からの出血が脳脊髄液に広がった病態を指します．脳血管疾患の約 10％ を占め，脳動脈瘤破裂によるものが多いです．突然の激しい頭痛，嘔吐，意識障害などで発症し，項部強直などの髄膜刺激症状がみられます．血液は脳脊髄液と混ざるため凝固せず，くも膜下腔に沿って広がります．このため，CT では五角形（ペンタゴン）ないし六芒星（ダビデの星）形の出血像がみられます．

e. 硬膜下出血（血腫）

剪断損傷された架橋静脈から硬膜下腔への出血を硬膜下出血とよびます．多くは頭部叩打などによる外因性出血です．硬膜とくも膜は連結が弱く血腫が広がりやすいため，CT 画像では三日月形の断面を呈します．

f. 硬膜外出血（血腫）

硬膜外出血は硬膜上腔への出血を指します．外傷（骨折）による外因性出血で，中硬膜動脈の破綻によるものが多いです．硬膜と頭蓋が密着しているため出血は広がらず，CT 画像では凸レンズ形を呈します．

脊髄の血管

1 脊髄の動脈（図 12）

脊髄には，前・後脊髄動脈（椎骨動脈，上行頸動脈，肋間動脈の脊髄枝）が分布しています．これらの動脈は脊髄を囲む冠状動脈を形成し，ここから脊髄内に枝を出します．脊髄の前 2/3（前角から側角，前索，側索）は前脊髄動脈，後 1/3（後角，後索）は後脊髄動脈の灌流領域です．

2 脊髄の静脈（図 13）

脊髄を灌流した血液は，前・後脊髄静脈などから根静脈を通って周囲の**内・外椎骨静脈叢（バトソン静脈叢）**に注ぎます．内椎骨静脈叢は，脊柱管内の硬膜外葉と内葉の間（硬膜

上腔）を走る弁のない静脈で，脳底から骨盤内に至る静脈叢と連絡します．このため，骨盤内腫瘍の脊柱や頭蓋腔内への転移経路としても知られています．

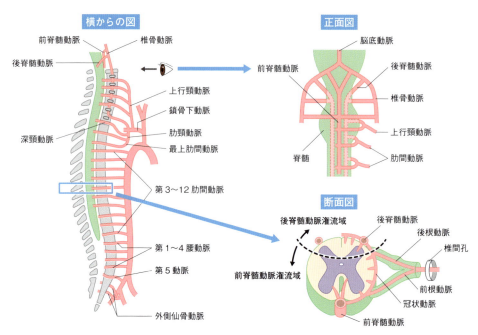

図12 脊髄の動脈分布

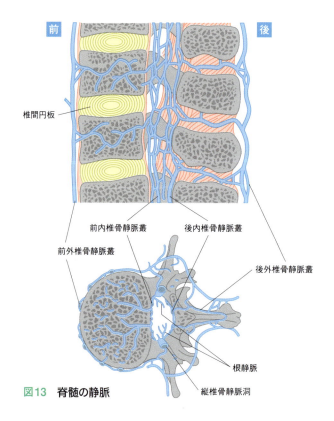

図13 脊髄の静脈

神経路・伝導路（図14）

神経系で感覚情報や運動指令を伝達するニューロンの連鎖を**神経路**といい，特に「中枢神経系において共通の起始と終止をもつニューロンが作る束」を**伝導路**といいます．このため，伝導路は一般的に経路に合わせ「起始→終止」の順で名付けられています（例：**皮質脊髄路**）．伝導路は，興奮の伝導方向により**上行性伝導路**（**求心路**，**感覚路**）と**下行性伝導路**（**遠心路**，**運動路**）に大別されています．

1 上行性伝導路（図15 a）

主に皮膚，粘膜からの温痛覚，触圧覚や，筋，腱，関節からの深部感覚を脳へ送る経路をいいます．温痛覚は**外側脊髄視床路**（脊髄側索を上行して視床に向かう），触圧覚や意識にのぼる深部感覚（関節の曲がり具合など）は**後索内側毛帯路**（脊髄後索～内側毛帯を上行する）によって視床に向かいます．いずれも途中で反対側に交叉するため，感覚受容器と感覚中枢は左右が逆転します．なお，多くの感覚は，視床でニューロンを替えて大脳皮質（**体性感覚野**）に送られるため意識にのぼりますが，小脳に送られて調節に関わるものは意識にのぼりません．

2 下行性伝導路（図15 b）

脳幹，脊髄を下行して全身の骨格筋などの運動を指示する伝導路です．大脳皮質運動野から起こり，運動性脳神経核，脊髄運動ニューロンに至る経路を**皮質核路**，**皮質脊髄路**といい，あわせて錐体路系といいます．これに加え，脊髄運動ニューロンに働いて運動を制御する経路（**前庭脊髄路**，**視蓋脊髄路**，**網様体脊髄路**など）があり，以前は錐体外路系とよばれていました．

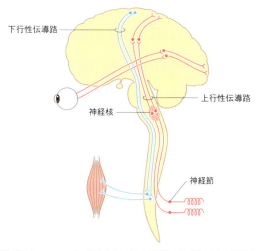

下行性伝導路（●━━◁）：①錐体路系（随意運動），②錐体外路系（運動調節）
上行性伝導路（●━━◁）：①体性感覚，②深部感覚，③その他の感覚（視覚・嗅覚・聴覚など）

図14 伝導路の区分

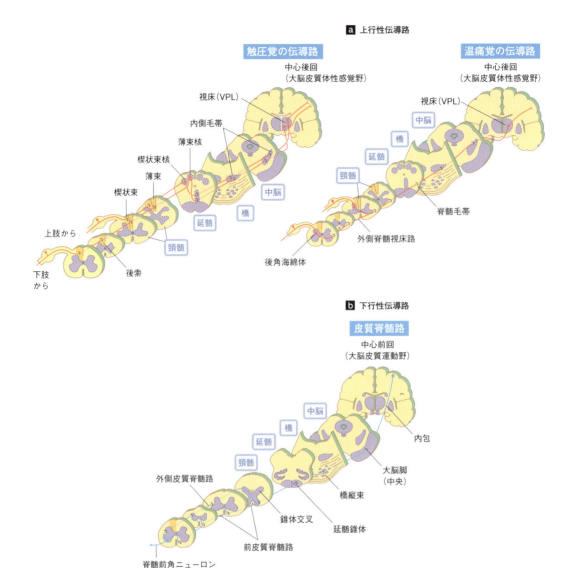

図15 上行性および下行性伝導路

中枢神経系の神経伝達物質

　中枢神経系においても、シナプスにおける伝達機構は末梢神経系と共通しています。神経伝達物質は、作用後に分解されるかシナプス前ニューロンに再取り込みされます。以下に中枢神経系における代表的な神経伝達物質をあげます。

1 神経伝達物質（表）

　神経伝達物質は数多くあり、アセチルコリン、カテコラミン（カテコールアミンともいう）、セロトニン、アミノ酸伝達物質、ペプチドに大別されます。

第1部｜くすりの効きどころがわかる　西洋医学の解剖・生理のとらえかた

表　中枢神経系の神経伝達物質

種類・名称		存在部位など
アセチルコリン		・末梢神経系 ┤ 神経筋接合部 / 自律神経節（節前線維）/ 副交感神経（節後線維） ・中枢神経系 ┤ 運動性脳神経核 / マイネルト基底核
カテコラミン	ドパミン	・黒質（中脳）/A10神経（腹側被蓋） ・弓状核（視床）
	ノルアドレナリン	・末梢神経系：交感神経節後線維 ・中枢神経系：青斑核
	アドレナリン	・延髄網様体
セロトニン		・縫線核ほか中枢神経系全体
アミノ酸伝達物質	グルタミン酸	・脳内の主要な興奮性伝達物質 ・錐体路の上位ニューロン（大脳皮質） ・海馬
	γアミノ酪酸	・末梢神経系：温痛覚の一次ニューロン ・基底核（線条体・淡蒼球） ・プルキンエ細胞（小脳）
ペプチド	内因性オピオイド	・エンドルフィン（視床下部） ・エンケファリン（淡蒼球）
	非オピオイド	・サブスタンスP（黒質直接路・三叉神経節） ・ソマトスタチン（視床下部）

▶ アセチルコリン

アセチルコリンは最も代表的な神経伝達物質です．末梢神経系では神経筋接合部，交感・副交感神経節，副交感神経終末，交感神経終末（汗腺），中枢神経系では脳幹の運動性脳神経核やマイネルト基底核（アルツハイマー病で脱落）に認められます．

▶ カテコラミン（ドパミン，ノルアドレナリン）

カテコラミンはアミノ酸の**チロシン**から合成される**L-ドパ**を経て合成される神経伝達物質で，**ドパミン**や**ノルアドレナリン**が代表的です．合成の際に副産物としてメラニンが生成されるため，カテコラミンを神経伝達物質とする神経核（黒質や青斑核）はメラニン沈着により青黒く見えます．

- ドパミン：中脳の**黒質**（パーキンソン病患者ではドパミンが欠乏する），腹側被蓋の**A10神経**（統合失調症ではドパミンが増加する），視床下部の弓状核に認められます．

- ノルアドレナリン（ノルエピネフリン）：**交感神経節後線維**の伝達物質です．中枢神経系では**青斑核**に認められ，覚醒レベルの制御，ストレスや痛みの中枢抑制に関与します．パニック障害は，ノルアドレナリンの過剰分泌もしくは過剰反応で起こるとされています．

▶▶ セロトニン（5-HT）

中枢神経系のセロトニン含有ニューロンの多くは**縫線核**にありますが，その神経線維は中枢神経系全体に分布しています．セロトニンは摂食，性行動，情動，睡眠の調節に関与し，不足によってうつ状態を引き起こします．一方，末梢ではセロトニンの90％が**腸クロム親性細胞**で生成され，腸管神経系（enteric nervous system：ENS）のセロトニン作動性ニューロンに働いて蠕動の亢進を起こします．

うつ状態は中枢神経系のセロトニン不足が関与するとされています（モノアミン仮説）．選択的セロトニン再取り込み阻害薬（selective serotonin reuptake inhibitors：SSRI）は，シナプス前ニューロンによるセロトニンの再取り込み阻止によりセロトニンの濃度維持を目的としています．

▶▶ アミノ酸伝達物質

- GABA（γ-アミノ酪酸）：脳内の代表的抑制性神経伝達物質で，**基底核**（線条体，淡蒼球）や**黒質**からの投射ニューロン，小脳皮質のプルキンエ細胞などがGABA作動性ニューロンです．鎮静作用，抗けいれん作用，抗不安作用を示します．
- グルタミン酸：GABAと反対に脳内における主要な興奮性伝達物質で，記憶・学習などの高次機能に関与します．また，錐体路（皮質延髄路，皮質脊髄路）の上位ニューロンはグルタミン酸を放出します．末梢神経では，温痛覚を伝える一次ニューロン（Aδ線維やC線維）がグルタミン酸を放出して二次ニューロンに情報伝達します．

▶▶ ペプチド

- 内因性オピオイドペプチド：アヘン類似作用を示します．視床下部にみられる**エンドルフィン**（鎮痛作用を示す）や，淡蒼球でみられる**エンケファリン**（痛覚抑制）があります．
- 非オピオイド神経ペプチド：黒質の直接路，脊髄後根神経節，三叉神経節に存在する**サブスタンスP**（痛覚伝導や運動調節に働く）や，視床下部のソマトスタチン（成長ホルモンの分泌抑制に働く）があります．

中枢神経系をターゲットにしたくすりと作用標的部位，生理作用からみる効果

1 中枢神経系に作用するくすり（中枢神経系作用薬）

中枢神経系作用薬には**刺激薬**と**抑制薬**とがありますが，通常，臨床的には抑制薬（全身麻酔薬，鎮静薬，睡眠薬）が使用されます．これらの作用薬の大部分は神経細胞膜のイオンチャネルに働きますが，その多くはシナプス前膜あるいはシナプス後膜にある神経伝達物質の**受容体**や，伝達物質のトランスポーターあるいは分解酵素に作用（刺激もしくは遮断）することでイオンチャネルに働き，間接的に神経伝達の抑制・促進を調節します．

2 生理作用からみる効果

▶ 全身麻酔薬

- 吸入麻酔薬（ハロセン，イソフルラン，笑気など）：抑制性神経伝達物質である GABA の受容体に作用し，GABA による抑制を強めることで効果をもたらします．
- 鎮静・睡眠薬（バルビツール酸化合物，ベンゾジアゼピン）：吸入麻酔薬と同様，GABA の受容体に作用し，GABA による抑制を強めることで効果をもたらします．

▶ 抗精神病薬

統合失調症の陽性症状（幻覚，妄想，精神運動興奮）を抑制します．定型および非定型抗精神病薬に分類されますが，基本的にドパミン D_2 受容体遮断作用を有します．

- 定型抗精神病薬（クロルプロマジン，ハロペリドール）：運動調節や意欲亢進に働く，ドパミンで活性化する D_2 受容体を遮断することで症状を抑えます．クロルプロマジンは α 受容体遮断作用も示すため，血圧低下などの副作用も生じます．
- 非定型抗精神病薬（リスペリドン）：D_2 遮断作用に加えて 5-HT_2 遮断作用を示すため，セロトニン・ドパミン拮抗薬ともよばれます．

▶ 抗うつ薬

三環系抗うつ薬，四環系抗うつ薬，SSRI などがあります．神経終末のセロトニンやノルアドレナリンの再取り込みを抑えて精神安定に働きます．

- 三環系／四環系抗うつ薬：中枢神経系の神経終末におけるセロトニン・ノルアドレナリンのトランスポーターを阻害することで再取り込みを抑制し，シナプスにおける減少を防ぎます．
- 選択的セロトニン再取り込み阻害薬（SSRI）：中枢神経のセロトニントランスポーターをブロックし，再取り込みを阻害することで，シナプスのセロトニン濃度を増加させて抗うつ作用を示します．

▶ 抗てんかん薬

抗てんかん薬は興奮性神経抑制薬と抑制性神経促進薬に大別されますが，さらに新規抗てんかん薬なども用いられます．

- 興奮性神経抑制薬（カルバマゼピン，フェニトイン）：興奮性のグルタミン酸神経の Na^+ チャネルを阻害し，グルタミン酸の伝達を抑えることで抗けいれん作用を示します．
- 抑制性神経促進薬（フェノバルビタール，ジアゼパム）：GABA 受容体の機能を促すことで抗けいれん作用を発現させます．
- 新規抗てんかん薬（ガバペンチン）：興奮性神経終末の Ca^+ チャネル遮断などの作用により，グルタミン酸の放出を抑制します．

▶▶ パーキンソン病治療薬

パーキンソン病（ドパミン欠乏とアセチルコリン神経の相対的機能亢進による運動調節障害）の治療薬として，ドパミン作用改善薬や抗コリン薬などがあります．

- ドパミン神経作用改善薬（L-ドパ，アマンタジン，MAO 阻害薬，ブロモクリプチン）：L-ドパ（ドパミンの前駆物質）の補充，アマンタジン（神経終末からのドパミン放出促進），モノアミン酸化酵素（MAO）の阻害薬，ブロモクリプチン（ドパミン受容体刺激薬）などがあります．
- 抗コリン薬（トリヘキシフェニジルなど）：線条体のアセチルコリン神経終末の受容体に競合的に結合し，アセチルコリンの機能発現を低下させることでドパミンの機能低下を防ぎます．

▶▶ 抗認知症薬

現在，抗認知症薬としては，コリンエステラーゼ阻害薬と，NMDA 受容体拮抗薬が代表的です．

- コリンエステラーゼ阻害薬（ドネペジル，ガランタミンなど）：アルツハイマー型認知症の記憶・学習障害は，脳内コリン作動性神経の変性によると考えられています．コリンエステラーゼ阻害薬はアセチルコリンエステラーゼを選択的に阻害し，シナプスのアセチルコリン増加をもたらします．
- NMDA 受容体拮抗薬（メマンチン）：NMDA 受容体（グルタミン酸受容体）は，アルツハイマー型認知症で過剰に活性化して神経細胞を壊死させるとされています．メマンチンは NMDA 受容体に結合して過剰な活性化を抑えます．

▶▶ 鎮痛薬

鎮痛薬は，非ステロイド性抗炎症薬（NSAIDs），オピオイド鎮痛薬（麻薬性・非麻薬性），その他（アセトアミノフェン），神経障害性疼痛治療薬などに区分されます．

- 非ステロイド性抗炎症薬（NSAIDs）：炎症部位のシクロオキシゲナーゼ（COX）を阻害し，アラキドン酸からのプロスタグランジン産生を抑制することで，ブラジキニンの発痛作用を抑えます．
- オピオイド鎮痛薬：オピオイド受容体と親和性のある内因性モルヒネ様物質で，大脳皮質や中脳の受容体（μ 受容体）を刺激することで，下行性痛覚抑制系を促進して痛覚の伝達を抑えます．
- アセトアミノフェン：作用機序の詳細は不明ですが，視床や大脳皮質における痛覚感受性を下げるとされています．
- 神経障害性疼痛治療薬（プレガバリン）：1 次感覚ニューロンのシナプス前膜において，神経興奮に伴う Ca^{2+} の流入を阻害し，グルタミン酸やサブスタンス P の放出を抑えて鎮痛に働きます．

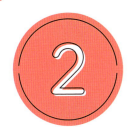

2 末梢神経系，自律神経系

末梢神経の分類

1 末梢神経とは

　神経という用語はよく目にしますが明確な区別はなされていません．坐骨神経とか正中神経にある「神経」は肉眼で見えるヒモ状の構造であり，神経線維が集まった神経束を指します．一般にはこれを**神経**（nerve）といい，末梢神経と同義に使われます．

　一方，神経束をつくる神経線維は神経細胞体から伸びる**神経突起**（**軸索，樹状突起**）のことで，これに細胞体を含めた神経細胞全体を**ニューロン**（neuron）といいます．ところが，ニューロンと神経線維を同じ意味に使うことがあり，注意を要します（例：運動ニューロンと運動線維，交感神経の節後線維と節後ニューロン）．

2 末梢神経とその分類（表1）

　神経系において，脳と脊髄以外の部分を**末梢神経**といい，**神経節**と**神経**（神経線維束）からなります．神経節には**シナプス**（神経接続部）や**神経細胞体**が存在するため，肉眼では膨らみとして見えます．

　末梢神経を構成するニューロンは，刺激の伝導方向によって求心性（感覚）ニューロンと遠心性（運動）ニューロンに大別され，それぞれ，体壁（体性部）に分布する**体性神経**と，内臓（臓性部）に分布する**臓性神経**（**内臓神経**）とに区分されます．臓性神経はさらに，全身の心筋，平滑筋，分泌腺を支配する**自律神経**（**一般内臓神経**）と，内臓の入口部分に存在する特殊域（鰓由来の内臓）を支配する**鰓弓神経**（**特殊内臓神経**）に分けられます．鰓弓神経は「鰓に由来する領域の支配神経」を意味し，脳神経にのみ含まれます．

表1　末梢神経とその分類

		求心性（感覚）神経のはたらき	遠心性（運動）神経のはたらき
体性神経	体外の情報	外界の感覚情報	骨格筋の運動
		頭部特殊感覚器が受ける情報	なし
臓性神経（内臓神経）	体内の情報		鰓由来の骨格筋（内臓の入口の筋）
		体内の感覚情報	心筋・平滑筋・分泌腺

体性神経：外界の情報と外への活動にかかわる
臓性神経（内臓神経）：体内の情報と内臓の活動にかかわる
自律神経：心筋・平滑筋・分泌腺を支配する

▶ 末梢神経の肉眼分類

末梢神経は，肉眼レベルでは脳神経と脊髄神経とに区別されます．

a. 脳神経：頭蓋神経 (cranial nerves)

主に脳と連絡し，頭蓋の孔から出入する 12 対の末梢神経です．嗅神経（Ⅰ），視神経（Ⅱ），動眼神経（Ⅲ），滑車神経（Ⅳ），三叉神経（Ⅴ），外転神経（Ⅵ），顔面神経（Ⅶ），内耳神経（Ⅷ），舌咽神経（Ⅸ），迷走神経（Ⅹ），副神経（Ⅺ），舌下神経（Ⅻ）があります．

b. 脊髄神経：脊椎神経 (spinal nerves)

脊髄と連絡し，脊柱の椎間孔から出入りする 31 対の末梢神経です．頸神経（C1 〜 8），胸神経（T1 〜 12），腰神経（L1 〜 5），仙骨神経（S1 〜 5），尾骨神経（Co）に区分されます．

▶ 分布先による分類

身体は「魚の開き」に相当する**体壁（体性部）**と取り除かれた**内臓（臓性部）**に区分され，神経も分布先が体壁か内臓かで**体性神経**と**臓性（内臓）神経**に区別されます．手足の筋は体性部の筋で，体性神経が支配し，消化管や血管の筋は内臓の筋で，臓性神経が支配します．

内臓のうち，消化器や呼吸器の入口（魚の鰓領域）は**特殊域**とよばれ，それ以外の**一般域**と区別されます．特殊域にある顔面筋，咀嚼筋，咽頭筋などは内臓筋ですが，組織学的には骨格筋に属するため，特殊域の支配神経は**特殊内臓（臓性）神経**とよばれます．

これに対し，一般域に分布する臓性神経は心筋，平滑筋，分泌腺を支配する神経で，これを**自律神経**とよびます．つまり，自律神経が骨格筋を支配することはありません．

3 神経線維の分類

神経線維は刺激（電気的興奮）の伝導方向，神経線維の太さと伝導速度により分類されます．

▶ 刺激の伝導方向による分類

神経線維が刺激を伝える方向は決まっています．すなわち，中枢に向かって刺激を伝える**求心性（感覚）線維**と，末梢に刺激を送る**遠心性（運動）線維**です．同じ意味で，求心性（感覚）ニューロン，遠心性（運動）ニューロンともよばれます．

▶ 伝導速度と太さによる分類 （表 2）

神経線維は，伝導速度と太さによっても分類されます．伝導速度では，速い方から **A，B，C 線維**とし，A 線維をさらに **α，β，γ，δ** に区分しています．このうち，A，B 線維は有髄線維，C 線維は無髄線維です．また，求心性（感覚）線維は太い方からⅠ〜Ⅳに分類されています．一般に，太い神経線維ほど伝導速度が速く，素早い反応（腱反射など）に働くニューロンは太くなっています．運動神経の代名詞として扱われる**α運動ニューロン**は A α線維，触圧覚を伝えるニューロンは A β線維，温痛覚を伝えるニューロンは A δ線維，C 線維に分類されます．

第1部 | くすりの効きどころがわかる　西洋医学の解剖・生理のとらえかた

表2　太さと伝導速度による分類

分類	種類	直径（μm）	伝導速度(m/秒)	はたらき	分類
		伝導速度による分類			太さによる分類
Aα	有髄	15 [13〜22]	100 [70〜120]	求心性（筋・腱）遠心性（骨格筋）	Ⅰa，Ⅰb α運動ニューロン
Aβ		8 [8〜13]	50 [40〜70]	求心性（皮膚触圧覚）	Ⅱ
Aγ		5 [4〜8]	20 [15〜40]	遠心性（錘内筋）	γ運動ニューロン
Aδ		3 [1〜3]	15 [5〜15]	求心性（皮膚温痛覚）	Ⅲ
B		3 [1〜3]	7 [3〜14]	交感神経節前線維	自律神経ニューロン
C s.C	無髄	0.5 [0.2〜1.0]	1 [0.2〜2]	交感神経節後線維	
dr.C		0.5 [＜1]	1 [0.5〜2]	求心性（皮膚痛覚）	Ⅳ

s. dr. は sympathetic（交感神経性）と dorsal root（脊髄後根）の略
Ⅰa〜Ⅳは求心性線維の分類（Lloyd and Hunt）

4 有髄線維と無髄線維

神経線維（軸索）には，周囲を絶縁性のミエリン脂質からなる**髄鞘**で包まれる**有髄線維**と，髄鞘をもたない**無髄線維**とがあります（図1）．末梢神経の髄鞘は**シュワン細胞**の細胞膜が何重にも巻きついて形成され，1本の軸索をいくつかの髄鞘が縦に並んで包んでいます．このため，隣り合う髄鞘の間には軸索が露出する切れ目があり，これを**ランビエの絞輪**といいます．

髄鞘は，中枢神経系では**希突起膠細胞（オリゴデンドロサイト）**，末梢神経系ではシュワン細胞が形成します．末梢神経の髄鞘の変性（**脱髄**）によって神経伝導障害を起こす代表的疾患にギラン・バレー症候群があります．上気道炎などの感染により，免疫細胞が自分のシュワン細胞を傷害する抗体を生成することで発症する自己免疫疾患で，筋力低下やしびれ感を伴います．

神経の興奮

1 静止膜電位：分極と脱分極

ニューロンが伝える情報は，神経細胞に生じた電気的興奮です．非興奮状態では，神経細胞内は細胞外に比べて陽イオン，特に Na^+ が少ないため，細胞外の電位をゼロとすると細胞内はおよそ $-70\,mV$ と低電位の状態に維持されています．この状態は細胞内外で電位が分かれているため**分極**といい，生じている電位差を**静止膜電位**といいます（図2）．

薬局　2024　Vol.75, No.11　1639　| 31

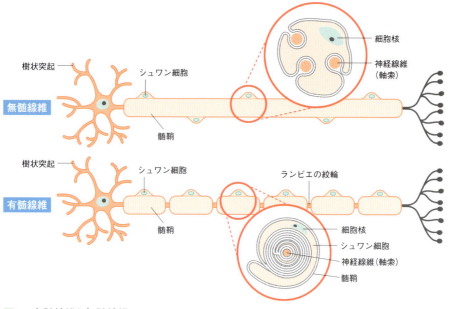

図1 有髄線維と無髄線維

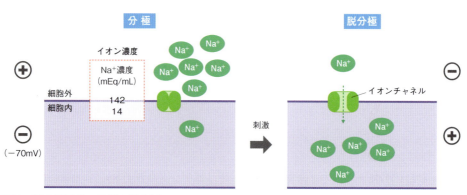

図2 静止膜電位：分極と脱分極

　神経細胞に刺激が加わると，普段閉じているチャネル（孔）が開いてNa⁺が細胞内に流入します．この結果，細胞内Na⁺濃度が上昇して細胞内の電位が上昇し，細胞内外の電位差が小さくなります（膜電位が高くなる）．これは「分極から脱する現象」であることから**脱分極**とよばれます．

2 活動電位の発生

　脱分極が進むとそれまで閉じていたチャネルがすべて開き，陽イオン，特にNa⁺の急激な細胞内流入が起こって膜電位が瞬間的に上昇します．この膜電位の上昇を**活動電位**といい，神経領域では，興奮（発火），インパルス，スパイクなどとよばれます．

刺激の伝導（図3）

1 無髄線維の興奮伝導

　神経細胞に生じた電気的興奮（**活動電位**）は，脱分極していない隣接領域との間に局所電流（**局所回路**）を発生します．この局所電流により隣接部は脱分極し，その先へと順に脱分極が広がります．すなわち，興奮部と隣接部の間に新たな局所回路が形成されて電気的興奮が伝わるしくみです．この脱分極の移動が神経興奮伝導の本態であり，その伝導速度は太い神経線維ほど大きくなります．ヒトの無髄線維ではおよそ1m/秒の速さで伝導します．

2 有髄線維の興奮伝導：跳躍伝導

　有髄線維では，髄鞘で包まれた場所は電気的に絶縁されているため，局所回路は次の髄鞘の切れ目（**ランビエの絞輪**）との間に発生します．その結果，脱分極は髄鞘を跳び越えるように移動して伝導します．これを**跳躍伝導**[注1]といい，無髄線維のおよそ100倍の速さ（100m/秒）で伝えられます．

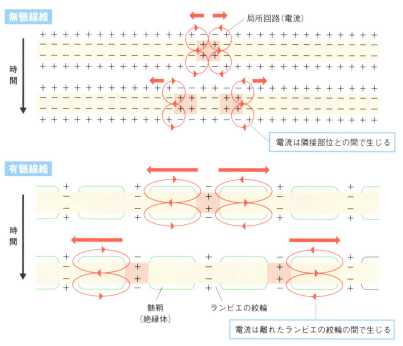

図3　刺激の伝導

注1：跳躍伝導（saltatory conduction）は，1938年，田崎一二が発見した有髄神経線維における興奮伝導のしくみ．絶縁性が高い髄鞘部分には活動電流が流れず，興奮がランビエの絞輪からランビエの絞輪に跳躍するように伝導することによる．

シナプスにおける伝達のしくみ

　ニューロンの軸索終末と次のニューロンとの接続部を**シナプス**といい，電気信号として軸索を伝わってきた刺激は**神経伝達物質**の受け渡しというかたちで伝達されます（図4）．

　活動電位が終末部（神経終末）に到達すると終末部にCa^{2+}が流入し，**シナプス小胞**の神経伝達物質が隣接するシナプス後ニューロンとの隙間（**シナプス間隙**）に放出されます．放出された伝達物質はシナプス後ニューロンの受容体に結合し，チャネルを開いて陽イオン（Na^+，Ca^{2+}など）の細胞内流入を起こし，脱分極そして活動電位の発生をもたらします（**興奮性シナプス**）．受容体に作用したのちの神経伝達物質は分解されるかシナプス前ニューロンに回収されます．

　シナプス後ニューロンに脱分極をもたらす興奮性シナプスに対し，シナプス後ニューロンに過分極を発生させて興奮の抑制に働くシナプスを**抑制性シナプス**といいます．抑制性シナプスでは，シナプス後ニューロンの受容体に特定の伝達物質（GABA，グリシンなど．抑制性伝達物質とよばれる）が作用し，陰イオン（Cl^-）の細胞内流入を起こすことで**過分極**を発生させます．

　シナプスに作用する薬には，伝達を促進する**アゴニスト**（刺激薬）と，伝達を阻害する**アンタゴニスト**（阻害薬），**ブロッカー**（遮断薬）があります．さらに阻害薬には，シナプス後ニューロンの受容体に伝達物質が働くのを阻止するものと，シナプス前ニューロンへの再取り込みを阻害するものがあります．

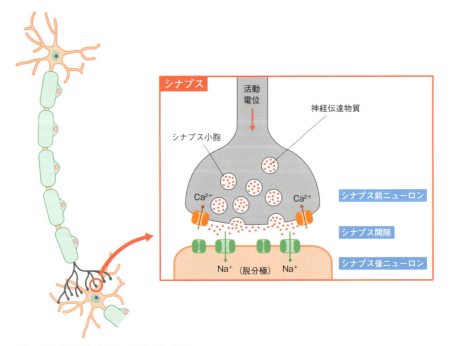

図4　シナプスにおける伝達のしくみ

末梢神経系の神経伝達物質

1 末梢神経の神経伝達物質（図5）

▶ α運動ニューロン

脊髄から起こり，骨格筋に至る体性運動神経（**α運動ニューロン**）の伝達物質は**アセチルコリン（ACh）**です．α運動ニューロンの終末部である神経筋接合部（運動終板）にはアセチルコリン受容体があり，ここにアセチルコリンが連結することで筋収縮が起こります．

重症筋無力症は，抗アセチルコリン受容体抗体が受容体を破壊することで発症する自己免疫疾患で，正常なシナプス伝達が阻害されるため，脱力や易疲労性を生じます．

▶ 感覚ニューロン

感覚受容器からの刺激を最初に伝える温痛覚の一次ニューロンには**Aδ線維**と**C線維**があり，脊髄後角の膠様質で二次ニューロンにシナプス結合します．このシナプスにおいて，Aδ線維からはグルタミン酸（Glu），C線維からはグルタミン酸やサブスタンスP，カルシトニン遺伝子関連ペプチド（CGRP）などが放出されます．

▶ 交感神経

交感神経節前線維の末端からはアセチルコリンが放出され，節後線維のニコチン受容体に連結します．節後線維の末端ではノルアドレナリン（NA）が放出され，心筋・平滑筋のアドレナリン（Ad）受容体が受け取ります〔例外：汗腺に分布する交感神経節後線維はアセチルコリンを放出し，ムスカリン（M）受容体が受け取る〕．

アドレナリン受容体にはα（$α_1$・$α_2$）受容体とβ（$β_1$・$β_2$・$β_3$）受容体があり，以下の部位で働きます．

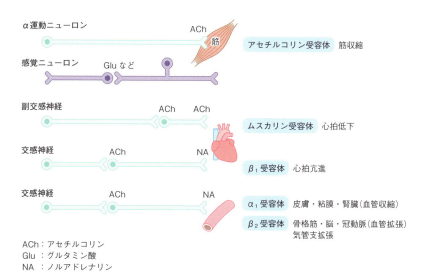

図5 末梢神経の神経伝達物質

- α_1 受容体：皮膚，粘膜，腎臓の血管その他の平滑筋にみられ，その収縮（血圧上昇），瞳孔散大，立毛筋収縮などに働きます．
- α_2 受容体：脊髄後角の二次感覚（侵害受容）ニューロンのシナプス後膜受容体が代表的です．ノルアドレナリンが結合し，Ca^{2+} の流入が低下することで刺激伝達を抑制します（**下行性抑制系**）．
- β_1 受容体：心筋にみられる β 受容体の約80％を占め，ノルアドレナリンの結合によって Ca^{2+} の流入が起こって脱分極を引き起こし，心拍亢進を起こします．
- β_2 受容体：血管平滑筋では，α_1 受容体による作用に拮抗的に働くため，血管平滑筋を弛緩（特に骨格筋・脳・冠動脈で血圧低下）させますが，その他の部位では α_1 作用が優位に表れます．また，気管支平滑筋にも β_2 受容体があり，交感神経刺激で弛緩（気管支拡張）します．
- β_3 受容体：最も新しく同定された β アドレナリン受容体です．膀胱平滑筋の β_3 受容体が刺激を受けると筋が弛緩して膀胱が広がり，尿道が収縮して尿を貯めます．

▶ 副交感神経

副交感神経の神経伝達物質は，節前・節後線維ともアセチルコリンです．節前線維の末端からアセチルコリンが放出され，節後線維のニコチン受容体に連結します．節後線維の末端から放出されたアセチルコリンは臓器のムスカリン受容体（M_2・M_3）で受け取られます．M_2 受容体は心収縮力低下や心拍数減少に，M_3 受容体は平滑筋収縮や腺分泌増加の受容体です．

脳脊髄神経系，自律神経系

1 末梢神経系：脳脊髄神経系・自律神経系

末梢神経系は，肉眼的に**脳脊髄神経系**（脳神経・脊髄神経）と**自律神経系**（**交感神経・副交感神経**）に区別されます．交感神経系は脊柱の両側で交感神経幹を形成します．

▶ 脳神経（表3）

頭蓋の孔や管を通り，主に脳に出入りする12対の末梢神経です．主に胸腹部に分布する迷走神経（Ⅹ）を除き，頭頸部を支配する脳神経はその性状から3群に分けられます．

> - 頭部の特殊感覚器（鼻・眼・耳）の情報を伝える脳神経（Ⅰ，Ⅱ，Ⅷ）
> - 脊髄前根と同じ体性運動神経線維を含む脳神経（Ⅲ，Ⅳ，Ⅵ，Ⅻ）
> - 鰓由来の領域を支配する鰓弓神経（Ⅴ，Ⅶ，Ⅸ，Ⅹ，Ⅺ）

なお，この分類とは別に，脳神経には副交感神経の節前線維を含むものがあります（Ⅲ，Ⅶ，Ⅸ，Ⅹ）．

表3 脳神経

脳神経		
性状による分類	名称	機能
頭部の特殊感覚器の神経	嗅神経（Ⅰ）	鼻腔の天井部から嗅覚情報を伝える
	視神経（Ⅱ）	網膜で感受した視覚情報を伝える
	内耳神経（Ⅷ）	蝸牛および前庭半規管からの聴覚・平衡覚情報を伝える
脊髄前根に相当する神経[*1]	動眼神経（Ⅲ）	大部分の外眼筋を支配し，眼球運動に働く
	滑車神経（Ⅳ）	外眼筋の一つである下斜筋を支配する
	外転神経（Ⅵ）	外眼筋の一つである外側直筋を支配する
	舌下神経（Ⅻ）	舌の運動を支配する
鰓弓神経[*2]	三叉神経（Ⅴ）	顔面の感覚や咀嚼筋の運動を支配する
	顔面神経（Ⅶ）	顔面筋の運動や涙腺・顎下腺・舌下腺の分泌に働く
	舌咽神経（Ⅸ）	舌〜咽頭の味覚や感覚を支配する
	迷走神経（Ⅹ）	頸部〜腹部の内臓の機能に働く
	副神経（Ⅺ）	僧帽筋，胸鎖乳突筋を支配する

＊1：骨格筋を支配する脳神経
＊2：咽頭の器官などを支配する脳神経

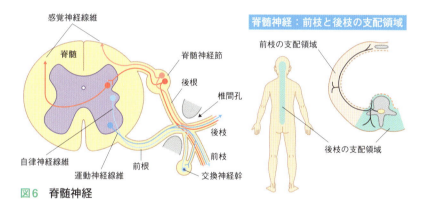

図6 脊髄神経

▶ 脊髄神経（図6）

　脊柱の椎間孔を通り，脊髄に出入りする31対の末梢神経を脊髄神経といい，体幹と体肢を支配します（頭部は主に脳神経が支配する）．脊髄に出入りする部分を**根糸**（**神経根：前根・後根**）といい，これが合流してつくる線維束を脊髄神経といいます．脊髄神経には頸髄に出入りする**頸神経**（C1〜8），胸髄に出入りする**胸神経**（T1〜12），腰髄に出入りする**腰神経**（L1〜5），仙髄からの**仙骨神経**（S1〜5），尾髄からの**尾骨神経**（Co）があります．

a. 前根と後根

　脊髄神経は，脊髄の前外側溝から出る**前根**と後外側溝に入る**後根**が合してできています．前根は脊髄から出る遠心性（運動）線維の束であり，後根は脊髄に入る求心性（感覚）線維の束でできています（**ベル・マジャンディの法則**）．なお，胸髄〜上部腰髄から出る前根には交感神経の節前線維が，仙髄の前根には副交感神経の節前線維が含まれます．これらの節前線維はいずれも脊髄側角に神経細胞体をもつニューロンです．

b. 前枝と後枝

　前根と後根が合してできた脊髄神経は，椎間孔を出たのち，太い前枝と細い後枝とに分かれます（前枝・後枝は合流後の分枝であり，運動・感覚線維の両方を含む）．

- **前枝**：脊椎より腹側の領域（体幹の前〜側壁と体肢）を支配します．末梢まで分節状に分布する胸神経（→肋間神経）を除き，脊髄神経の前枝は各部で連絡して**脊髄神経叢**をつくります．
- **後枝**：脊椎より背側の領域（項部〜仙骨部）に分布し，背部〜殿部の皮膚と固有背筋を支配します．ヒトの後枝は支配領域が限局しており神経叢を形成しません．

c. 脊髄神経叢（図7，表4）

　肋間神経となる胸神経以外の脊髄神経前枝は，脊柱近傍で脊髄神経叢とよばれるネットワークを形成します．脊髄神経叢は，形成部位により頸神経叢（C1〜4），腕神経叢（C5〜T1），腰神経叢（L1〜5），仙骨神経叢（L4〜S3）を区別します．

- **頸神経叢**：頸神経（C1〜4）の前枝が形成し，頭頸部に分布する以下の枝を出します．

> ・皮枝：頭頸部の皮膚に分布する枝．**小後頭神経**（→耳介後部），**大耳介神経**（→耳介下部），**頸横神経**（→前〜側頸部），**鎖骨上神経**（→鎖骨部〜肩峰部）がある
> ・頸神経ワナ：C1〜3がつくるループ状の神経線維連絡．舌骨下筋群を支配する枝が出る
> ・横隔神経：C3〜5（主にC4）の前枝からなり横隔膜に分布する．横隔神経は運動神経，感覚神経，交感神経の線維を含み，横隔膜中央の運動・感覚を支配する．なお，横隔神経は，縦隔胸膜や心膜にも枝を送る

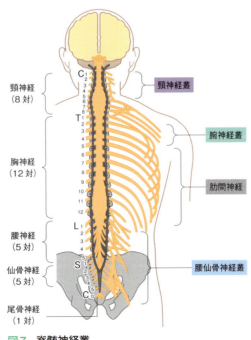

図7　脊髄神経叢

第1部｜くすりの効きどころがわかる　西洋医学の解剖・生理のとらえかた

表4　脊髄神経叢由来の末梢枝

頸神経叢から出る主な神経	皮枝	小後頭神経，大耳介神経，頸横神経，鎖骨上神経
	頸神経ワナ	舌骨下筋群を支配する
	横隔神経	横隔膜を支配する
腕神経叢から出る主な神経	筋皮神経	上腕二頭筋（力こぶの筋）などの上腕屈筋群を支配する
	正中神経	前腕や母指の筋を支配する．肘や前腕の掌側で圧迫されると麻痺を起こし「錠剤をつまめない」などの症状を起こす（例：手根管症候群など）
	尺骨神経	母指以外の手指の筋を支配する．小指が大事な楽器演奏者にとって重要な神経なので musician's nerve ともよばれる
	橈骨神経	上肢の伸筋をすべて支配する．上肢で最も太く，上腕骨に接して走るので，酔って腕枕などすると頭の重みで麻痺することがある
	腋窩神経	上腕を持ち上げる三角筋などを支配する
腰神経叢から出る主な神経	腸骨下腹神経	腸骨鼠径神経，外側大腿皮神経，陰部大腿神経など
	大腿神経	大腿四頭筋（膝関節の伸筋）などを支配する
	閉鎖神経	内転筋群（脚を閉じる筋）を支配する
仙骨神経叢から出る主な神経	筋枝	回旋筋群（梨状筋，上‐下双子筋，内閉鎖筋，大腿方形筋）を支配する
	上殿神経	中殿筋，小殿筋，大腿筋膜張筋を支配する
	下殿神経	大殿筋を支配する
	坐骨神経	人体最大の末梢神経．大腿後面の筋（ハムストリングス）および膝から下の筋をすべて支配する．L4〜S3の神経線維を含むので腰椎椎間板ヘルニアで圧迫されることが多く，坐骨神経痛の原因となる

- **腕神経叢**：C5〜T1の前枝がつくるネットワークで，肩〜上肢に分布する枝を出します．枝としては，肩周辺の筋を支配する肩甲上神経，肩甲下神経，肩甲背神経，胸筋神経，長胸神経，胸背神経などのほか，上肢の運動や感覚を支配する5種の神経（腋窩神経，筋皮神経，正中神経，尺骨神経，橈骨神経）が出ています．
- **腰神経叢**：T12，L1〜4の前枝が構成するネットワークです．その枝は腹壁，鼠径部，陰部および大腿前面に分布します．枝としては，腹壁〜陰部を支配する腸骨下腹神経，腸骨鼠径神経，外側大腿皮神経，陰部大腿神経（精巣挙筋を支配）のほか，大腿四頭筋や縫工筋などを支配する大腿神経，内転筋群を支配する閉鎖神経を出しています．
- **仙骨神経叢**：L4〜S3の前枝が仙骨前面でつくるネットワークで，大坐骨孔から下殿部に出たのち，会陰，殿部〜大腿後面，下腿〜足に分布します．股関節の回旋筋群・殿筋群に分布する枝に加え，大腿後面と下腿・足の筋を支配する坐骨神経（→脛骨神経，深腓骨神経，浅腓骨神経）が出ています．

▶ 自律神経系（図8）

　平滑筋と心筋と分泌腺を支配する神経系を**自律神経系**といい，内臓や血管の平滑筋，心臓，消化腺分泌を支配することで，体内環境維持（呼吸・循環・消化・排泄）に働きます．

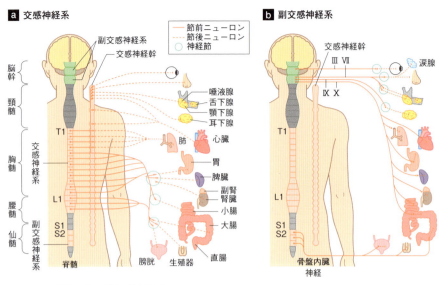

図8 交感神経系と副交感神経系

このように，本来の自律神経は内臓領域を調節する遠心性神経を指しますが，通常は内臓からの求心性線維（感覚線維）も含めて自律神経といいます．自律神経系で感覚ニューロンの占める割合は，交感神経で約50％，迷走神経で約75％とされています．

自律神経系の最上位中枢は**視床下部**にありますが，末梢神経としての自律神経は脳神経核（Ⅲ，Ⅶ，Ⅸ，Ⅹ）や脊髄側角から起こります．末梢の自律神経は2つの直列するニューロン（節前線維，節後線維）からなり，両者の連結部（シナプス）を**自律神経節**といいます．なお，末梢の自律神経線維は，通常，内臓に向かう動脈に沿って分布します．

自律神経系は**交感神経系**と**副交感神経系**，および**腸管神経系**に区分されます．いずれも内臓（血管を含む）の機能調節に働きますが，交感神経系は「エネルギー消費時」に，副交感神経系は「エネルギー補充時」に活動することで体内環境を維持しています．このため，エネルギー補充に働く器官をもたない体肢には交感神経系のみが分布しています．なお，自律神経系のなかで，消化管壁に内在し，その機能の調節に働く神経系を特に**腸管神経系**（enteric nervous system：**ENS**）といいます（後述）．

a. 交感神経系（図8 a）

エネルギーを消費する身体活動（闘争・逃走・運動・緊張）に際して働く自律神経系です．末梢の交感神経（系）は，胸髄～上部腰髄（T1～L3）の側角に起始するため，胸腰系ともよばれます．脊髄を出た交感神経線維は，脊柱の両側を走る交感神経幹あるいは大動脈付近にある交感神経節でニューロンを替えて末梢に向かいます．

末梢の交感神経節前線維は胸髄・腰髄から起こりますが，頸髄領域（頭頸部）や仙髄領域（骨盤部）にも線維を送るため，交感神経幹が縦の連絡路の役割を担います．一方，交感神経節は，**交感神経幹神経節（椎傍神経節）**と大動脈付近の神経節（**椎前神経節**）に大別されま

す．椎前神経節（腹腔神経節，上腸間膜神経節など）からの節後線維は動脈に沿って内臓に分布するのに対し，交感神経幹神経節から起こる節後線維は，体壁の平滑筋・腺および汗腺や立毛筋に分布します．

b. 副交感神経系（図8 b）

次のエネルギー消費（身体活動）の準備に働く自律神経系です．副交感神経はエネルギー補充時および安静時に優位になるため，交感神経に拮抗すると考えがちですが，実際にはバランスをとって働きます．

末梢の副交感神経は，脳神経Ⅲ，Ⅶ，Ⅸ，Ⅹと仙髄（S1〜4）側角に始まる骨盤内臓神経に含まれるため，副交感神経は頭仙系ともよばれます．交感神経と同様，副交感神経も節前線維と節後線維で構成されますが，その神経節は内臓の近傍もしくはその内部に位置します．消化管壁内の筋間神経叢（**アウエルバッハ神経叢**）や粘膜下神経叢（**マイスネル神経叢**）に含まれる神経節も基本的にはこれに含まれますが，現在は**腸管神経系**（ENS）という独立したネットワークとして扱われます．

▶ 腸管神経系（図9）

消化管全長にわたってその壁に内在する神経系を腸管神経系とよびます．**筋間神経叢**と**粘膜下神経叢**を中心とする数億の神経細胞（この数は脊髄の神経細胞に匹敵する）と，これらを連絡する壁内神経回路網で構成されます．このため，交感神経系や副交感神経系および中枢神経系と密接に関連しながらも，局所の物理的・化学的変化に対する運動や分泌の制御は，中枢神経系を介さずに自律的に行うしくみとなっています．このように，腸管神経系は独立して消化管を制御するため「第二の脳」ともよばれます．

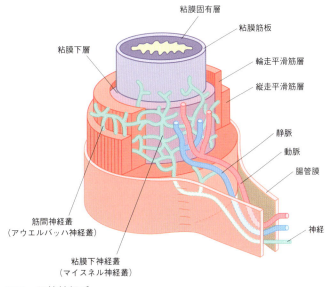

図9　腸管神経系

自律神経系をターゲットにしたくすりと作用標的部位，生理作用からみる効果

　自律神経系は，交感神経系と副交感神経系に分類されます．シナプスにおける神経伝達物質もその受容体もそれぞれに異なり，作用薬も伝達物質や受容体ごとに決まっていますが，基本的には交感神経系に作用するくすりと，副交感神経系に作用するくすりに大別されます．

　自律神経系に働くくすりは，シナプスに働いて神経伝達の促進・抑制を起こし，シナプス後の興奮調節をすることでその効果を増強ないし減弱させます．作用部位でみると，**受容体**に結合して効果を発現するもの（直接作用型）と，受容体に結合する**伝達物質**に働くもの（間接作用型）とに分けられます．

1 自律神経系の伝達物質

　自律神経系の神経伝達物質はアセチルコリンとノルアドレナリンで，神経節（節前線維）における伝達物質は交感・副交感神経ともアセチルコリン，節後神経終末の伝達物質は交感神経ではノルアドレナリン，副交感神経ではアセチルコリンです．なお，アドレナリンは神経終末での分泌はほとんどなく，副腎髄質で生成されるホルモンに位置づけられます．

2 自律神経系の受容体

▶ アドレナリン作動性受容体

　アドレナリン作動性受容体はα受容体（α_1・α_2）とβ受容体（β_1・β_2・β_3）に分けられます．α_1受容体は血管平滑筋にあり血管収縮に働きます．α_2受容体は主に交感神経終末にあり，ノルアドレナリンの過剰放出を抑制します．一方，β_1受容体は心機能亢進作用，β_2受容体は血管や気管支平滑筋の拡張作用，β_3受容体（感受性はアドレナリンよりもノルアドレナリンで強い）は脂肪分解促進などに働きます．

▶ コリン作動性受容体

　アセチルコリンが結合する受容体です．ムスカリン受容体とニコチン受容体があります．**ムスカリン受容体**は平滑筋・心筋にあって平滑筋収縮（蠕動，縮瞳，房水排泄など）や心拍抑制に働き，ニコチン受容体は主に骨格筋にあって骨格筋収縮に働きます．なお，脳や自律神経節には両方の受容体があり節後線維の興奮に働きます．

3 生理作用からみる効果

▶ 交感神経系に作用するくすり

　交感神経系に作用するくすりは，交感神経興奮と同様の効果を表す**交感神経作用薬**と，交感神経興奮の抑制（停止）効果を表す**交感神経遮断薬**とからなります．

第1部｜くすりの効きどころがわかる　西洋医学の解剖・生理のとらえかた

a. 交感神経作用薬（アドレナリン作動薬）

カテコラミン（カテコールアミンともいう），α作動薬，β作動薬に大別されます．

①**カテコラミン（ノルアドレナリン，アドレナリン，イソプレナリン）**：アドレナリン受容体に直接作用しますが，受容体に対する選択性は異なり，同一器官系でも効果は異なります．ノルアドレナリンはα作用，β_1作用を示しますがβ_2作用は弱くなります．

> α作用：血管収縮（内臓，冠動脈，皮膚，骨格筋），瞳孔散大，消化管弛緩が起こる
> β_1作用：心拍亢進，強心作用，消化管弛緩が起こる
> β_2作用：血管拡張（内臓，冠動脈，皮膚，骨格筋），気管支拡張が起こる

②**α作動薬（フェニレフリン）**：α_1作用による昇圧効果に加え，弱いβ遮断作用を示します．

③**β_1作動薬（ドブタミン）**：強心作用により，心原性ショック時などに用いられます．

④**β_2作動薬（メトキシフェナミン，サルブタモールなど）**：β_2刺激により気管支拡張作用を示します（気管支喘息治療薬）が，心刺激などの副作用も認められます．

b. 交感神経遮断薬（抗アドレナリン作用薬）

ノルアドレナリンと競合することでアドレナリン作動性受容体の興奮伝達を遮断します．α受容体，β受容体を選択的に遮断するα遮断薬，β遮断薬，そして伝達物質の放出を抑えるアドレナリン作動性ニューロン遮断薬があります．

①**α遮断薬（エルゴタミン，イミダゾリン誘導体など）**：α遮断作用が強いため，高血圧・末梢循環障害などに用いられます．副作用も多いです．

②**β遮断薬（プロプラノロール，アセブトロール＊など）**：β受容体に結合し，競合的にβ作用を阻害します．非選択的β遮断薬（プロプラノロールなど）や心臓選択的β_1遮断薬（アセブトロールなど）があります．

③**アドレナリン作動性ニューロン遮断薬（レセルピン＊，グアネチジン＊など）**：アドレナリン作動性神経終末におけるノルアドレナリンの生成・貯蔵・放出を抑制し，興奮伝達を遮断することで降圧効果を示します．

▶▶ 副交感神経に作用するくすり

副交感神経系に作用するくすりは，副交感神経興奮と同様の効果を現す**副交感神経作用薬**と，交感神経興奮をブロックする**副交感神経遮断薬**とからなります．

a. 副交感神経作用薬

ムスカリン受容体への直接作用により効果を示す**ムスカリン様作用薬**と，アセチルコリンを分解するコリンエステラーゼ（ChE）を阻害する**ChE阻害薬**とに分けられます．

①**ムスカリン様作用薬（アセチルコリン，ベタネコールなど）**：ムスカリン受容体を刺激して

＊：現在，日本では販売されていない．

薬局 2024 Vol.75, No.11 1651 ｜ 43

作用を示します．アセチルコリンは血清中などのChEで分解されるため，その作用は一時的ですが，ベタネコールなどは分解されないため作用が持続します．

②**ChE阻害薬**（フィゾスチグミン*，ネオスチグミンなど）：アセチルコリンを分解してしまうChE活性を阻害し，アセチルコリンの作用持続に働くくすりです．医療用に用いるのは可逆的阻害薬ですが，有機リン酸製剤は非可逆的阻害薬であるため，ChEの新生（数ヵ月）まで作用が続きます．

b. 副交感神経遮断薬（ムスカリン受容体拮抗薬）

ムスカリン受容体に結合してアセチルコリンの結合を阻止します（**抗コリン薬**）．**鎮痙作用**（消化管，胆管，尿管のけいれん軽減），**胃腸潰瘍治療**（胃液分泌抑制，胃けいれんの軽減），**散瞳**（瞳孔括約筋弛緩），**パーキンソン病治療**（振戦の抑止），**気管支喘息治療**（気管支拡張作用）などに用います．アトロピン，スコポラミン，ロートエキスなどが代表的です．

①**アトロピン**（アトロピン硫酸塩）：副交感神経支配器官の受容体にアセチルコリンと競合的に結合します．特異性が高く，分泌腺の抑制，平滑筋弛緩などに効果を発揮します．

②**スコポラミン**：心臓，腸管，気管に働くアトロピンに対し，分泌腺や瞳孔に強く作用します．また，アトロピンが中枢興奮作用を示すのに対し，スコポラミンには中枢抑制作用があり，眠気，健忘，疲労感を生じます．

③**ロートエキス**：ロート根から抽出される抗コリン成分です．アセチルコリンをブロックして副交感神経のはたらきを弱め，内臓平滑筋のけいれんを鎮めて腹痛や下痢を抑えるほか，胃液分泌抑制作用をもちます．

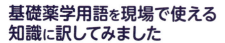
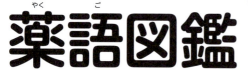

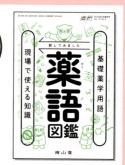

3 運動器（主に筋肉・骨）

骨の構造

1 骨の役割

　骨は関節・筋とともに運動器系に含まれますが，主な役割はカルシウム（**Ca**）やリン（**P**）の貯蔵であり，代謝機能とも重要な関連をもちます．

　Ca は細胞膜透過性の調節，受容体の作動，酵素の活性化などに働き，多くの生命活動（筋収縮，神経興奮，ホルモン分泌，血液凝固，酵素の調節など）の重要な役割を担っています．

　生物は，約 35 億年前の海水中に**単細胞生物**として出現して以来，海水に含まれる Ca を生命活動に利用してきました．

　単細胞生物が Ca を海水から取り込むのに対し，**多細胞生物**では海水からの Ca 吸収が難しいため，Ca を食餌から吸収して体内に貯蔵する必要が生じ，その貯蔵部位として骨が出現しました．その後，一部の生物が陸上生活するようになると，重力に対抗できる支持・運動装置が必要となります．Ca に富む骨は硬く丈夫だったため，身体の支持・運動器官として骨格を利用するに至ります．

　なお，P は骨や歯の形成に不可欠なミネラルで，細胞のエネルギー産生に関与するほか，細胞膜，DNA などの構成要素でもあります．体内の P の約 85 ％ は骨に貯蔵されていますが，残りは細胞内に存在し，活動エネルギー産生に働きます．

2 骨の構造

　ヒトの体には約 200 個の骨があり，その形状から，四肢の主軸をなす**長骨**（長管骨），手首（手根）や足首（足根）をつくる**短骨**，肩甲骨や頭蓋冠をつくる**扁平骨**，脊椎などの**不規則骨**などに分類されます．さらに，副鼻腔などの空洞をもつ**含気骨**（篩骨，上顎骨など）や，耳の鼓室内にある耳小骨（ツチ骨，キヌタ骨，アブミ骨）などがあり，特にアブミ骨は細小の骨とされます．

▶▶ 長骨にみる骨の基本構造（図 1）

　骨は表層を形成する硬い**緻密骨**（**皮質骨**）と，スポンジ構造をなす内部の**海綿骨**から構成されます．緻密骨と海綿骨の割合は骨ごとに異なり，同じ長骨でも骨端と中央の骨幹で変わります．すなわち，関節をつくる骨端は主に海綿骨からなり，これを薄い緻密骨が取り囲むのに対して，体重や外力が長軸方向に加わる骨幹は厚い緻密骨がつくる管状構造を示

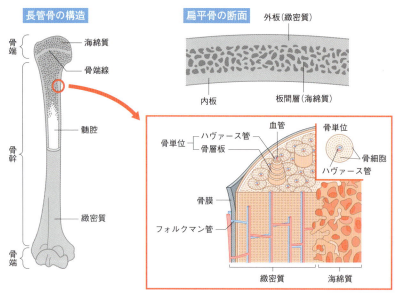

図1 長骨にみる骨の基本構造

し，内部は広い**髄腔**（生体では骨髄を容れる）を形成します．海綿骨は入り組んだ**骨梁**（**骨小柱**）で形成されており，加わる外力の方向に応じた走向を示します．なお緻密骨の表面は，関節面をなす部分は関節軟骨，他の部分は骨膜によって覆われ，骨膜には神経や血管が豊富に分布します（軟骨は神経・血管分布に乏しい）．

a. 緻密骨（重量比：90％）

骨は単なるPとCaの塊ではなく，骨細胞と細胞間質（骨質）からなる組織です．骨組織は**骨質**（コラーゲン線維に**ハイドロキシアパタイト＝水酸化リン灰石**が沈着したもの）と，その中に埋まり込んだ**骨細胞**から構成されます．緻密骨の骨質は**ハヴァース管**（血管の通路）を中心に同心円状の層板構造をつくり，各層板の間には骨細胞を入れる**骨小腔**がみられます．骨小腔は互いに**骨細管**でつながっており，骨細胞は多数の細胞質突起を骨細管内に伸ばしてたがいに連結します．この連結により，骨細胞どうしの迅速な電解質移動などが可能となっています．

b. 海綿骨（重量比：10％）

海綿骨の骨質は細い骨梁からなる網目構造をなしています．骨梁の間には小空間が形成され，特に長骨の骨幹内は広い**髄腔**（骨髄で満たされる）をつくります．海綿骨は骨の軽量化に役立つ一方，骨梁が外力に対する効果的な抵抗となっています．骨粗鬆症で生じる易骨折性は主に海綿骨の脆弱化が原因です．

c. 骨 膜

骨の表面は強靱な結合組織性の**骨膜**で覆われています．骨膜には血管・神経が豊富に分布しており，骨折時には，骨膜刺激による痛みや出血による悪寒を生じるとともに，血流による細胞供給により迅速な修復に働きます．また，骨膜内の線維芽細胞は**骨芽細胞**（→骨

細胞）に分化する細胞で，発育時に緻密骨を厚くするほか，骨折時の骨再生にも関わります．

d. 関節軟骨

関節軟骨は関節面を形成する軟骨で，豊富なコラーゲン線維，弾性線維を含む基質をもち，弾力性と柔軟性に富んでいます．軟骨には血管分布がないため，軟骨小腔に納まっている軟骨細胞は主に関節液から栄養供給を受けます．軟骨損傷が骨損傷に比べて治癒しにくいのは無血管組織であることが大きく関わります．なお軟骨は，基質の線維組成による硬さ・弾性・表面の滑らかさの違いから，**硝子軟骨**（関節軟骨など），**線維軟骨**（半月板・椎間板など），**弾性軟骨**（耳介など）の3種に分類されます．このうち最も硬いのは硝子軟骨であり，負荷がかかる関節面をつくります．

e. 骨 髄

骨髄腔や海綿骨内の小腔は骨髄組織で満たされています．骨髄には，活発な造血を営む赤色骨髄と脂肪組織からなる黄色骨髄があり，思春期前の若年者ではほぼ全身の骨髄が赤色骨髄ですが，加齢とともに黄色骨髄に置き換わります．高齢者で赤色骨髄がみられるのは，体幹の骨（頭蓋，椎骨，胸骨，肋骨，寛骨など）に限られます．

3 骨の組織成分：細胞成分＋骨質（図2）

骨は結合組織に分類され，細胞成分（骨細胞など）とその間を埋める細胞間質（**骨質**）からなります．骨質は，コラーゲン線維を主体とする無定型基質に骨塩（**ハイドロキシアパタイト；水酸化リン灰石**＝リン酸カルシウムと水酸化カルシウムの複合体）が沈着してできています．骨塩は骨重量の約65％を占め，骨の硬さをつくりだします．骨は死後も長く残るため，形成後は変化しないようにみえますが，骨質の**リモデリング**（**骨形成**と**骨吸収**）により常につくり替えられています．

▶ **細胞成分**

骨組織には4種類の細胞（骨形成細胞，骨芽細胞，骨細胞，破骨細胞）がみられます．

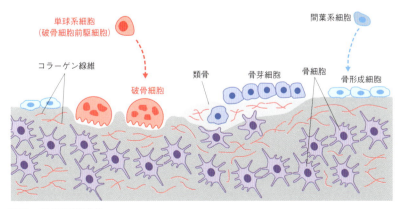

図2　骨の組織成分

a. 骨形成細胞（骨原性細胞）

骨膜の内層（**骨形成層**）に並んで位置する未分化な間葉細胞です．骨成長期や骨折修復過程で骨芽細胞に分化し，長管骨の太さの成長などの骨形成に関与します．

b. 骨芽細胞

Ⅰ型コラーゲンなど骨基質成分をつくる細胞です．骨芽細胞にはアンドロゲンとエストロゲンの受容体があり，アンドロゲンは骨芽細胞の活動性低下に，エストロゲンは活動性亢進に働きます．閉経後の女性に骨粗鬆症が増加するのはエストロゲン分泌の減少によります．

c. 骨細胞

骨芽細胞は骨基質成分を生成しながら分化して骨細胞となります．骨細胞は骨組織の細胞成分の 90 〜 95％ を占め，複数の長い細胞質突起をもち，隣接する骨細胞とは骨細管をとおして互いに連結します．

d. 破骨細胞

各種の酵素を分泌して，骨基質のコラーゲンやハイドロキシアパタイトを壊し，骨吸収（骨から血液への Ca の移動）に働く細胞です．酵素による融解で形成されるくぼみを**ハウシップ窩**といいます．破骨細胞の活動性はパラソルモンとカルシトニンによってコントロールされます．

▶ 骨質：コラーゲン線維＋無定型基質＋骨塩

骨細胞を囲む骨質（細胞間質）は，有機成分である骨質（重量比：20％）と無機成分である骨塩（重量比：80％）とからなります．骨質は 95％ のコラーゲン線維と 5％ の無定型基質からなり，コラーゲン線維は骨塩（ハイドロキシアパタイト）が沈着するための枠組の役割を果たしています．

皮質骨（緻密骨）の骨層板は，平行に走るコラーゲン線維の間にハイドロキシアパタイトの針状結晶が一定方向に沈着することでできます．隣接する骨層板のコラーゲン線維は直角方向に走るため，層板ごとに直交する配列を示します．

骨の硬さは Ca など無機物の量によりますが，弾力性や強靱性はコラーゲンの種類と量，そして骨の構造（骨梁の走向，緻密骨の厚さ）により異なります．骨質のコラーゲンは成長とともに増加し，30 〜 40 歳でピークとなったのち，加齢とともに減少します．若年者ではコラーゲン量が多いため，しなやかに変形し，骨折しても生木が裂けるような不完全骨折（**若木骨折**）であることが多いです．

▶ 骨塩 Ca，P など（図 3）

骨質（骨組織の細胞間質）におけるコラーゲン線維以外の成分で，Ca を主体とした無機成分（ミネラル）を**骨塩**といい，骨重量の約 65％ を占めています．骨塩の量を**骨量**，単位体積あたりの骨量を**骨密度**といいます．骨量は成長とともに増加し，18 〜 40 歳で最大骨量（ピークボーンマス）を示したのちに漸減します．20 〜 40 歳の平均骨量の約 70％ 以下（デンジャラスゾーン）に減少すると骨粗鬆症の危険が増大します．

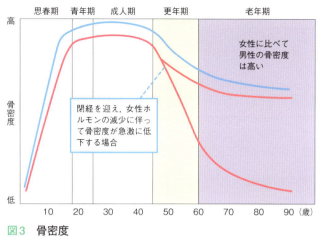

図3 骨密度
(――：男性，――：女性)

a. 骨量（骨塩量）

　骨量は骨に含まれる骨塩（Ca・PなどのミネラL）の総量を指します．X線やCT画像を用いた骨密度の測定から算出されるため，しばしば骨密度と同義に用いられます．骨は活発な新陳代謝をくり返し，体が必要とするCaを供給したり，常に新しい骨をつくりだしています．骨量は加齢とともに減少しますが，エストロゲン（骨質維持に働く）の影響を強く受けるため，女性ではエストロゲンが急増する15～16歳ごろに増加し，18歳～閉経（更年期）までピーク値に維持されます．閉経によるエストロゲン分泌停止で骨量は急減し，その後は漸減します．一方，男性の骨量は思春期の急増後はほぼ一定で，50歳ごろから漸減します．なお，骨は筋との関係が強く，やせ過ぎや運動不足は骨量減少につながります．

b. 骨密度（bone mineral density：BMD）

　骨に含まれる骨塩の密度，すなわち骨にミネラルがどれくらい含まれているかの指標です．計測法により体積密度〔単位体積あたりの骨量（g/cm^3）〕や，面積密度〔単位面積あたりの骨量（g/cm^2）〕があります．骨量と同様にエストロゲンの影響を受けるほか，男性では前立腺がんの内分泌療法（アンドロゲン除去両方）で骨密度の減少がみられます．

骨の連結

1 骨の連結様式（図4）

　骨はたがいに連結して骨格を構成しますが，その連結様式は介在物質により異なります．すなわち，骨で介在される（一塊の骨となる）**骨結合**，軟骨で連結される**軟骨結合**（椎間板など），線維で連結される**線維結合**（骨間膜，縫合など），そして滑液を含む袋で連結される**関節**（**滑膜性連結**）の4種です．このうち，前三者は可動性が低いため不動結合とよばれるのに対し，関節は高い運動性を示すことから可動結合とよばれます．すなわち「関節」といえば，通常は可動結合を指します．

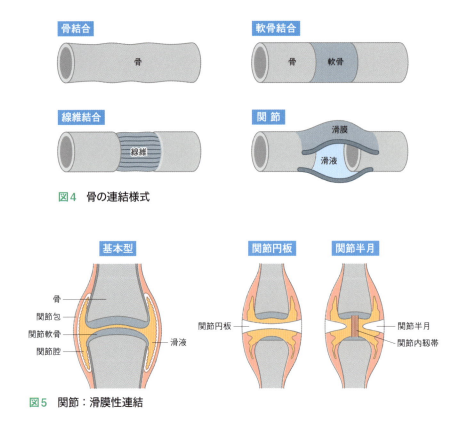

図4 骨の連結様式

図5 関節：滑膜性連結

2 関節：滑膜性連結（図5）

▶ 関節の構造

　2つ以上の骨が少量の**潤滑液**（**滑液**）で満たされた腔を挟んで向かい合い，比較的自由な運動性を示す連結様式を関節といいます．関節において相対する骨面は硝子軟骨からなる関節軟骨で覆われ，これを包む関節包の内腔（**関節腔**）にはヒアルロン酸を含む粘稠液（滑液）が存在し，関節内の軟骨を栄養するほか，運動時の関節面に生じる摩擦の軽減に働いています．

　関節は補強に働く靱帯や筋を備えています（肘関節の**側副靱帯**，肩関節の**回旋筋腱板**など）．また，関節面の適合性が低い関節では，**関節半月**（膝関節），**関節円板**（顎関節・胸鎖関節），**関節唇**（肩関節），**関節内靱帯**（股関節の大腿骨頭靱帯・膝関節の前および後十字靱帯）などがみられます．

▶ 関節の分類

　関節は相対する関節面の形状から**球関節**（肩関節，股関節など），**楕円関節**（手首：橈骨手根関節），**鞍関節**（母指手根中手関節），**蝶番関節**（肘関節），**双顆関節**（顎関節など），**車軸関節**（上-下橈尺関節），**平面関節**（手根間関節など）に分類されます．このうち，可動域の広い関節として球関節，楕円関節，鞍関節があり，上肢・下肢・手首や母指など高い自由度が必要な部位にみられます．

▶ 関節の軟骨

　関節の機能は体重の支持と身体運動に大別されます．関節には常に物理的負荷がかかっており，限界を超えると関節構造に変形や破壊を生じます．このため，負荷が大きい関節ほど厚い軟骨構造を備えます（指節関節：1mm，股関節：4mm，半月板：5mm，膝蓋骨：7mm，胸鎖関節：10mm）．

　関節面は平滑で弾力性と強度のある硝子軟骨で覆われ，滑液による摩擦軽減作用がこれを助けます．関節軟骨は80％の水分，20％の基質（コラーゲン，プロテオグリカンなど）とわずかな軟骨細胞からなる粘弾性体で，水分による衝撃吸収能と基質がもつ弾力性を兼ね備えています．関節軟骨に血管が分布しないのは，衝撃による血管破綻（出血）を避ける意味もあるといわれています．

骨形成と骨吸収

1 骨代謝回転（図6）

　骨は破骨細胞と骨芽細胞により常に新陳代謝（骨形成と骨吸収）をくり返します．これを**骨代謝回転**といい，これによって起こる骨の改築を骨の**リモデリング**（**骨改築**）といいます．成人では1年に20〜30％の骨が新しい骨にリモデリングされます．一般に，成長期には「骨形成量＞骨吸収量」により骨の発育が進み，20〜40代には「骨形成量≒骨吸収量」で骨量はピーク値に維持されます．これが40代後半になると，破骨細胞の活性が骨芽細胞のはたらきを上回るため「骨形成量＜骨吸収量」となり，骨量は減少します．

▶ 骨代謝回転

　骨の新陳代謝を骨代謝回転といい，骨形成や骨吸収が活発な状態を**高代謝回転**，反対に減弱した状態を**低代謝回転**といいます．

　骨代謝回転は加齢とともに低下します（低代謝回転）が，女性の場合，閉経（エストロゲンの骨吸収抑制作用低下）により高代謝回転となったのちに低代謝回転に移ります．閉経

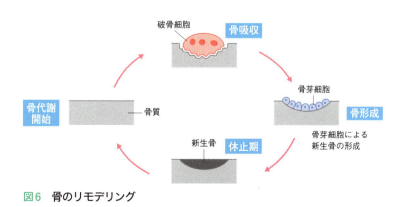

図6　骨のリモデリング

後の高代謝回転では骨吸収が骨形成以上に亢進し，その後の低代謝回転では逆に骨形成が著しく減衰します．どちらの場合も骨吸収が優位となるため，結果として骨量減少に傾きます（**骨粗鬆症**）．閉経後の骨量喪失は 10 年間で全骨量の約 15 % に達します．

骨において，骨量の 80 % は皮質骨，20 % は海綿骨にあります．両者は組織構造だけでなく代謝回転の速度も異なり，皮質骨に比べて海綿骨の代謝回転が速いです．このため，骨形成も骨吸収も海綿骨を主体に起こり，骨粗鬆症においても海綿骨の脆弱化が最初に表れます．

▶ 骨代謝マーカー（表）

骨のリモデリングは，破骨細胞による骨吸収と骨芽細胞による骨形成のくり返し（骨代謝回転）で起こります．この骨代謝の状態を把握する指標として**骨代謝マーカー**があり，骨が削られている状態を映す**骨吸収マーカー**と，骨がつくられている状態を映す**骨形成マーカー**があります．

骨密度（BMD）が「骨代謝によって形成された骨量」を反映するのに対し，骨代謝マーカーは「骨密度変化の予後」を反映します．このため，骨代謝マーカーは骨粗鬆症の病態把握に加え，治療の効果判定や骨折リスクの予測に用いられます．

a. 骨吸収マーカー

骨吸収マーカーには，デオキシピリジノリン（DPD），Ⅰ型コラーゲン架橋 N-テロペプチド（NTX），Ⅰ型コラーゲン架橋 C-テロペプチド（CTX）などがあります．これらのマーカーは骨吸収で壊された骨の分解産物であり，骨吸収状態を反映します．なお，尿中カルシウム値も骨吸収状態を示します．

b. 骨形成マーカー

骨形成マーカーには，骨芽細胞で骨形成の際に生成される骨型アルカリホスファターゼ（BAP），骨へのカルシウム蓄積に働くオステオカルシン〔OC，骨基質グルタミン酸タンパク（BGP）〕，Ⅰ型プロコラーゲン C- プロペプチド（PICP，コラーゲン前駆体の断片）など

表　骨代謝マーカー

	代表的なマーカー	検　体
骨吸収マーカー	デオキシピリジノリン（DPD）	尿
	Ⅰ型コラーゲン架橋 N- テロペプチド（NTX）	血清・尿
	Ⅰ型コラーゲン架橋 C- テロペプチド（CTX）	血清
骨形成マーカー	骨型アルカリホスファターゼ（BAP）	血清
	オステオカルシン（OC；BGP）	血清
	Ⅰ型プロコラーゲン C- プロペプチド（PICP）	血清

があります．BAPは多発性骨髄腫，甲状腺疾患，骨肉腫，くる病，がんの骨転移などで，OC（BGP）は副甲状腺機能亢進症，骨粗鬆症（高代謝回転型）などで高値を示します．

骨代謝とCa

1 Caの吸収と排泄（図7）

　成人の体内のCa量は約1kgで，その99％はハイドロキシアパタイトのかたちで骨に存在します．残りの1％は血液などの細胞外液中にあり，全身を移動することでCa^{2+}濃度の平衡を保っています．Caは筋肉収縮，神経興奮，ホルモン分泌，酵素活性などに使われるため体液中を移動しますが，必要に応じて補給に働く貯蔵庫として骨があります．

　体内のCa量は，食事による消化管からのCa吸収量と腎臓からのCa排出量で維持されます．Caは食事から1日約1g（1,000 mg）が摂取されますが，そのうち約700 mgは吸収されず，300 mgが消化管から吸収されて細胞外液に入ります．細胞外液と骨との間では，骨形成と骨吸収の平衡により1日に約400 mgのCaの出入りがありますが，平衡状態にあるため骨量の変動はほとんどありません．一方，Ca排出は尿として約100 mg/日，消化液から約200 mg/日，消化管で吸収されなかった分700 mg/日を合わせて1,000 mgが排出されます．

2 骨代謝の調節システム（図8）

　骨吸収および骨形成は，主に以下のホルモンによってコントロールされています．

▶ **カルシトニン**

　32個のアミノ酸からなるペプチドホルモンで，甲状腺の**傍濾胞細胞（C細胞）**から分泌されます．カルシトニンは破骨細胞に働いて骨吸収を抑制するほか，腎臓からのCa排泄を促して，血液中のCa^{2+}濃度を適正範囲まで低下させます．分泌は血液中のCa量に調節され，血中Ca^{2+}濃度が約9.5 mg/dL（基準値：8.4〜10.2）以上になると分泌が起こります．

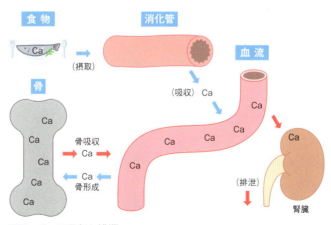

図7　Caの吸収と排泄

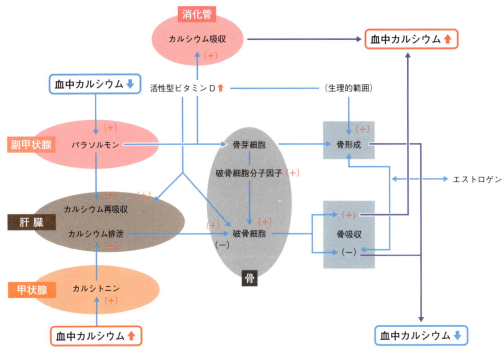

図8 骨・カルシウム代謝の調節

▶ パラソルモン(副甲状腺ホルモン:PTH)

　パラソルモンは84個のアミノ酸からなるペプチドで,**副甲状腺(上皮小体)** の主細胞から分泌されます.PTHの最も大切な役割は低Ca血症の予防であり,副甲状腺が血中Ca^{2+}濃度の低下を感受すると迅速にPTHを放出します.PTHは**ビタミンD**とともに骨芽細胞を刺激し,破骨細胞分化因子を発現させて破骨細胞を増加させる(骨吸収の亢進)ほか,腎臓におけるCa再吸収や活性型ビタミンD生成を刺激し,消化管からのCa吸収を促進することで,数分以内に血中Ca^{2+}濃度を上昇させます.

▶ 活性型ビタミンD_3

　カルシウム代謝の調節に働くホルモンで,プロビタミンDの活性化により生成されます.プロビタミンDには,食物に含まれるビタミンD_2(エルゴカルシフェロール)やD_3(コレカルシフェロール),紫外線により皮膚で7-デヒドロコレステロールから生成されるビタミンD_3があり,肝臓や腎臓で**活性型ビタミンD_3**(1,25-ヒドロキシD_3)に変換されます.

　活性型ビタミンD_3は,血中Ca^{2+}濃度が生理的範囲にある健常人では,小腸のCa吸収,腎臓のCa再吸収を促進します.この作用により血中Ca^{2+}濃度は一定に保たれ,結果として骨へのCa沈着が促されます.すなわち,活性型ビタミンDはCa代謝を正常範囲に保つことで間接的に骨形成に働きます.

　これに対し,血中Ca^{2+}濃度が低下すると,腎臓における活性型ビタミンD_3生成が刺激

されます．活性型ビタミンD_3はPTHとともに骨に直接作用することで骨吸収（Ca溶出）を促し，血中Ca^{2+}濃度を高める方向に働きます．すなわち，活性型ビタミンD_3の欠乏は血中Ca^{2+}濃度の恒常性の破綻をもたらし，**くる病**（小児）や**骨軟化症**（成人）の発症に至ります．

▶ エストロゲン（卵胞ホルモン）

エストロゲンは子宮内膜の増殖や乳腺の発達を促すホルモンです．受容体は全身にあり，骨吸収や骨形成も強い影響を受けます．エストロゲン自体にも破骨細胞抑制作用があり，骨吸収抑制により骨密度を維持するほか，小腸からのCa吸収促進にも働きます．このため，閉経（エストロゲンの分泌停止）後は骨量が減少し，骨吸収の進行に骨形成が追いつかないため，腸からのCa吸収量も低下します．また，エストロゲンはPTHを抑制し，カルシトニン分泌を促す作用もあります．閉経後はPTH分泌が抑制されず，反対にカルシトニン分泌が抑制されるため，間接的にも骨量減少が起こります．

筋の構造

筋をつくっている筋組織は，細長い筋細胞（**筋線維**）が結合組織で束ねられてできています．筋を組織学的に観察すると，筋線維の細胞質には**筋原線維**という伸縮性のある線維が含まれており，これが整然と並ぶことで横紋がみえる横紋筋と，バラバラに位置するために横紋がみられない平滑筋に大別されます．さらに横紋筋は，いわゆる筋肉をつくる**骨格筋**と，心臓壁の**心筋**とに区別されます（図9）．

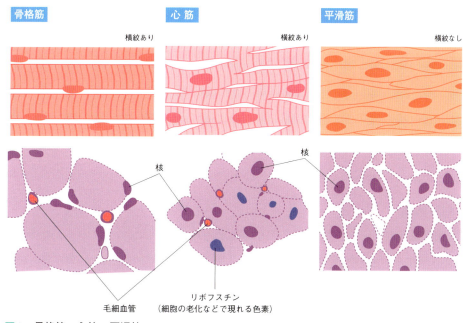

図9　骨格筋・心筋・平滑筋

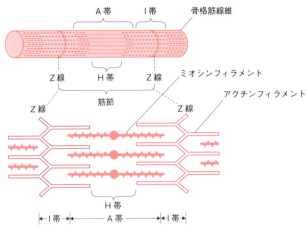

図10 骨格筋のフィラメント配列

1 骨格筋組織（図10）

　骨格筋はいわゆる「**筋肉**」を指しますが，組織学的には，表情筋などの皮筋や咽頭壁の内臓筋も同じ骨格筋組織で構成されています．骨格筋組織は融合した骨格筋細胞からなる合胞体が束になったもので，直径10～100μm，長さ数cmの多核円柱状細胞（**骨格筋線維**）からなります．骨格筋線維は1本ずつ薄い結合組織（**筋内膜**）で包まれ，これが数十本集まるとやや厚い結合組織（**筋周膜**）で束ねられます．肉眼で見える骨格筋は，多数の筋線維束全体が厚い筋膜（筋上膜）で包まれたものです．

▶ 骨格筋線維

　骨格筋線維は，発生段階で多数の筋芽細胞が融合して形成された多核の合胞体細胞で，細胞質内には規則的に配列する筋原線維がみられます．さらに，筋原線維束の間には多数のミトコンドリアと，網状の滑面小胞体（**筋小胞体**）が広がっています．ミトコンドリアは筋収縮エネルギーの産生部位，筋小胞体は筋フィラメントが運動を起こす際のCa^{2+}の貯蔵部位としての役割をもっています．

　骨格筋線維は，日々のトレーニングでは筋細胞の分裂増殖や筋原線維の増加は起こりませんが，損傷時には周囲にある衛星細胞が筋芽細胞に分化し，分裂増殖して残った筋細胞に融合するとされています．

▶ 筋原線維

　骨格筋線維の細胞質には多数の**筋原線維**が長軸方向に規則的に並び，淡いⅠ帯と濃染するA帯からなる横縞（横紋）を形成します．電子顕微鏡レベルでは，Ⅰ帯の中央には**Z線**，A帯の中央には**H帯**とよばれる領域がみられます．これらは筋原線維を構成する**筋フィラメント**の重なり合いがつくる横紋の正体です．特に2本のZ線間を**筋節**といい，収縮時〜弛緩時では1～3μmの伸縮をみせます．

第1部｜くすりの効きどころがわかる　西洋医学の解剖・生理のとらえかた

▶ 筋フィラメント

骨格筋の筋原線維の横紋は2種類の**筋フィラメント**の重なり合いで形成されます．Ⅰ帯は細い**アクチンフィラメント**，A帯は太い**ミオシンファイラメント**が存在する部分で，筋線維の収縮・弛緩はこれらのフィラメントがたがいの間に滑り込んだり戻ったりすることで起こります．

▶ 骨格筋の神経支配

体性部（体壁）の骨格筋は体性運動ニューロンに支配されています．骨格筋に進入した運動ニューロンは，それぞれの筋線維の表面に達して**運動終板**とよばれる終末装置を形成します．運動終板は運動ニューロンと骨格筋線維の間のシナプスで，神経終末から遊離した**アセチルコリン**が筋細胞膜を興奮させます．興奮はT細管（筋細胞膜が管状に陥入したもの）によって筋細胞内の筋小胞体に伝えられ，筋小胞体から Ca^{2+} が放出されることで筋フィラメントの滑り込みが起こります．

筋収縮の情報は**筋紡錘**とよばれる特殊な受容装置で検知され，ここに分布する感覚ニューロンによって脊髄に送られ，反射的に運動終板に指令が返されることで筋緊張の調節が行われます．

2 心筋組織

心臓壁をつくる筋を心筋といい，その組織を**心筋組織**といいます．骨格筋組織と同様，心筋組織も横紋筋線維（**心筋線維**）とこれを包む結合組織から構成され，結合組織内には網状の毛細血管が走っています．

▶ 心筋線維

心筋細胞も**心筋線維**とよばれますが，骨格筋線維のような多核合胞体ではなく，側枝をもつ（Y字形やX字形の）心筋線維がたがいに連結して網状構造を形成します．連結部は**介在板**とよばれ，ここに備わるギャップ結合（隣接細胞の興奮を瞬時に伝えるイオンの通路）が心臓全体の同調収縮に役立っています．また心筋線維にも，骨格筋と同様に横紋をもつ筋原線維が規則的な配列で密在し，筋原線維もアクチンフィラメントとミオシンフィラメントで構成されます．T細管は骨格筋に比べて太いですが，豊富なミトコンドリアや細胞質内に網状に広がる筋小胞体も骨格筋とほぼ同様です．

▶ 特殊心筋線維

成人の心筋組織は毎分約70回のリズムで興奮し，心拍動をくり返します．この興奮を自律的に発生し心臓に伝えている経路を**刺激伝導系**といい，特殊な心筋組織で構成されています．特殊心筋線維は通常の心筋線維に比べて太く，筋原線維に乏しく，結合組織に包まれて他の心筋線維から隔てられていますが，末端部では心筋組織内に広がるように移行

しています．すなわち，興奮を迅速に末端に送る機能に特化した構造をもつといえます．

3 平滑筋組織

平滑筋は，内臓壁（消化器，呼吸器，泌尿生殖器など），脈管壁，立毛筋，瞳孔筋および毛様体筋などにみられる筋組織で，自律神経の支配を受けます．平滑筋組織は平滑筋線維（平滑筋細胞）と少量の結合組織からなります．

▶▶ 平滑筋線維

平滑筋線維は長さ 20 ～ 200 μm の紡錘形の細胞で，ほぼ中央に楕円形の核を 1 つもちます．細胞質には骨格筋線維にみられるような筋原線維は認められず，横紋も認められませんが，電子顕微鏡レベルでは細胞質に 3 類の筋フィラメント（アクチンフィラメント，ミオシンフィラメント，中間径フィラメント）が確認されます．これらの筋フィラメントは特定の配列を示さず，細胞膜内にフィラメントの付着点が散在するため，横紋は形成しません．また，平滑筋線維どうしはところどころにギャップ結合をもち，円滑な情報伝達を行うことで部位ごとに同調した収縮（蠕動）を可能にしています．

運動器系をターゲットにしたくすりと作用標的部位，生理作用からみる効果

運動器系は筋骨格系ともよばれ，筋と骨格が主体ですが，その機能には神経系や血液循環系も大きく関わっています．ここでは，骨代謝（カルシウム代謝）に関わるくすりと，筋収縮に関わるくすりについて概説します．

1 骨代謝とこれに作用する薬物

健常成人では，破骨細胞による骨吸収が骨芽細胞による骨形成に先行し，骨吸収部位が新生骨で置換されることで骨量と骨強度が一定に維持されます．すなわち，骨芽細胞の刺激で活性化した破骨細胞が約 2 週かけて骨吸収を行い，破骨細胞が去ったのち，骨芽細胞が約 12 週かけて吸収部位に骨形成を行います．これを骨の**リモデリング**といい，骨吸収から骨形成への移行を**カップリング（共役）**といいます．

骨代謝に作用する薬物は，骨吸収に働く薬物と，骨形成に働く薬物に大別されます．いずれも骨代謝回転を正常化することで骨吸収と骨形成のバランスを保つ目的で用いられます．

第1部 | くすりの効きどころがわかる　西洋医学の解剖・生理のとらえかた

2 骨吸収に働くくすり

▶ 骨吸収を促進する薬物

　　副甲状腺ホルモン（PTH）は，低下した血中 Ca^{2+} 濃度を基準に戻すため，骨からの遊離や腎臓における再吸収を促します．骨では破骨細胞を活性化して骨吸収の促進に働きます．

▶ 骨吸収を抑制する薬物

　　骨吸収の亢進状態を抑える薬物には，カルシトニン製剤，エストロゲン製剤のほか，ビスホスホネート薬，SERM，抗 RANKL 抗体薬などがあります．

- **カルシトニン製剤**：カルシトニンは甲状腺の傍濾胞細胞で産生されるホルモンで，破骨細胞の活性（骨吸収）を低下させることで骨からの Ca^{2+} 遊離を抑制します．カルシトニン製剤（注射剤）は骨吸収抑制作用に加えて強い鎮痛作用を示すため，骨粗鬆症に伴う背部痛や腰痛に用いられます．
- **エストロゲン製剤**：エストロゲン欠乏により誘導される骨粗鬆症では骨細胞の壊死が生じます．エストロゲンにより骨細胞がもつ骨保護因子のセマフォリン 3A（Sema3A）が発現し，骨細胞自体に作用してその生存を維持します．
- **ビスホスホネート薬**：破骨細胞に取り込まれ，アポトーシスを誘導することで破骨細胞を減少させて骨吸収を抑えます．
- **選択的エストロゲン受容体調整薬（SERM）**：エストロゲンとは異なる化学構造をもちますが，骨のエストロゲン受容体に選択的に作用し，エストロゲン分泌低下でバランスが崩れた骨代謝を調整し，骨量の低下を改善します．
- **抗RANKL抗体薬（デノスマブ）**：破骨細胞の分化・生存に重要な**破骨細胞分化因子（RANKL）**に対する完全ヒト型モノクローナル抗体です．RANKL とその受容体（RANK）との結合を阻害することで骨吸収を強く抑制します．

3 骨形成に働くくすり

▶ 骨形成を促進する薬物

　　骨代謝を助け，骨形成を活発化する薬物として活性型ビタミン D_3 製剤，ビタミン K_2 製剤などがあります．

- **活性型ビタミン D_3 誘導体**：小腸におけるカルシウム吸収を促進することで骨形成を活発化し，骨量の減少を抑えます．
- **ビタミン K_2（メナキノン）**：骨質の**オステオカルシン**（骨芽細胞が生成するカルシウム結合タンパク質）を活性化して骨形成を促します．
- **テリパラチド**：ヒト副甲状腺ホルモン（**PTH**）の活性部位である N 末端領域を骨粗鬆症治療薬としたものです．間欠的投与では，骨芽細胞の分化，骨芽細胞のアポトーシス抑制により，骨芽細胞機能が活性化されて破骨細胞機能を上回るため，骨新生が誘発されます．なお，持続的皮下投与では骨吸収が骨形成を上回るため骨量は減少します．

筋に作用する薬物

1 筋のこわばりをとるくすり（筋弛緩薬）

　脳から筋への緊張の伝達を抑え，筋弛緩作用によって痛みやしびれなどを緩和する薬物を筋弛緩薬といい，中枢性筋弛緩薬と末梢性筋弛緩薬に大別されます．中枢性筋弛緩薬は，主に脊髄の反射を抑制して筋弛緩をもたらす薬物で，ベンゾジアゼピン系睡眠薬やイソフルランなどの揮発性麻酔薬が該当します．末梢性筋弛緩薬は，神経筋接合部に作用して中枢からのインパルスを遮断することで骨格筋を弛緩させる薬物で，**非脱分極性（競合性）筋弛緩薬**と**脱分極性筋弛緩薬**に分類されます．

▶ 非脱分極性筋弛緩薬

　終板（神経筋接合部）の**アセチルコリン受容体（ニコチン受容体）**において，アセチルコリンと競合することで筋弛緩を引き起こす薬物を非脱分極性筋弛緩薬とよびます．投与されるとアセチルコリン受容体に結合し，Na^+チャネルの開口を起こさないことで終板電位の発生を抑えますが，占拠する受容体が少ないと遮断には至りません．感受性は筋によって異なり，横隔膜などで抵抗性が高いです．歴史的には矢毒成分のクラーレ（*d*-ツボクラリン）が知られています．

- **ロクロニウム臭化物**：代表的な競合性筋弛緩薬です．先行のベクロニウムの誘導体で，作用持続時間はベクロニウムと同程度ですが発現時間が短いため，気管挿管時などに用いられます．

▶ 脱分極性筋弛緩薬

　終板に持続的脱分極を起こしてアセチルコリンの作用を阻害する薬物を脱分極性筋弛緩薬とよびます．投与により**アセチルコリン受容体（ニコチン受容体）**に結合してNa^+チャネルが開き**終板電位**を発生します．このため初回投与時は筋収縮を起こしますが，局所のアセチルコリンエステラーゼでは分解されないためチャネルは開口したままとなり，終板の脱分極が持続します．この結果，終板近傍のNa^+チャネルは不活化して活動電位を発生できず，神経筋伝達が阻害されて筋弛緩が起こります．

- **スキサメトニウム（サクシニルコリン）**：作用発現は早いですが，血漿中のアセチルコリンエステラーゼにより分解されるので効果の持続は数分に限られます．このため，麻酔導入時の筋弛緩に用いられます．

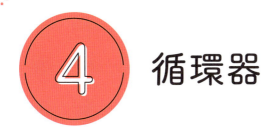

4 循環器

体循環と肺循環

1 循環系について（図1）

　循環系は，**血液循環系（心血管系）**と**リンパ系**とに大別されます．このうち，血液循環系は血液を全身に送るシステムで，心臓と血管（動脈→毛細血管→静脈）からなり，血管内を流れる血液は酸素の輸送，免疫，止血に加え，ホルモンや薬剤の分配に関与します．すなわち，血液循環系の主な役割は物質輸送です．一方，リンパ系は物質輸送に加えて免疫・感染防御という役割を担います．

2 体循環と肺循環

　ヒトの血液は連続した血管内を流れており，原則として血管外に出ることはありません

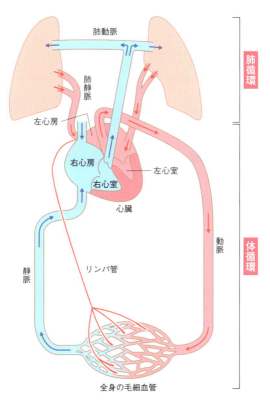

図1　循環系の概略

（**閉鎖循環系**）．すなわち，心臓から拍出された血液は，全身に張り巡らされた血管系（動脈→毛細血管→静脈）を通って再び心臓に還流する経路をとります．

心臓を中心とする血液循環は大きく2系統に区分されます．一つは右心室（右室）から肺動脈に出て，肺を通り肺静脈から左心房（左房）に還る**肺循環（右心系）**，もう一つは左心室（左室）から大動脈に出て全身に送られ，上・下大静脈から右心房（右房）に還る**体循環（左心系）**です．

体循環では，動脈には酸素に富む血液（動脈血）が流れ，静脈には二酸化炭素などの代謝産物を含む血液（静脈血）が流れます．一方，肺循環では，肺動脈には全身から還ってきた低酸素の静脈血が流れ，肺静脈には肺で二酸化炭素と酸素が交換された高酸素の動脈血が流れます．

心臓の位置と構造

1 心臓の位置と外観（図2）

心臓は，横隔膜の上で左右の肺に挟まれて位置する「蓮のつぼみ形」の筋性器官で，その右1/3は正中線の右側，2/3は正中線の左側にあります．心臓の右後上部は左心房からなる部分で心底とよばれ，ここから左前下方の先端部の**心尖**（しんせん）に向かう軸を心臓の長軸（心軸）といいます．この軸と直交する面により，心臓は心房と心室とに区分され，その境界は心臓表面では**冠状溝**として認められます．

心房と心室は心房中隔と心室中隔で，右心房・左心房，右心室・左心室に分けられます．

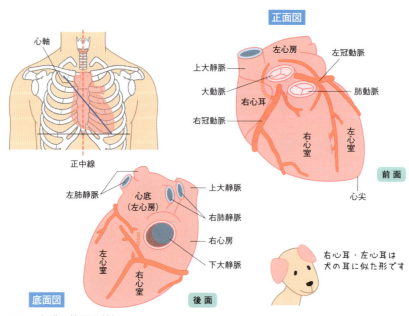

図2　心臓の位置と外観

第1部｜くすりの効きどころがわかる　西洋医学の解剖・生理のとらえかた

> ・右心房は心臓の右縁をなし，上大静脈と下大静脈によって全身からの静脈血が注ぐ
> ・左心房は心臓の後上部（**心底**）にあり，左右の肺静脈が注ぐ
> ・右心室は心臓の前面（胸骨の背側）にあり，その上部から肺動脈が起こる
> ・左心室は心臓の左縁～後下部にあり，上部から大動脈が出る

　心房の大部分は発生段階で静脈を吸収して形成されたもので，本来の心房は心耳とよばれる部分です（犬の耳のように見えることから名づけられた）．

　心底を含む大血管（大動脈，肺動脈，上大静脈，左右肺静脈など）の出入部を**心基部**といい，胸郭X線の心陰影では第三肋間より上の部分を指します．また，心尖は前胸壁の第5肋間，鎖骨中線（鎖骨の中点を通る垂直線）の約1cm内側にあり，体表からその拍動を触れます（**心尖拍動**）[注1]．

2 心臓の栄養血管：冠状血管

　心臓は心筋の収縮によりポンプとして働きますが，心筋が収縮する際にも酸素やエネルギーを必要とします．このため，心臓壁にはこれを供給するための栄養血管が分布しています．この栄養血管を冠状血管といい，冠動脈と冠静脈とからなります．

　冠動脈は左右1対あり，心臓壁に供給される血流量は安静時で250 mL/分，運動時で1,500 mL/分（いずれも心拍出量の約5％）が確保されています．一般に，心臓以外では灌流圧（動脈血圧−組織圧）で血液供給が起こるため，動脈血圧の高い収縮期に血流が増加します．しかしながら，心臓の場合は収縮期に心筋が収縮して組織圧が増加するため，冠動脈血流は収縮期に減少傾向を示します．特に心臓壁の厚い左心室では心室内圧が高く，収縮期は右心室壁に比べて左心室壁で血流が流れにくいです．これは心筋梗塞が左室壁に多い理由とされています．

▶ 冠状血管の分布域

　左右の冠動脈は，大動脈の根元にある**大動脈洞**（**バルサルバ洞**）から起こります．**左冠動脈**は，心室中隔前部～心室前壁に分布する前下行枝（前室間枝）と，左心房～左心室側壁を栄養する回旋枝（→左外縁枝）に分かれます．これに対し，**右冠動脈**は，右心室側壁に分布する右外縁枝や心室後壁～下壁を栄養する後下行枝（後室間枝）を出すほか，刺激伝導系の**洞房結節**（約60％）や**房室結節**（約90％）に血液を供給しています．

a. 冠動脈分布域の個体差

　後下行枝が左右いずれの冠動脈に由来するかには個体差があります．心臓後面の冠状溝と後室間溝の交差部（クラックス，十字）に，左冠動脈が分布する場合を左優位，右冠動脈が分布する場合を右優位，左右から枝が分布する場合をバランス型といいます．

注1：身体臓器において，とがった部分を**尖**，尖の対側の平坦部を**底**という．

b. 冠状静脈

　心臓を灌流した血液の約75％は，心臓後面の冠状溝にある**冠状静脈洞**から右心房に注ぎます．一部の細い静脈（**前心臓静脈**，**細小心臓静脈**）は冠状静脈洞を経由せず，直に心腔（主に右心房）に注ぎます．これらを**テベシウス静脈**といいます．

3 心臓の内部構造

　心臓は4つの心腔（右心房・左心房，右心室・左心室）に分かれており，還流してきた静脈血は右心房→右心室に入り，肺で動脈血となったのち左心房→左心室を経て全身へと拍出されます．

▶ 心腔：心房と心室（図3）

a. 心 房

　右（心）房は全身からの還流血の一時的貯留部位で，上‐下大静脈（全身からの静脈血が注ぐ）と冠状静脈洞（心臓壁を灌流した静脈血が注ぐ）が開口します．心房中隔の右房面には，下大静脈からの血流が突き当たる部位に**卵円窩**（胎生期の卵円孔の名残）がみられます．胎生期には，上大静脈からの血流（まっすぐ右房室口に向かう）と下大静脈からの血流（まっすぐ卵円孔に向かう）は，衝突することなくすれ違うため混じり合いません．生後は卵円孔が塞がり，右心房に注いだ血液はすべて右心室へと向かいます．一方，**左（心）房**は肺からの血液を左右1対の肺静脈から受け，左房室口に向かいます．

b. 心 室

　右（心）室は右心房，左（心）室は左心房から血流を受けます．心室壁内面には心筋束の隆起（**肉柱**）があり，一部は円錐状の乳頭筋を形成してヒモ状の**腱索**で房室弁と連絡します．通常，右心室には前・後・中隔乳頭筋が，左心室には前・後乳頭筋がみられ，それぞれ，

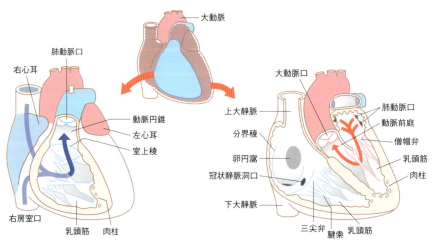

図3　心臓の内部構造

三尖弁の前尖，後尖，中隔尖に，僧帽弁の前尖と後尖に連絡します．右室の血液は**動脈円錐**（肺動脈弁直下の腔：**右室流出路**）を経て肺動脈に拍出されます．一方，左室の血液は**大動脈前庭**（大動脈弁直下の腔：**左室流出路**）を経て大動脈に拍出されます．出生後の体循環（左心系）は肺循環（右心系）に比べて血圧が高いため，左室壁は右室壁の約3倍の厚みをもちます．

▶ 心臓壁

心臓壁は心外膜・心筋層・心内膜からなる三層構造を示します．心房壁に比べて心室壁は心筋層が発達しており，その厚さも左室で8～12mm，右室で7～10mmに達します．なお，臨床で後壁・下壁・前壁・側壁という場合，通常，左室壁を指します（図4）．

a. 心外膜

心臓表面に密着する透明な薄い漿膜（漿膜性心膜の臓側板）で，心臓に出入りする大血管の基部で反転し，外側の心膜内面（漿膜性心膜壁側板）に移行して袋状の心嚢を形成します．

b. 心筋層

心筋層は，心臓壁の主体をなす心筋の層を指します．心房筋は心耳内面に櫛状筋という隆起を，心室筋は肉柱という隆起を形成します．肉柱のうち，腱索により房室弁と連絡するものを乳頭筋といいます．心房と心室は線維輪（結合組織性隔壁）によって隔てられますが，刺激伝導系のヒス束だけはこれを貫いて連絡します．

c. 心内膜

心腔内面～血管内膜に続く膜で，腱索，房室弁，大動脈弁，肺動脈弁を形成します．

▶ 心臓弁（図5）

心房と心室の間（房室口）や肺動脈と大動脈の基部（流出路）には弁があり，心拍動中の血液の逆流防止に働きます．

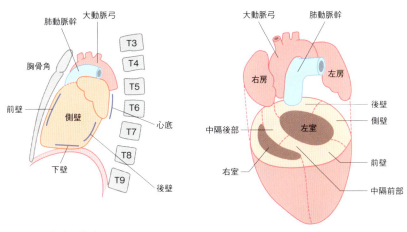

図4　心臓壁の構造

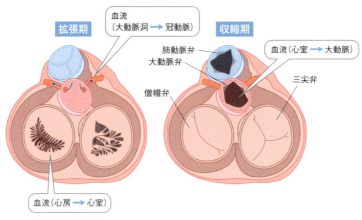

図5 房室弁と動脈弁

a. 三尖弁（右房室弁）

　右心房と右心室の間（右房室口）にあり，乳頭筋と腱索で連結することで収縮期に右心室から右心房へ血液が逆流するのを防ぎます．

b. 肺動脈弁

　右心室と肺動脈の間（肺動脈口）に位置する3枚のポケット状弁（半月弁）で，肺動脈に出た血液が拡張期に右心室へ逆流するのを防ぎます．

c. 僧帽弁（左房室弁）

　左心房と左心室の間（左房室口）にあり，収縮期に血液が左心室から左心房へ逆流するのを防ぎます．

d. 大動脈弁

　大動脈基部（大動脈口）に位置する3枚のポケット状弁（半月弁）で，大動脈に拍出された血液が左心室へ逆流するのを防ぎます．半月弁の動脈側内腔は膨らんで大動脈洞（バルサルバ洞）を形成し，左右の動脈洞には左右冠動脈の開口がみられます．

心臓の刺激伝導系，拍動の神経調節

　心拍動の調節は，刺激伝導系，自律神経による支配，そして心臓ホルモンにより調節されます．

1 心臓における興奮と伝導

　心筋は外部からの刺激がなくとも自律的に興奮します．その興奮リズムは洞（房）結節で最も速いため（約70回/分：**洞調律**），心臓全体の興奮（心拍動）のペースメーカーとなっています．洞結節から発せられた興奮は，興奮を伝えやすい特殊心筋の連絡路（**刺激伝導系**）によって心室壁に伝えられ，心室筋が同時に収縮することで効率的な血液拍出を起こします．

▶ 刺激（興奮）伝導系（図6）

特殊心筋によって構成される興奮伝導システムで，以下の各部で構成されます．

a. 洞（房）結節（SA結節）

右心房・上大静脈境界部の心外膜下に位置します．外表では，左右冠動脈から上大静脈に向かう枝が出合う場所に一致します．洞結節は約70回/分の頻度で電気的興奮を発生し，心拍動のペースメーカーとして働きます．興奮は心房壁内の前・中・後結節間伝導路（伝導速度 約0.5m/秒）によって房室結節に伝えられます．

b. 房室結節（AV結節）

右心房側心房中隔下部の心内膜下に位置します．心房壁内伝導路を伝わってきた電気的興奮を心室に送る唯一の部位（他の部位は電気的に絶縁されている）で，刺激伝導系で最も伝導速度が遅い（20cm/秒）ため，心室は同期して一斉に興奮・収縮し，有効なポンプ作用を果たします．

c. ヒス束（房室束，His束）

房室結節から伸びて線維輪の右線維三角を貫き，心室中隔に至って右脚と左脚に分岐します．伝導速度は1.5m/秒です．

d. 右脚

心室中隔の右室側の心内膜下を下行し，**中隔縁柱**から**調節帯**を通って前乳頭筋に向かうほか，心内膜下を網状に広がる**プルキンエ線維**により興奮を心室全体に伝えます．プルキンエ線維の伝導速度は4m/秒です．

e. 左脚

右脚と分岐したのちすぐに**前枝**と**後枝**に分かれ，扇状に広がりながら心室中隔の左室側の心内膜下を下行し，網状のプルキンエ線維を介して心室筋に興奮を伝えます．

▶ 心臓拍動の神経調節

心臓血管中枢（循環中枢）は，圧受容器などからの情報を受け，交感神経と副交感神経（迷

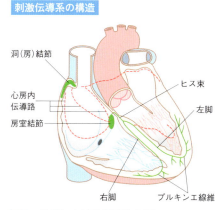

図6 心臓における興奮と伝導

走神経）を介して心臓と血管に働き，血圧のコントロールを行います．これらの神経は心基部〜大血管周囲で**心臓神経叢**を形成し，刺激伝導系や心臓各部に分布します．心臓神経叢は，心房の心外膜〜大血管周囲の脂肪組織に位置し，数百に及ぶ神経節をもちます．神経細胞は約 80,000 個あり，節後線維となって筋層〜心内膜面に至ります．

a. 交感神経（心臓促進神経）

圧受容器で血圧低下を感じとった場合，循環中枢は交感神経幹から分かれる心臓神経（アドレナリン作動性神経線維）によって，心拍数増加や心収縮増強に働き（ノルアドレナリンの作用），血圧上昇を起こします．このほか，交感神経は房室伝導促進（心電図上の PQ 時間短縮），心収縮増強（β_1 作用），血管収縮（α_1 作用）に関与しますが，冠動脈や骨格筋血管に対しては拡張（β_2 作用）に働きます．

b. 副交感神経（迷走神経）

右心房の伸展受容器から血圧（**中心静脈圧**）上昇の情報を受けると，循環中枢は迷走神経の心臓枝（コリン作動性神経線維）を介して刺激伝導系（**洞房結節**）に働き，心拍数減少（アセチルコリンの作用）と房室伝導の抑制（PQ 時間の延長）をもたらします．アセチルコリンは心臓の過重労働防止に働いています．

▶ 心臓の感覚

心臓神経叢からの神経には，心拍を調節する自律神経の遠心性線維に加え，心臓の感覚を伝える求心性（感覚）線維も含まれます．

a. 交感神経の感覚線維

痛覚などは遠心性線維と逆向きに走って脊髄（C6 〜 T4）に入ります．このため，心筋梗塞，狭心症，大動脈解離などで起こる心臓〜大血管の痛み（心筋や血管平滑筋のけいれんによる）は C6 〜 T4 に伝えられ，胸の痛み（胸骨後部痛）として感じます．同時に体表のC6 〜 T4 支配領域に関連痛を生じるため，頸部〜左上肢内側に放散する痛みが表れます．左上肢痛が多いのは左室梗塞が多いためと考えられています．

b. 副交感神経の感覚線維

心臓の調節反射の求心路をなします．大動脈弓や右心房の圧受容器は迷走神経の感覚線維によって循環中枢に連絡し，洞房結節の興奮を抑制します．

心臓のホルモン（図7）

心臓ホルモンは心臓壁の伸展を刺激として分泌され，腎臓のナトリウム排泄調節と，循環系の恒常性維持（ホメオスタシス）に働くホルモン（ナトリウム利尿ペプチド）があります．心臓で分泌されるホルモンとして，心房性ナトリウム利尿ペプチド，脳性ナトリウム利尿ペプチドが知られています．

第1部 | くすりの効きどころがわかる　西洋医学の解剖・生理のとらえかた

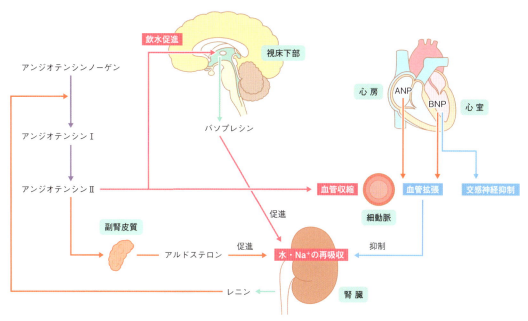

図7　心臓ホルモン
ANP：心房性ナトリウム利尿ペプチド，BNP：脳性ナトリウム利尿ペプチド

1 心房性ナトリウム利尿ペプチド（ANP）

　循環血液量の増加と血圧上昇による心房拡張（心房壁伸展）を刺激として，心房で生成・分泌されるホルモンです．①水・Na利尿作用（腎尿細管からのNa^+再吸収抑制による体内のNa^+の減少），②副腎皮質のアルドステロン分泌低下，③血管拡張作用により血圧低下をもたらします．
　ANPは心房筋の伸展刺激によって分泌されるため，心房の負荷や循環血漿量の増加が起こると血中濃度は高値を示します．これを利用して，ANP検査は心不全や腎不全の重症度の判定，高血圧の病態把握などに用いられます．

2 脳性ナトリウム利尿ペプチド（BNP）

　心室への負荷を刺激として心室から分泌されるホルモンで，強力な水・Na利尿作用，血管拡張作用，交感神経およびレニン・アンジオテンシン系の抑制を起こします．BNP血中濃度もANPと同様，心不全や心肥大の臨床的指標として使われています．BNPはANPに比較して変化率が大きく，重症の心不全ではANPより顕著に上昇します．

3 C型ナトリウム利尿ペプチド（CNP）

　心臓から分泌されるANPやBNPとは別に，間脳，小脳，下垂体や血管内皮細胞からもナトリウム利尿ペプチドが分泌されます．CNPは心臓から分泌されるホルモンではありませんが，血管の増殖・肥厚に重要な役割を果たしています．

心臓のポンプ作用と心周期（図8）

　心臓の拍動周期（心周期）は**収縮期**と**拡張期**に区分されます．心収縮は右房の洞房結節の興奮に始まり，右房と左房がほぼ同時に収縮し，続いて右室と左室が収縮します．

　健常成人の安静時心拍数を約70回/分とすると，一心周期は約0.85秒，収縮期約0.35秒，拡張期約0.50秒で，通常「収縮期＜拡張期」です．運動などで心拍が速くなると拡張期は短縮し，心拍数120では「収縮期＝拡張期」，120以上では「収縮期＞拡張期」となります．

1 収縮期の血液動態

　刺激伝導系の興奮が心室に広がると心室筋が一斉に収縮し，心室内圧が上昇します．心室内圧が心房内圧を上回ると房室弁は押し上げられて閉鎖し（**Ⅰ音発生**），心室内圧が大動脈圧や肺動脈圧を上回ると，大動脈弁と肺動脈弁が開いて心室の血液が拍出されます．そ

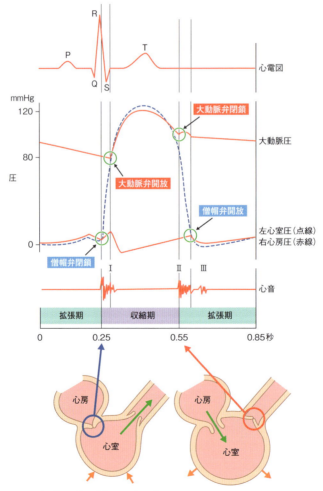

図8　心臓のポンプ作用と心周期

の後，心室内圧が大動脈圧や肺動脈圧より低下すると，収縮期が終了して動脈弁が閉鎖します（**Ⅱ音発生**）．

房室弁閉鎖〜動脈弁開放の間は弁が閉鎖した状態にあるため，心室内圧は上昇しますが容量は変化しません（**等容性収縮期**）．動脈弁開放後，血液は心室から動脈へと送り出されます（**駆出期**）．

なお，心房は心室が収縮している間に拡張を開始します．このため，心房には収縮期の間に静脈から血液が流れ込みます．

2 拡張期の血液動態

肺動脈弁と大動脈弁が閉鎖し，心室が拡張し始めると心室内圧は急速に低下します．心室内圧が心房内圧より低くなると房室弁が開き，心室に血液が注ぎます．心室への血液流入は拡張初期には心房圧と心室圧の圧差によって起こり，心房の収縮前に80％の血液が流入します（**急速充満期**）．拡張中期，心房と心室との圧差は減少するため心室への血液流入は低下しますが，拡張末期には心房収縮によって再び血液が心室に流れ込みます（**心房収縮期**）．このため，運動によって拡張期が短縮しても，心室への血液流入が大きく減少することはありません．

血管系の構造と機能（図 9）

血管壁は，**内膜**（血管内皮・内弾性板），**中膜**（平滑筋＋弾性線維層・外弾性板），**外膜**（結合組織）の三層を基本構造としますが，物質交換が行われる**毛細血管**は最も単純な構造を示し，一層の内皮細胞だけでできています．

血管壁は一般に太い血管ほど厚く，特に中膜が発達します．大動脈は弾性線維に富む中膜をもち，周期的拍出による血圧変動を緩衝します．すなわち，収縮期には心臓から拍出された血液を受けて容量を拡大することで血圧の急激な上昇を抑え，拡張期には弾性によって縮小することで血圧の低下を防ぎます．これに対し，中〜細動脈の中膜は平滑筋に富み，自律神経により血流・血圧が調節されます．

毎分70回の拍動により心臓は5L／分の血液を拍出します．拍動による心臓壁の収縮は波動（**脈波**）となって動脈壁を伝わり，末梢動脈で触知されます（**脈拍**）．通常，心拍動と脈拍はほぼ同じリズムであるため，心拍動が**洞調律**（洞房結節のリズム）であれば脈拍も規則正しく触れます．脈波の伝播速度[注2]は，若年者では約15m／秒ですが，高齢者では血管壁の弾力性がなくなることで25m／秒以上になります．なお，心房細動などで心収縮力が弱いと拍動は末梢動脈に伝わらず，**脈拍欠損**（脈飛び）が起こります．

注2：脈波伝播速度（pulse wave velocity：PWV）：脈波（心拍動）が動脈壁を伝わって末梢動脈に到達する速度．脈波が手足の動脈（心臓からの距離が異なる部位）に達する時間差から動脈硬化を推定する．

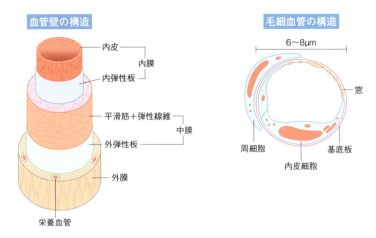

図9 血管の構造と機能

1 動脈（図10）

　心臓から拍出された血液は，動脈から全身の毛細血管に送られます．動脈はその太さから大動脈（内径約25 mm），中〜小動脈（内径約1〜5 mm），細動脈（内径30〜300μm）に区分されます．

▶ 大動脈

　大動脈は左心室に続く太い動脈で，上行大動脈から逆U字形の大動脈弓を経て下行大動脈となり，横隔膜を貫いて胸大動脈から腹大動脈となった後，第4腰椎（L4）の高さで左右の総腸骨動脈に分岐します．

　大動脈の枝はそれぞれ分布域が決まっています．すなわち，上行大動脈の枝（左右冠動脈）は心臓，大動脈弓の枝（総頸動脈，鎖骨下動脈）は頭頸部と上肢，胸大動脈の枝（気管支動脈，食道動脈，肋間動脈）は心臓以外の胸部臓器と胸壁，そして腹大動脈からは腹腔動脈，上/下腸間膜動脈，腎動脈，性腺動脈，腰動脈が腹部臓器と腹壁に分布します．なお，総腸骨動脈は，骨盤臓器に分布する内腸骨動脈と，下肢に向かう外腸骨動脈に分かれます．

- **大動脈の血圧調節**：大動脈は中膜に豊富な弾性線維をもつ**弾性血管**で，心臓から周期的に拍出される血液を柔らかく受けとめ，収縮期と拡張期における血圧変動（**脈圧**）を調節します．

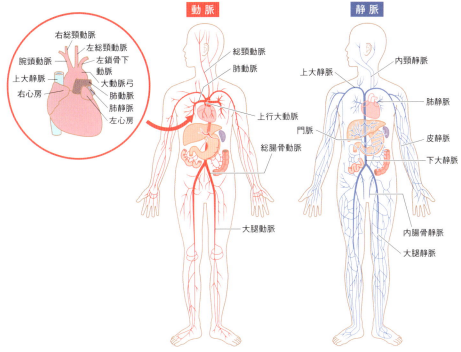

図10　動脈と静脈

▶ 中～細動脈

　動脈が細くなるにつれ，動脈壁は弾性線維に代わって平滑筋が増加します．この特徴から中～細動脈は筋性動脈とよばれ，平滑筋（自律神経支配）の緊張により血管抵抗の調節（血圧保持）に関与します．この特性から中～細動脈は**抵抗血管**ともよばれます．
- **筋性動脈の血管抵抗の調節**：交感神経および各種液性因子（レニン・アンジオテンシン系，エンドセリンなど）が関与します．特に運動時には交感神経からノルアドレナリンが分泌され，皮膚や内臓の血管（α_1受容体）の収縮，骨格筋の血管や冠動脈（β_2受容体）の拡張に働くことで「内臓の血流減少，骨格筋や冠動脈の血流増加」が起こります．

2 静脈（図10）

　末梢の血液を心臓に還流する血管を静脈といい，動脈に比べて壁が薄く，壁内の平滑筋や弾性線維に乏しいです．その走向部位により浅在性静脈と深在性静脈とに大別されます．
　浅在性静脈は，皮下を動脈に伴行せずに走ることから皮静脈ともよばれ，たがいに網目状に吻合します．深在性静脈は，肝門脈や硬膜静脈洞以外は，多くが動脈に沿って走る伴行静脈のかたちをとります．特に四肢では，動脈を挟んで2本の静脈が走り，動脈の拍動（**動脈ポンプ**）や周囲の筋収縮（**筋ポンプ**）によって静脈が圧迫されることで，静脈血が心臓へ還るのを助けます（**静脈還流**）．
　静脈の容量は動脈に比べて大きい（循環血液量の約75％が静脈内にある）ため，**容量血**

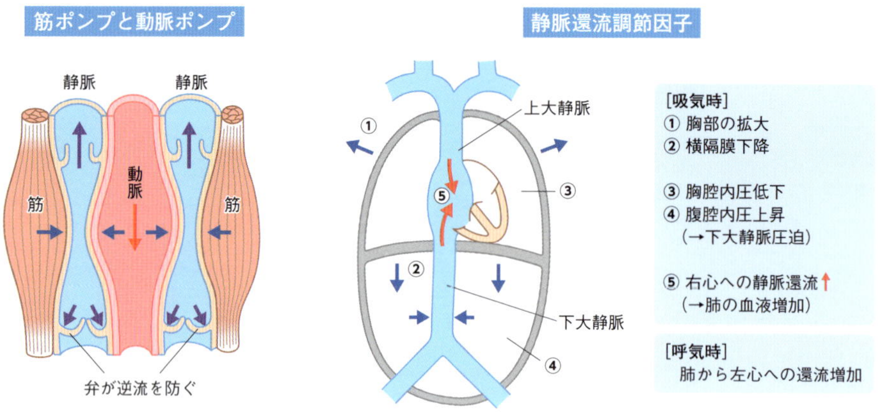

図11　静脈還流に影響する因子

筋ポンプと動脈ポンプ

静脈　静脈

動脈

筋　筋

弁が逆流を防ぐ

静脈還流調節因子

上大静脈

下大静脈

[吸気時]
① 胸部の拡大
② 横隔膜下降

③ 胸腔内圧低下
④ 腹腔内圧上昇
　（→下大静脈圧迫）

⑤ 右心への静脈還流↑
　（→肺の血液増加）

[呼気時]
　肺から左心への還流増加

管とよばれます．また，毛細血管を通過した後の静脈では，血圧は 0 に近く血流も遅いです．このため重力による影響を受けやすく，特に立位では心臓より低位の静脈に血液が貯留してうっ滞しやすくなります．ヒトや四足動物では，四肢の静脈には弁が発達して逆流防止に働きますが，静脈弁が機能不全を起こすと壁の弾力が失われて拡張し，静脈瘤を生じます．ヒトでは下肢の浅在性静脈に多くみられます（**下肢静脈瘤**）．

3 静脈還流に影響する因子（図11）

静脈還流の原動力は心臓のポンプ作用による静脈血圧ですが，その値は低く，重力にも影響されます．臥位から立ち上がった場合，重力により下肢に血液が貯留し，静脈還流は減少します．

下肢筋の収縮は筋間の静脈を圧迫し，弁下方の静脈血を上方にもち上げます（**筋ポンプ**：弁により血液は心臓側に移動する）．静脈が伴行する動脈も，その拍動によって還流を助けます（**動脈ポンプ**）．

呼吸運動も静脈還流に影響します．吸気時，胸腔の陰圧化により右心への静脈還流は増加しますが，肺や肺静脈の拡張で血液が肺に貯まるため，左心房への静脈還流は減少します．反対に，呼気時には肺から左心への静脈還流量が増加します．

4 毛細血管における物質交換（図12）

毛細血管では血液と間質液（組織液）との間で物質交換が行われます．その原理は，毛細血管内圧と組織圧との差によります．すなわち，組織圧が平均 20 mmHg であるのに対し，動脈性毛細血管の内圧は約 30 mmHg であるため，血液から間質液への物質移動（濾過）が起こります．これに対し，静脈性毛細血管の内圧は約 15 mmHg であるため，間質液から毛細血管への再吸収が起こります．動脈性毛細血管から間質に濾過されたうちの約 90％ は静脈性毛細血管に再吸収されますが，一部は毛細リンパ管に回収されます．

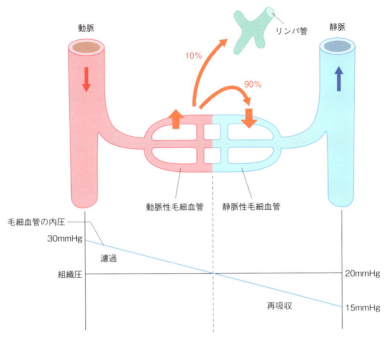

図12　毛細血管と物質交換
➡：物質のやり取り

血液循環（図13）

　血液は体重の1/13（約8％：体重60kgで約5L）を占め，その75％が毛細血管を含む静脈系に存在します．このため静脈系は容量血管とよばれ，収縮により血液を押し出すことで実質的な循環血液量の増加に働きます．その結果，静脈圧は上昇し，心室拡張終末期容積が増加して心拍出量が増大します．

　安静時の各臓器への動脈血分配割合は，脳15％，気管支・肺8％，心臓5％，骨格筋20％，消化管25％，腎臓20％，皮膚など8％であり，この割合は各臓器に分布する末梢動脈の収縮の程度により調節されています．強運動時には，骨格筋の動脈は拡張して筋への血流量を増やし，内臓の動脈は収縮して内臓への血流分配率を減らします．しかし，同時に静脈系（容量血管）が収縮するため，実質的循環血液量は維持されます．

　体内の血液循環経路は，通常「心臓→動脈→毛細血管→静脈→心臓」ですが，一部に以下のような特徴的経路もみられます．

1 肝門脈

　肝門脈は消化管が吸収した物質を肝臓に送る輸送路であり，上腸間膜静脈，下腸間膜静脈，脾静脈からの血液を受けて肝臓へと向かいます．肝門脈は2ヵ所の毛細血管（腸管・肝臓）を連絡する静脈で，泌尿生殖器を除く腹部臓器の血液は，門脈から肝臓に送られ代謝を受けます．

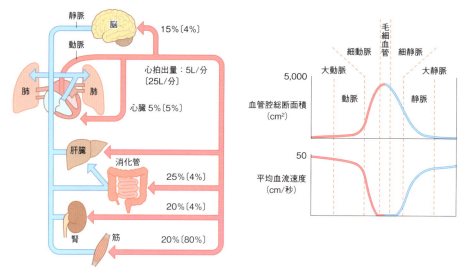

図13 血液循環と分配
全身臓器の血液分配（％），〔 〕は強運動時の値を表す

- 上腸間膜静脈：胃〜結腸近位部・膵頭部の血液を受ける
- 下腸間膜静脈：結腸遠位部〜直腸上部の血液を受ける
- 脾静脈：脾臓・膵体部〜膵尾部からの血液を受ける

　肝臓で代謝処理された血液は肝静脈から下大静脈に注ぎますが，肝臓に血行障害（肝硬変など）があると門脈の血流が阻害されます（門脈圧亢進症）．その結果，下大静脈から心臓への還流が滞り，肝臓を迂回するバイパス経路にうっ血を生じます．

2 薬の吸収・循環経路（図14）

　吸収されたくすりは血流により全身に運ばれますが，投与方法により吸収・循環経路は異なります．

a. 経口投与
　経口剤は消化管で吸収されて門脈から肝臓に送られ，代謝されます（**初回通過効果**）．代謝されなかった薬成分は下大静脈から心臓に入り，肺循環を通って心臓に還った後，全身に送り出されます．すなわち，肝臓で分解されやすい薬は経口投与では効果が期待できません．

b. 静脈注射
　通常，静脈注射には上肢の皮静脈が用いられます．静脈に入った薬成分は上大静脈から心臓に送られるため，肝臓を通る前に全身に送られ，初回通過効果を受けません．すなわち，肝臓で分解されやすいくすりも効果が期待できます．

c. 坐剤
　坐剤は直腸静脈叢からの吸収を想定して主に肛門内に挿入する薬剤で，薬効成分は下直

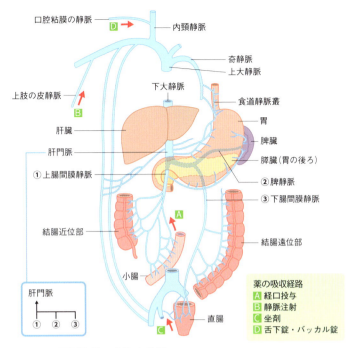

図14 肝門脈と薬の血管内動態

腸静脈→内腸骨静脈→下大静脈を経て心臓に至るため，肝臓における初回通過効果を受けません．

d. 舌下錠・バッカル錠

舌下錠・バッカル錠は口腔粘膜で吸収され，薬成分は内頸静脈→上大静脈を経て心臓に入るため，これも初回通過効果を受けません．

3 門脈系の側副路（図15）

門脈血は肝臓を通った後，肝静脈から下大静脈に送られます．しかし，門脈圧亢進症などで門脈血流が遮断されると，行き場を失った血液は側副路により肝臓を迂回して心臓に向かいます．代表的な側副路として以下の経路があり，拡張により種々の症状が起こります．

- **門脈〜奇静脈経路**〔門脈→左胃静脈→胃・食道静脈叢→奇静脈系→上大静脈〕：90％以上で認められ，拡張により胃・食道静脈瘤が起こります．
- **門脈〜直腸静脈叢経路**〔門脈→下腸間膜静脈→直腸静脈叢→内腸骨静脈→下大静脈〕：約15％で生じ，拡張により痔核が出現します．
- **門脈〜臍傍静脈経路**〔門脈→臍傍静脈→浅腹壁静脈・胸腹壁静脈など→上・下大静脈〕：約10％に生じ，拡張により腹壁皮静脈の怒張（メデューサの頭）が起こります．
- **門脈〜後腹膜静脈吻合**〔門脈→上・下腸間膜静脈〜脾静脈→後腹膜静脈群→腰静脈→下大静脈〕：約30％に生じます．

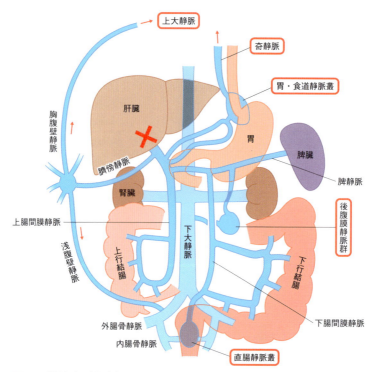

図15 門脈系の側副路

血圧（図16）

　血管内の血液が血管壁に及ぼす圧力を**血圧**といい，血流を生じる原動力となります．心臓の圧は拍動ごとに0〜120 mmHgの範囲で変動しますが，大動脈の緩衝作用により，拡張期血圧（約80 mmHg）と収縮期血圧（約120 mmHg）の間に維持される．一般に血圧という場合はこの動脈血圧を指します．

- **収縮期血圧（最高血圧）**：心臓の収縮により大動脈に拍出された血液は，細動脈からの抵抗により大動脈壁を押し広げるように流れます．このとき大動脈の壁に加わる圧力を収縮期血圧といいます．
- **拡張期血圧（最低血圧）**：心臓の拡張とともに動脈内圧は下がりますが，大動脈壁の弾力と大動脈弁の閉鎖により動脈内腔は一定の狭さに保たれ，血圧も維持されます．このとき動脈壁に加わる血圧を拡張期血圧といいます．

　血圧は心臓から離れるにつれて低下し，大動脈で平均100 mmHgのものが毛細血管に入ると約20〜30 mmHg，右心房に近い大静脈ではほぼ0 mmHgとなります．

1 血圧の変動要因（図17）

　血圧は心拍出量と末梢血管抵抗により「血圧＝心拍出量×末梢血管抵抗」で計算されます．

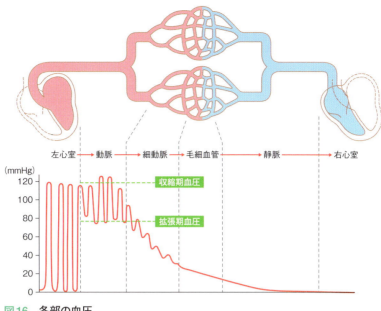

図16　各部の血圧

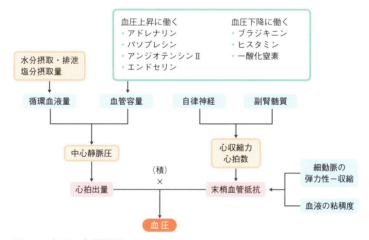

図17　血圧の変動要因

血圧の変動に関わる要因としては，心臓の収縮力，循環血液量，血管容量などのほか，血管の弾力性，血液の粘稠性，血管作用物質があげられます．

a. 心臓の収縮力

心収縮は交感神経で亢進（血圧上昇）され，副交感神経で抑制（血圧低下）されます．また，副腎髄質から分泌されるアドレナリンも心臓の$β_1$受容体に働き，心収縮力増大と心拍上昇を起こします．

b. 循環血液量

血液量の減少（失血など）は血圧低下を，血液量の増加（輸液など）は血圧上昇をもたらし

ます．一般に，塩分摂取量が多いと体液の浸透圧上昇により水分摂取量が増え，同時に水分排泄が減少するため，血圧上昇が起こります．

c. 血管容量

血管収縮により容量が減少すると血圧は上昇し，拡張で容量が増加すると血圧は低下します．このため，血管収縮作用を示すアドレナリン，バソプレシン，アンジオテンシンⅡ，血管内皮が分泌するエンドセリンなどは血圧上昇に，血管拡張作用のあるブラジキニン，ヒスタミン，一酸化窒素〔NO．**内皮由来弛緩因子（EDRF）**とよばれる〕などは血圧低下に働きます．

神経調節では，交感神経は血管収縮（**α_1受容体**）に働きますが，骨格筋・冠動脈などでは拡張（**β_2受容体**）に働きます．

d. 末梢血管抵抗

末梢血管抵抗は，細動脈の収縮状態や弾力性，血液の粘稠度などに影響を受けます．細動脈は収縮して血管抵抗を変えて血圧の制御に働くため，抵抗血管ともよばれます．特に皮膚や腎臓の細動脈平滑筋にはα_1受容体が備わっており，血圧上昇をもたらします（骨格筋の血管はβ_2受容体優位のため，交感神経興奮時に血流が増加する）．

e. 脈圧と平均血圧

収縮期血圧と拡張期血圧の差を**脈圧**といい，心拍出時に大動脈にかかる血圧と心拡張時に大動脈内で維持される血圧の差を指します．すなわち，脈圧は大動脈の弾力性（血圧の緩衝作用）の指標となり，大動脈の硬化が進むと増大します．通常，脈圧は45mmHg以下が正常とされます．

心拍による血圧変動は末梢に向かうにつれて小さくなり，毛細血管に注ぐ直前の細動脈では拍動はほぼなくなります．すなわち，脈圧はほぼゼロとなり，細動脈では恒常的に一定の圧がかかります．この圧を**平均血圧**といい，その数値は「脈圧（収縮期血圧 − 拡張期血圧）/3 ＋拡張期血圧」により算出されます．平均血圧は心臓から離れた細動脈の弾力性を反映するため，細動脈の硬化が起こると末梢血管抵抗が増大し，平均血圧も上昇します．通常，平均血圧は90mmHg以下が正常とされます．

血圧の調節システム

血圧は，心拍出量・循環血液量・末梢血管抵抗の調節により一定範囲に保たれています．すなわち，失血などで心拍出量や循環血液量が減少すると血圧は低下し，動脈硬化や狭窄によって末梢血管抵抗が亢進したり，塩分過剰摂取による飲水で体液（循環血液量）が増加すると血圧上昇が起こります．ヒトでは，血圧を一定範囲に維持するため，神経とホルモンによる調節が行われています．

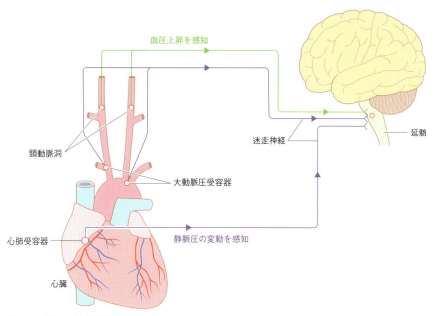

図18 血圧の神経調節システム

1 神経性調節（図18）

循環系には血圧を感知する圧受容体が備わっており，頸動脈洞と大動脈圧受容器が代表的です．圧受容体は，血圧上昇に伴う血管壁の伸展を感知し，その情報を延髄の血管運動中枢に送って副交感神経を刺激，同時に交感神経を抑制することで血圧を下げ，心拍数を減少させます．一方，右心房にある圧受容器（**伸展受容器**）は中心静脈圧の上昇を感知し，迷走神経→延髄→交感神経の反射により心拍数の増加に働きます．すなわち，静脈還流量が増加するとそれに比例して心拍出量も増加する「スターリングの心臓法則」が成り立ちます．このように，循環系の神経調節は短時間で働く反射調節です．

2 液性調節（p.69の図7参照）

神経のほか，血圧はホルモンやオータコイド（近傍に作用する生理活性物質）によっても調節されています．これらの物質には，末梢血管抵抗を変動させるものと，循環血液量を増減させるものとがあり，神経性調節に比べて長期間の作用に関わります．

a. 末梢血管抵抗に働く物質

末梢血管収縮により血管抵抗を上昇させる物質には，血液中で生成される**アンジオテンシンⅡ**（**AⅡ**），血管内皮細胞で生成されるエンドセリン，下垂体後葉から分泌されるバソプレシンなどがあります．一方，心房で生成される心房性ナトリウム利尿ペプチド（ANP）や，血管内皮細胞がつくる一酸化窒素（**NO**），ヒスタミンなどは，末梢血管拡張作用により血管抵抗を低減します．

b. 循環血液量の変動に働く物質

腎血流が低下すると，腎臓の輸入細動脈にある糸球体傍細胞からレニンが分泌され，A II生成が進みます．A II自体は血管収縮作用を示しますが，同時に副腎皮質のアルドステロン分泌を促し，遠位尿細管におけるナトリウムと水の再吸収を促進して循環血液量を増加させます．なお，下垂体後葉から分泌される**抗利尿ホルモン（ADH）**であるバソプレシンは，腎臓の集合管における水の再吸収を促進することで，循環血液量を増加させます（ADHの欠乏は尿量の増加による尿崩症を引き起こす）．

循環器系をターゲットにしたくすりと作用標的部位，生理作用からみる効果

循環器系，特に心臓血管系の役割は，全身組織の代謝に必要な栄養物質や酸素を血液で運ぶとともに，代謝産物を回収して排泄器官に送ることです．このため，その機能低下は全身器官の不調による致死的結果を招きます．

循環器系に作用するくすりは強心薬，抗狭心症薬，抗不整脈薬，降圧薬（抗高血圧薬）などに大別されます．

1 強心薬

心筋の収縮力を高めて心機能不全の回復させる薬物を強心薬といい，強心配糖体とカテコラミン系薬（p.43参照）が代表的です．

a. 強心配糖体

植物に含まれるステロイド配糖体（ステロイド骨格に糖が配位した構造をもつ）で，強い心収縮力増強作用をもちます．ジギタリスの葉から抽出されるジギトキシンやジゴキシン，キョウチクトウ科植物の種子に含まれるG-ストロファンチン（ウアバイン）などがあります．

心収縮力増強の機序は詳細不明ですが，以下のような推論がなされています．

心筋細胞膜の Na^+ ポンプの活性を阻害して細胞内の Na^+ 濃度上昇を起こす

➡心筋細胞の細胞外 Na^+ と細胞内 Ca^{2+} の交換機構が減衰する

➡細胞内 Ca^{2+} 濃度上昇が生じ，トロポニン（筋フィラメント上のタンパク質）に結合する

➡トロポニン，トロポミオシンによる筋収縮抑制効果が減弱し，筋収縮力が増大する

同時に，房室興奮伝導の遅延（PQ時間延長）や心室の自動興奮性を高めるため，副作用として房室ブロックや心室細動を起こす可能性があります．

b. カテコラミン系薬

心原性ショックなどの急性循環不全には，β受容体の心機能亢進作用を期してβ作動薬

（ドパミン，ドブタミン）が用いられます．

2 抗狭心症薬

虚血性心疾患（心筋の酸素欠乏に陥って生じる病態）の多くは，動脈硬化による冠動脈の狭窄～閉塞によって発症します．血栓による冠動脈閉塞の場合は，迅速な冠血行再建（カテーテルインターベンション，冠動脈バイパス手術など）を要しますが，一過性の血流不足による狭心症では抗狭心症薬（β遮断薬，硝酸塩，カルシウム拮抗薬）を用いた薬物療法が行われます．

a. β遮断薬（βブロッカー）

心筋細胞のβ_1受容体を遮断し，心筋収縮を抑えることで心筋の酸素消費を低下させます．また，心拍数を減少させて左室拡張時間を延長し，冠動脈血流を増加させます（左室の冠血流量は拡張期に増加する）．

b. 硝酸塩（ニトログリセリン，硝酸イソソルビド）

体内で**一酸化窒素**（NO）を遊離し，血管平滑筋の細胞質に働いて弛緩させます．特に冠動脈では，緊張緩和による狭窄部抵抗減少や，冠動脈スパズム解除に働いて虚血部への酸素供給が増加します．硝酸塩の血管弛緩作用は静脈にも強く働き，静脈還流量が減少して心臓への前負荷が低下するとともに，動脈拡張により後負荷も軽減されます．

3 抗不整脈薬

▶ 不整脈とイオンチャネル

正常洞調律以外の心拍動リズムを**不整脈**といい，興奮の異常発生や刺激伝導系から固有心筋への興奮伝導異常によって発症します．静止時の心筋細胞は，細胞内が電気的にマイナスの状態にありますが，興奮が起こると**Na チャネル**が開いてNa^+が細胞内に流入し，脱分極が起こります．その後，**Ca チャネル**が開いてCa^{2+}が流入することで興奮が維持されますが，Ca チャネルが閉じて**K チャネル**が開くとK^+が細胞外に流出して再分極が起こります．不整脈は，この脱分極～再分極過程の異常によりそのリズムに変調が生じたものです．

▶ 抗不整脈薬の作用機序

抗不整脈薬は，イオンチャネルに対する作用により，Na チャネル遮断薬，β遮断薬，K チャネル遮断薬，Ca チャネル遮断薬に分類されます．

- Na チャネル遮断薬（Ⅰ群抗不整脈薬）：心筋の Na チャネルを遮断し，細胞内への Na イオン流入を減少することで心筋細胞の興奮を抑制し，興奮伝導速度を低下させる薬物です．作用および活動電位持続時間への影響の違いに応じて Ia ～ Ic の 3 群に分類されます．
- Ia 群抗不整脈薬（プロカインアミド，キニジンなど）：Na チャネルと K チャネルの両方を遮断し，活動電位持続時間（QT 間隔）の延長，伝導速度の低下とともに不応期が長くなります．上室性不整脈，心室性不整脈のいずれにも用いられます．

- Ib 群抗不整脈薬（リドカイン，メキシレチンなど）：Na チャネル遮断と K チャネル開口に働き，活動電位の立ち上がりを抑えて活動電位持続時間（QT 間隔）を短縮します．プルキンエ細胞や心室筋に選択的に作用するため，心室性不整脈に用いますが上室性不整脈には無効です（心房筋には作用しない）．
- Ic 群抗不整脈薬（フレカイニドなど）：Na チャネル抑制作用が強く，心房筋・心室筋の伝導速度を低下させます．心房細動に用いられますが，洞停止を起こしやすいです．
- β 遮断薬（II 群抗不整脈薬）：**プロプラノロール**，**アセブトロール**などのアドレナリン作動性 β 遮断薬です．交感神経興奮（精神緊張時など）に伴う頻脈性不整脈に用いられます．
- K チャネル遮断薬（III 群抗不整脈薬）：**アミオダロン**，**ソタロール**，**ニフェカラント**など，再分極に働く K チャネル遮断作用を示す抗不整脈薬です．活動電位持続時間（QT 間隔）や不応期の延長をもたらすことでリエントリー型の不整脈に効果を示します．
- Ca チャネル遮断薬（IV 群抗不整脈薬）：**ベラパミル**に代表されるカルシウム拮抗薬です．洞房結節や房室結節の Ca チャネルを遮断して自動能と伝導速度を低下させることで上室性頻脈の治療に用います．

4 降圧薬（抗高血圧薬）

▶ 高血圧症

　　医療機関における計測で，収縮期血圧 / 拡張期血圧が 140 / 90 mmHg 以上の場合を高血圧症といいます．高血圧には，病因不明の**一次性（本態性）高血圧症**と，特定の病因による**二次性高血圧症**があり，90 % 以上が一次性とされます．二次性高血圧の治療は原因疾患（腎血管性高血圧，原発性アルドステロン症，クッシング症候群，褐色細胞腫など）の治療を行いますが，一次性高血圧症では食事療法（減塩など）と薬物療法（**降圧薬**）が行われます．

▶ 降圧薬とその作用

　　降圧薬は，血管拡張薬，交感神経遮断薬，チアジド系利尿薬，アンジオテンシン変換酵素（ACE）阻害薬，アンジオテンシン受容体拮抗薬（ARB）に大別されます．

a. 血管拡張薬：細動脈の平滑筋に働いて血管拡張を起こす薬物を指します．
- **カルシウム拮抗薬**：血管平滑筋や心筋は，細胞膜に存在する膜電位依存性（膜電位の変化によって活性化する）イオンチャネルにおける Ca^{2+} の細胞内流入で収縮します．カルシウム拮抗薬は平滑筋に存在する Ca^{2+} の細胞内への流入を阻止します．
- **硝酸塩**：体内で遊離した**一酸化窒素**（NO）が血管平滑筋の細胞質に働くことで弛緩します．
- **ジアゾキシド**：平滑筋細胞膜の K チャネルを開口し，K^+ の流出を促して過分極（膜電位が静止膜電位より低下する）を起こすことで平滑筋を弛緩させます．

b. 交感神経遮断薬：交感神経系をブロックすることで血圧を低下させる薬物を指します．
- **α_1 遮断薬**：α_1 受容体を選択的に遮断することで末梢血管を拡張させ，血管抵抗の軽減により降圧作用を示します．

- β遮断薬：心臓のβ受容体遮断による心拍減少と，収縮力抑制による心拍出量低下，腎臓のレニン産生抑制，中枢神経系における交感神経抑制作用などにより降圧作用を示します．
- アドレナリン作動性ニューロン遮断薬：交感神経節後線維の末端に作用し，伝達物質のノルアドレナリンの遊離抑制や枯渇によって血圧を低下させます．

c. チアジド系利尿薬：**本来は利尿薬ですが**，投与後早期には利尿作用による血漿量の減少（心拍出量低下）により，投与後数週では末梢血管抵抗の低下により降圧が起こると考えられています．

d. アンジオテンシン変換酵素（ACE）阻害薬：肝臓で生成された**アンジオテンシノーゲン**は腎臓から分泌されるレニンの作用により**アンジオテンシンⅠ（AⅠ）**となり，肺において**ACE**の働きで**アンジオテンシンⅡ（AⅡ）**に変わります．ACE阻害薬は，強力な血管収縮作用をもつアンジオテンシンⅡの生成を抑制し，降圧に働くと考えられています．

e. アンジオテンシン受容体拮抗薬（ARB）：アンジオテンシン受容体のタイプ1（**AT₁受容体**）はAⅡの血管収縮，血管平滑筋増殖，細胞外マトリックス合成促進，心筋肥大，交感神経刺激作用などを仲介します．ARBはAT₁受容体でAⅡと競合的に拮抗することで降圧作用を示します．

5 消化器

消化器系の構成

　消化器系は，**消化管**と**付属消化腺**からなります．消化管は口腔に始まり，咽頭，食道，胃，小腸（十二指腸，空腸，回腸），大腸（盲腸，上行結腸，横行結腸，下行結腸，S状結腸，直腸，肛門管）に終わります．一方，付属消化腺は消化液の分泌腺で，独立器官である大唾液腺（耳下腺，顎下腺，舌下腺），肝臓，胆嚢，膵臓のほか，消化管粘膜にも小さな分泌腺（小唾液腺，胃腺，腸腺など）や分泌細胞（杯細胞など）があります（図1）．

消化管の基本構造

　消化管壁は粘膜，筋層，外膜の三層からなり，腹部消化管はその大部分が腹膜（漿膜）で覆われています（図2）．

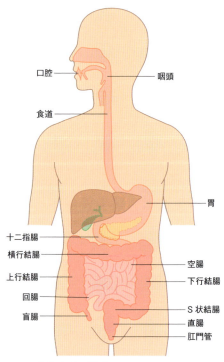

図1　消化器系の構成

第1部 | くすりの効きどころがわかる　西洋医学の解剖・生理のとらえかた

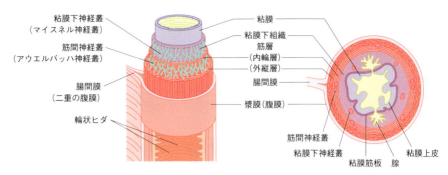

図2　消化管の基本構造

1 粘膜

　消化管内面の膜組織で，狭義の粘膜（粘膜上皮，粘膜固有層）と，粘膜筋板，粘膜下組織からなります．粘膜上皮は部位により異なり，硬い食塊や糞便が通過する口腔～食道と肛門管の粘膜上皮は非角化重層扁平上皮，消化液分泌や吸収に関与する胃～大腸は円柱上皮でできています．食道粘膜は，下端で重層扁平上皮から胃粘膜の円柱上皮に変わります（**食道胃境界部**）．

　粘膜下組織には粘膜下神経叢（**マイスネル神経叢**）があり，粘膜刺激の感受，消化液の分泌調節や粘膜筋板の収縮調節に働きます．

2 筋層

　粘膜の深層には消化管運動に働く筋層があります．口腔～食道上部を除いて平滑筋からなり，一般に内輪層と外縦層の二層構造を示しますが，胃上半部では内斜層，中輪層，外縦層の三層構造を示します．また，大腸では縦走筋層の大部分が管壁の3ヵ所に集まって結腸ヒモを形成します．

　内輪層と外縦層の間には，筋間神経叢（**アウエルバッハ神経叢**）があり，消化管運動（蠕動）に関与します．アウエルバッハ神経叢はマイスネル神経叢とともに自律神経系の調節を受けますが，自律神経とは独立して消化管制御に働くため**腸管神経系（ENS）**とよばれます．腸管神経系を構成する神経細胞は約5億とされ，これは脊髄の神経細胞に匹敵することから，腸管神経系をリトル・ブレインともよびます．

　この腸管神経系の過剰興奮で起こるとされる病態に**過敏性腸症候群（IBS）**があり，その発症にセロトニンの関与が示唆されています．セロトニンは90％が小腸で生成され，ENSのセロトニン作動性ニューロンに働くことで，蠕動亢進に働くと考えられています．

3 外膜と漿膜

　消化管壁の最外層をなす結合組織を**外膜**といい，大部分の腹部消化管ではその表面を**腹膜（漿膜）**が覆っています．漿膜は中胚葉由来の単層扁平上皮で，部位により**漿膜性心膜，**

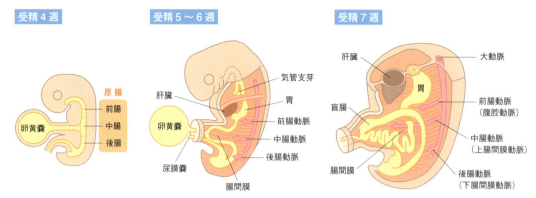

図3 消化管の発生区分

胸膜，**腹膜**とよばれます．

　消化管のうち，口腔〜食道および直腸下部〜肛門管は漿膜に包まれておらず，外膜は脂肪を含む結合組織からなります．このため，食道がんは消化管のなかでも周囲組織に浸潤しやすいです．

4 消化管の発生学的区分（図3）

　消化管は胎生期の原腸から形成されます．原腸は**前腸**，**中腸**，**後腸**に区分され，前腸と中腸の境は十二指腸下行部，中腸と後腸の境は横行結腸（**キャノン・ベーム点**）にあります．前腸，中腸，後腸は，それぞれ**前腸動脈**（→腹腔動脈），**中腸動脈**（→上腸間膜動脈），**後腸動脈**（→下腸管動脈）に栄養されます．消化管を支配する副交感神経は，中腸までが**迷走神経**，後腸が**骨盤内臓神経**に由来します．

口腔・咽頭・食道（図4）

1 口腔

　口腔は消化管の入口で，上下の歯列により外周の**口腔前庭**と内部の**固有口腔**に区別されます．歯列は小児で20本の乳歯，成人で32本の永久歯によって構成されますが，32本のうち，最も奥の第三大臼歯は智歯（親知らず）ともいい，欠けることも多いです．口腔には3種の唾液腺（**耳下腺**，**顎下腺**，**舌下腺**）がありますが，耳下腺の管が頬粘膜（口腔前庭）に開くのに対し，顎下腺，舌下腺は舌の下（固有口腔）に開口します．

2 咽頭

　咽頭は口腔と食道を結ぶ食物の通路であり，同時に鼻腔と喉頭を結ぶ空気の通路でもあります．通常，鼻腔後方の上咽頭（鼻咽頭），口腔後方の中咽頭，喉頭後方の下咽頭に区分され，嚥下時には，上咽頭は軟口蓋，喉頭は喉頭蓋によって閉鎖され，一時的に呼吸を止めます．

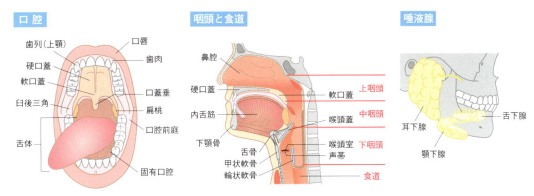

図4 口腔〜食道の構造

3 食道

　約25cm（第6頸椎〜第11胸椎レベル）の消化管で，気管後面〜左心房後面を下行，横隔膜（**食道裂孔**）を貫通後，噴門で胃に移行します．食道裂孔付近は下部食道昇圧帯〔**下部食道括約筋（LES）**〕を形成し，通常は収縮して胃内容の逆流を防ぎますが，機能不全で逆流することがあります（**胃食道逆流症**）．胃液の逆流は食道粘膜にびらんを生じますが，その修復過程で扁平上皮が円柱上皮に置き換わるバレット食道を起こすと「がん化」の危険性が高まります．

　通常，食道内腔は平滑筋の収縮により閉じていますが，食塊の通過とともに開くことで胃への輸送が起こります（蠕動）．食道筋，特にLESの弛緩はアウエルバッハ神経叢のはたらきで起こるため，何らかの原因で障害が起こると筋の弛緩が阻害され，下部食道に狭窄が起こります．この病態を**食道アカラシア**といい，狭窄の口側は食塊貯留により拡張します．

4 胃（図5 a, b）

　腹腔の左上部で横隔膜直下にある袋状器官で，空腹時は約0.2Lですが最大約2.5Lに膨らみます．胃は摂取した食物を貯蔵して消化の準備をするため，食物の腐敗を防ぐために胃酸を分泌し，環境をpH1.0〜1.5に維持しています．この酸性環境のため，従来，胃には細菌は存在しないとされていましたが，1983年，胃潰瘍や胃がんの原因となるヘリコバクター・ピロリ（*Helicobacter pylori*：*Hp*）が発見されました．

　ヘリコバクター・ピロリ（*Hp*）は長さ0.003mmの螺旋状菌で，4〜8本の鞭毛で活発に動いて胃粘膜に潜り込み，ウレアーゼを出して胃粘膜の尿素からアンモニアを生成します．こうして周囲にアンモニア壁を作ることで胃酸の影響を排除し，粘膜層内に菌巣を形成します．菌巣から分泌される種々の毒素や分解酵素によって，胃粘膜上皮が傷害され胃炎や潰瘍を生じます．

　*Hp*のほか，胃液に含まれる胃酸やペプシン（タンパク分解酵素），**NSAIDs**（非ステロイド性抗炎症薬），喫煙などは，胃粘膜を害する**攻撃因子**となります．健常者では，粘膜の**防**

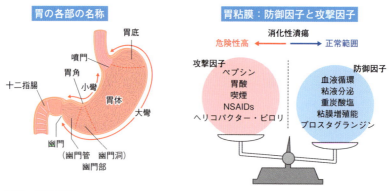

図5　胃の構造

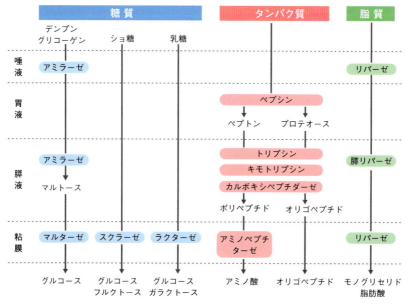

図6　三大栄養素の消化と吸収

御因子(粘液や重炭酸塩など)によりバランスをとっていますが,攻撃因子が優勢となると消化性潰瘍を生じます.

　なお,胃の壁細胞は胃酸のほか**キャッスル内因子(GIF)** を産生します.内因子は回腸末端でのビタミン B_{12} の吸収に必須なため,萎縮性胃炎や胃全摘手術後にはビタミン B_{12} 欠乏による貧血(巨赤芽球性貧血,悪性貧血)が起こります.

5 小 腸(図6)

　幽門で胃から続き,右下腹部に至る長さ約6mの消化管で,十二指腸(約25cm),空腸(2.5m),回腸(3.5m)に区分されます.このうち,十二指腸は膵臓とともに後腹壁に密着

する**腹膜後器官**に分類され，空腸と回腸は腸間膜を介して腹壁に連絡することから腸間膜小腸とよばれます．

小腸は糖質（炭水化物），脂質，タンパク質，電解質，ビタミンなど，ほとんどの栄養素の吸収部位であり，十二指腸に分泌された胆汁や膵液で消化された栄養素は，空腸・回腸を移送される間に腸絨毛の毛細血管やリンパ管（中心乳び腔）に吸収されます．

▶ 糖質の吸収

食物中の糖質の大部分は**デンプン**で，唾液や膵液のアミラーゼで分解されたのち，小腸粘膜上皮の消化酵素により，グルコース（ブドウ糖），ガラクトース（乳糖），フルクトース（果糖）などに分解されます（**膜消化**）．これらの糖は肝臓でグルコースに変換され，必要量は血糖として全身に送られてエネルギー源となります．残りのグルコースは，グリコーゲンや脂質に換えられて貯蔵されます．

▶ 脂質の吸収

食物中の脂質は**トリグリセリド（中性脂肪）**で，胆汁酸で乳化され，膵リパーゼによって脂肪酸とモノグリセリドに分解された後，小腸上皮細胞に吸収されます．上皮内で再びトリグリセリドになり，径1μm以下の粒（**カイロミクロン**）のかたちでリンパ管に吸収されます．リンパ管は胸管となって左静脈角で静脈に合流するため，カイロミクロンもここで静脈血に入ります．

▶ タンパク質の吸収

生体のタンパク質は常に入れ替えられており，材料となるタンパク質の摂取は不可欠です．食物中のタンパク質は，ペプシン（胃液）やトリプシン（膵液），腸粘膜の酵素によりアミノ酸に分解されて毛細血管に吸収されます．タンパク質はC，H，Oで構成される糖質や脂質と異なり，窒素（N）を含むため，過剰分は尿素として尿中に排泄されます．

▶ 水，電解質，ビタミンの吸収

水，電解質（Na，K，Ca，Feなど），ビタミンは小腸で吸収されます．1日の水摂取量は約2Lですが，消化液（唾液1L，胃液2L，胆汁0.5L，膵液1L，腸液2.5L）を加えると，小腸に入る水分量は1日約9Lに達し，そのうち約8.9Lが小腸で吸収されます．

電解質もその大部分が小腸で吸収されます．このうち，鉄（Fe）には肉や魚に含まれる**ヘム鉄**（Fe^{2+}を含み，吸収されやすい）と**非ヘム鉄**（Fe^{3+}を含み，そのままでは吸収されにくい）があります．非ヘム鉄は**胃酸**や**ビタミンC**によりヘム鉄に交換されて吸収されるため，胃切除などで鉄欠乏性貧血を生じた際は，鉄分とともにビタミンCを摂取する必要があります．

ビタミンは，脂溶性ビタミン（A，D，E，K）と水溶性ビタミン（B群，C，葉酸など）に大別されます．脂溶性ビタミンは脂肪とともに空腸で吸収されます．水溶性ビタミンも大

部分は空腸で吸収されますが、ビタミンB_{12}（かつて造血の外因子とよばれた）は胃の壁細胞が分泌するGIFと結合して回腸で吸収されます．萎縮性胃炎や胃全摘手術でビタミンB_{12}欠乏による貧血が起こるのはGIF不足によります．

6 大腸（図7）

▶ 大腸の区分

大腸は右腸骨部で回腸から続く長さ約1.5mの消化管です．腹腔周囲を一周するように走行します．口側から盲腸，結腸，直腸に区分され，結腸はさらに上行結腸，横行結腸，下行結腸，S状結腸に，直腸は**直腸S状部（Rs）**，**上部直腸（Ra）**，**下部直腸（Rb）**，**肛門管（AC）**に分けられます．なお，小腸と大腸の境界部〔回腸末端＋回盲弁（バウヒン弁）＋盲腸＋上行結腸始部〕は回盲部とよばれます．

結腸各部の境界には屈曲がみられ，上行結腸と横行結腸の移行部は右結腸曲（肝彎曲），横行結腸と下行結腸の間は左結腸曲（脾彎曲），下行結腸とS状結腸の境界部はS状−下行結腸曲（S-D屈曲部），S状結腸と直腸の間は直腸-S状結腸曲とよばれます．横行結腸とS状結腸は結腸間膜をもちますが，上行結腸と下行結腸は後腹壁に固定されています．

▶ 大腸の役割（図8）

大腸の基本的な役割には，①水分吸収による糞便形成，②腸内常在菌による発酵，③粘液分泌による糞便の中和などがあります．大腸の栄養素の吸収能力は小腸に比べて低いですが，水分，グルコース，ミネラル，アミノ酸などは吸収されるため，大腸は滋養浣腸や坐剤の適用部位となります．通常，坐剤（直腸内投与薬）には油脂性基剤が用いられ，直腸粘膜から静脈叢に直接吸収されます．

大腸の内容物は，蠕動・分節運動などによって移送されます．内容物は，上行～横行結腸では行ったり来たりしながら水分を吸収され，12～24時間かけて下行～S状結腸に運ばれます．大腸左半部（**キャノン・ベーム点**の肛側）では1日に1～2回強い蠕動（**大蠕動**）が起こり，糞便が一気に直腸に送られることで便意を生じます．

大腸の蠕動にも腸管神経系の**アウエルバッハ神経叢**が関与しています．何らかの原因で

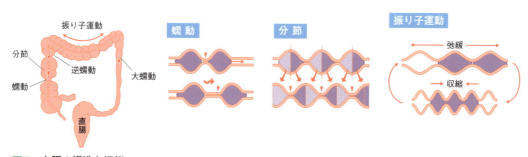

図7 大腸の構造と機能

アウエルバッハ神経叢に機能障害が生じると，結腸の蠕動，特に拡張が阻害されて狭窄を起こします．これにより，狭窄部の口側は糞便貯留により拡大します（巨大結腸症）．特に，先天的なアウエルバッハ神経叢欠如によるものを**ヒルシュスプルング病**といい，肛門から小腸に至る部分で認められます．

▶ 肛門管（図9）

直腸が**骨盤底**（**肛門挙筋**）を貫いて肛門に開くまでの約4cmの部（内・外肛門括約筋が壁をなす部）を**肛門管**といいます．直腸・肛門管境界部は，恥骨直腸筋で前方に牽引されて肛門直腸角（会陰曲）を形成する部であり，内面では肛門柱の上縁（ヘルマン線）に当たります．肛門管は肛門柱の下縁（歯状線，櫛状線）で腸管由来部分と皮膚由来部分とに区分されます．歯状線は発生初期に肛門膜で閉鎖されていた跡であり，ここが貫通して肛門が形成されます．すなわち，歯状線の上方は**骨盤内臓神経**（**自律神経**），下方は**陰部神経**（**体性神経**）の支配を受けます．皮膚由来部分（体性部）に生じる外痔核が，腸管由来部分（臓性部）に生じる内痔核に比べて強い疼痛を伴うのはこのためです．

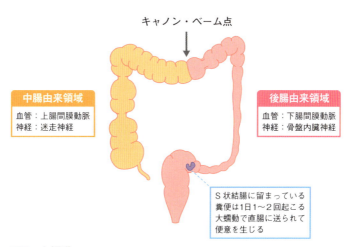

図8 大蠕動

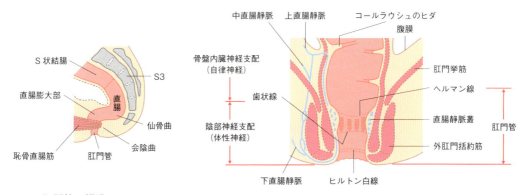

図9 肛門管の構造

また，直腸〜肛門管粘膜の静脈は，歯状線（櫛状線）を境に，これより上の静脈は主に**上直腸静脈**（→下腸管膜静脈→門脈）に向かい，これより下の静脈は主に**下直腸静脈**（→内腸骨静脈→下大静脈）に向かいます．すなわち，肛門管で吸収される坐剤の成分は主として下直腸静脈から下大静脈に向かうため，肝臓における**初回通過効果**を受けずに心臓へと還流します．

付属消化腺

　消化器系において，消化液を分泌する腺を付属消化腺といいます．唾液腺，肝臓，胆嚢，膵臓などがありますが，肝臓は胆汁の生成・分泌に加えて吸収した物質の代謝という役割も担っています．消化管で吸収された栄養分は門脈によって肝臓に運ばれ，ここで細胞が利用可能なかたちに代謝されます．また，体内に入った薬物や有害物も肝臓で分解（解毒）されます．

1 肝 臓（図10）

　腹腔の右上部で横隔膜直下に位置する約1.2 kgの実質臓器で，大部分が右肋骨弓の後側に隠されています．下面中央には，肝臓に血流を送る肝動脈・門脈と，胆汁の通路である肝管が出入りする肝門があり，その右前側には胆嚢がみられます．

　肝門には肝動脈と門脈が進入します（肝臓に注ぐ血液の80％は腹部消化管，膵臓，脾臓からの門脈血である）．門脈は，肝動脈とともに肝実質を区分する結合組織内で枝分かれし，肝小葉（肝細胞の集合）に達すると合流して，肝細胞索に挟まれた洞様毛細血管（類洞）に注ぎます．類洞は肝小葉の中央にある中心静脈に集まり，左・中・右肝静脈を経て肝後面の下大静脈に向かいます．これは「正面入口から入って裏口から出る」動線に例えられ，入口と出口の間の廊下が類洞に相当します．

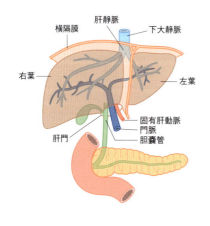
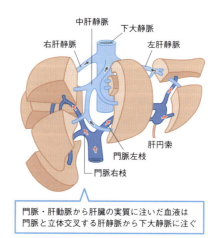

図10　肝臓の構造

消化管で血液中に吸収された物質は，門脈によって肝臓に送り届けられます．すなわち，経口剤は消化管で吸収され，門脈から肝臓へ送られたのち，下大静脈から心臓に入ります．このため，経口投与されたくすりは全身に送られる前に肝臓で代謝を受けることになります（初回通過効果）．

▶ 肝臓の組織構造（図11）

肝細胞は肝全体で3,000億個あるとされますが，約50万個ずつが集まり，周りを結合組織（**グリソン鞘**）で包まれた直径1mmほどの**肝小葉**を形成しています．肝小葉の肝細胞は放射状に配列する肝細胞索を形成し，その間を**類洞**が走っています．肝細胞は，類洞を流れる血液中の栄養分や薬物を取り込み，これを代謝・解毒して再び血液中に戻します．このようにして，肝臓を通過した物質は全身で利用されるべく心臓に向かいます．一方，隣接する肝細胞の間には**胆細管**とよばれる細隙があり，肝細胞で生成された胆汁はここに放出されます．胆汁はグリソン鞘内の胆管を通って肝管に送られ，胆囊管から胆囊に入って濃縮されます．

▶ 肝細胞の損傷

肝細胞は再生能力の高い細胞で，肝臓の75％を失っても再生するとされていますが，すべての肝細胞が再生されるわけではありません．肝臓の損傷が少ない場合は幹細胞の肥大が起こり，肥大のみで補充できない場合に分裂が起こります．また，再生は単に肝細胞数が増加するのではなく，2核細胞が特殊な分裂により2つの単核細胞になります[1]．なお，再生の際，一部は線維性結合組織で埋められる（線維化）ため，肝細胞が持続的に損傷を受けると線維化が肝細胞の分裂を上回り，肝細胞に不可逆的変化（肝硬変）を生じることになります．

肝損傷の程度は肝機能検査に反映されます．例えば，肝細胞がウイルスに感染すると，免疫細胞による「感染細胞の破壊」の標的となり，肝機能低下とともに細胞内の酵素の漏出が起こります．肝細胞は，コレステロールの合成，分解，貯蔵，排泄により体内のコレス

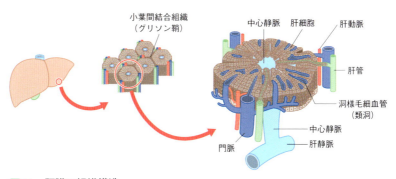

図11 肝臓の組織構造

テロール量を調節しており，血中コレステロール値はこの肝機能を反映します．また，血液生化学検査で調べられるALT（GPT）やAST（GOT）は，変性・壊死した肝細胞から逸脱した酵素です（基準値ALT：5〜40U/L，AST：10〜40U/L）．なお，これらの酵素は心筋細胞にも含まれるため，肝障害のほか心筋梗塞などでも値の上昇がみられます．

2 胆嚢（図12）

肝臓で生成された胆汁は，肝管により肝臓を出たのち胆嚢管を通って胆嚢に入ります．胆嚢は肝門の右前に位置する50mLほどの袋状器官で，体表では腹直筋右縁（右半月線，スピーゲル線）と肋骨弓の交点に位置します．胆汁は胆嚢で濃縮され，総胆管を経由して十二指腸に分泌されます．

胆汁は，胆汁酸（80％），リン脂質（15％），コレステロール（5％）とビリルビン（赤血球由来の色素）を含みます．このうち，胆汁酸は小腸における脂肪の乳化に働いたのち，吸収されて肝臓に送られ（腸肝循環），再び胆汁生成に利用されますが，他の成分は糞便とともに排泄されます．このように，胆汁分泌の最大の役割は肝臓における代謝産物の排泄であり，肝機能障害があると胆汁の成分異常から胆石症などを引き起こします．

胆汁には，赤血球由来の色素であるビリルビンも含まれます．脾臓における老廃赤血球処理で取り出された非抱合型ビリルビン（間接ビリルビン）は，肝臓でグルクロン酸抱合を受けて抱合型ビリルビン（直接ビリルビン）となり，胆汁として分泌されます．ビリルビンは腸内細菌によりウロビリノゲンとなり，一部は尿中に，その他はウロビリンからステルコビリンとなって糞便を着色します．

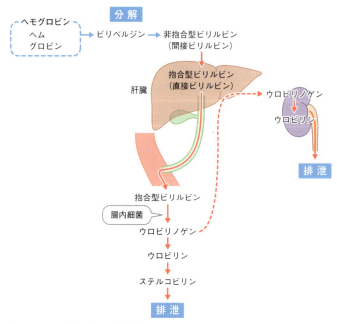

図12　ヘモグロビンの循環

3 膵臓（図13）

　膵臓は第1～2腰椎の前で後腹壁に接して位置する実質臓器で，胃の背側で十二指腸から脾臓にかけて横たわっています．膵臓は，膵液を分泌する消化腺として働くと同時に，約100万個の島状内分泌細胞群（ランゲルハンス島）を備えます．

▶ 消化腺としての膵臓

　膵液は三大栄養素すべての消化に働く無色透明のアルカリ性消化液で，トリプシン（タンパク分解酵素），アミラーゼ（糖質分解酵素），リパーゼ（脂質分解酵素）などを含み，1日約1L分泌されます．いずれの酵素も酸性環境では働かないため，膵臓は同時に腺房中心細胞などから重炭酸塩を分泌して胃酸を中和しています．

　膵液分泌は，迷走神経による反射的調節と，消化管ホルモンによる体液性調節とでコントロールされます．反射的調節は視覚や味覚刺激などによる迷走神経反射で起こり，神経終末から出るアセチルコリンが膵液分泌を促します．一方，体液性調節は十二指腸粘膜への胃酸，アルコール，脂質などの接触で起こり，消化管粘膜から分泌される消化管ホルモン（セクレチン，パンクレオザイミン）が膵液の分泌を促します．

▶ 膵島（ランゲルハンス島）（図14）

　膵臓には約100万個のランゲルハンス島が存在し，α（A）細胞，β（B）細胞，δ（D）細胞，PP細胞，ε細胞で構成されます．**α細胞**はグルカゴン（糖供給増加→血糖値上昇），**β細胞**はインスリン（糖消費増加→血糖値低下），**δ細胞**はソマトスタチン（A・B細胞のコントロール），**PP細胞**は膵ポリペプチド，**ε細胞**はグレリン（消化管ホルモン）を分泌します（p.152参照）．なお，PP細胞は内分泌細胞の前駆細胞であるとの報告も提示されています．

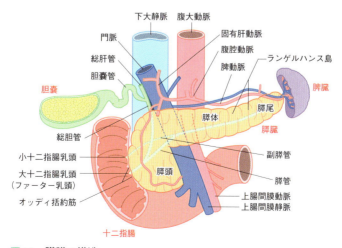

図13　膵臓の構造

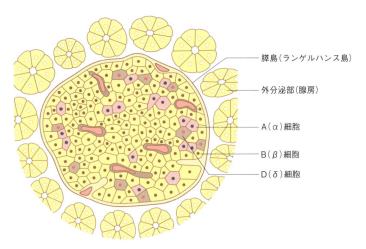

図14 ランゲルハンス島の構造

消化器をターゲットにしたくすりと作用標的部位，生理作用からみる効果

　消化器系は，自律神経系と内分泌系・オータコイド（ヒスタミン，セロトニン，プロスタグランジンなど）が複雑に作用することで調節されています．このほか，中枢神経系の作用も関与しており，そのバランスがくずれると消化性潰瘍，下痢，便秘などの病態が発現します．

1 消化性潰瘍の成因

　消化性潰瘍の成因については，**攻撃因子**と（粘膜）**防御因子**の調節を謳った**バランス論**が一般的ですが，これを調節する因子（中枢神経作用，セクレチン，ソマトスタチンなど）も関与します．潰瘍の成因としては特に胃液分泌が大きな役割をもちます．

▶ 胃液分泌

　胃液の主要成分である胃酸分泌には，壁細胞の**プロトンポンプ**（H^+/K^+-ATPase）が大きな役割を果たしています．プロトンポンプはプロトン（H^+）を胃酸として胃内に汲み出す機構で，これにより胃の中はpH1という酸性環境に維持されます．プロトンポンプは，空腹時（胃酸分泌休止期）には細胞内に隠れていますが，摂食刺激を受けると内腔に面した細胞膜に移行して活動し，H^+を放出します．

▶ 胃液分泌の調節

　胃液分泌は，神経性（自律神経系）および体液性（消化管ホルモン）調節を受けます．胃液分泌は3相（脳相・胃相・腸相）に区分され，各相において以下のように調節されます．

第1部｜くすりの効きどころがわかる　西洋医学の解剖・生理のとらえかた

a. 脳 相

　嗅覚（Ⅰ），視覚（Ⅱ），味覚（Ⅶ，Ⅸ，Ⅹ）情報が中枢神経系に送られ，視床下部の摂食中枢から**迷走神経（Ⅹ）**を介して刺激が送られて胃酸分泌を起こします．迷走神経は情動によっても興奮し，終末部からアセチルコリンを遊離して胃腺細胞からの胃液分泌を促します．なお，交感神経はストレスなどで胃における血液循環や粘液分泌を低下し，粘膜の抵抗力を弱めます．

> 主細胞：胃体部において**ペプシノーゲン**（消化酵素ペプシンの前駆物質）を分泌する
> 傍細胞：胃酸（塩酸）を分泌する
> G細胞：主に幽門部にあり，**ガストリン**を分泌する

b. 胃 相

　食塊が胃に到達すると，ガストリンに刺激されて胃粘膜から胃液を分泌させます．分泌されたガストリンも，主細胞のペプシノーゲン（→ペプシン），傍細胞の塩酸分泌を促します．なお，ペプシンや塩酸の分泌は，ガストリン刺激で遊離したヒスタミンがヒスタミンH_2受容体を活性化することで起こります．

c. 腸 相

　食塊が十二指腸に達すると，十二指腸から消化管ホルモン（セクレチンなど）が分泌され，ガストリンおよび胃酸分泌が抑制されます．

▶▶ 消化管粘膜への攻撃因子と抑制因子

a. 攻撃因子

　胃液は食物消化に加え，胃・十二指腸粘膜にも損傷を与えます．すなわち，**胃液**に含まれる塩酸，ペプシン，アセチルコリン，ガストリン，ヒスタミンなどが攻撃因子となります．このほか，**ヘリコバクター・ピロリ**感染では胃粘膜の萎縮が起こり（**慢性萎縮性胃炎**），ガストリン分泌抑制に働くソマトスタチン産生細胞の減少が起こります．

b. 防御因子

　胃は粘膜の潰瘍発生を防ぐ機構（防御因子）を備えています．ひとつは胃粘膜のターンオーバー（胃腺の峡部で生まれた上皮細胞が剥がれ落ちるまでの時間）で，健常人で2〜3日とされます．このほか，粘液による胃酸の中和やペプシンの吸収，**プロスタグランジン**による胃液分泌抑制や粘膜保護作用があげられています．

2 消化性潰瘍治療薬（図15）

　消化性潰瘍の治療薬は攻撃因子抑制薬と防御因子増強薬に大別されますが，単独の薬物で治療を行うことは少なく，多剤併用が原則です．

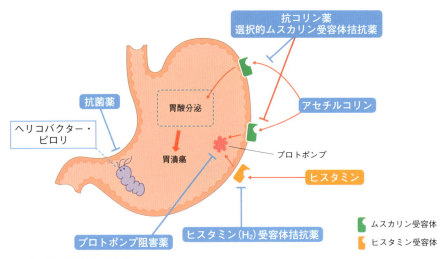

図15 消化性潰瘍治療薬

▶ 攻撃因子抑制薬

攻撃因子抑制薬は攻撃因子（胃酸，自律神経，ヒスタミン，胃壁細胞のプロトンポンプ，ヘリコバクター・ピロリなど）を阻害する薬物を指します．

- 制酸薬：胃内腔に分泌された胃酸を中和・吸着する薬物です．
- 炭酸水素ナトリウム：胃酸を中和するアルカリ剤です．中和後に消化管に吸収されるため**吸収性制酸薬**に含まれ，吸収によって血液をアルカリ性に傾けます．中和反応により CO_2 が発生するためゲップが出るほか，胃内 pH 上昇によりガストリン分泌が刺激され，二次的な胃酸分泌亢進を起こします．
- 酸化マグネシウム：胃酸中和後も消化管から吸収されにくいため，**非吸収性制酸薬**に含まれます．二次的胃酸分泌亢進はないですが，金属成分によって下痢や便秘を起こします．
- 副交感神経遮断薬（抗コリン薬，選択的ムスカリン受容体拮抗薬）：副交感神経のはたらきを非選択的に遮断することで胃酸分泌を抑えます．十二指腸潰瘍には有効とされますが，胃潰瘍に対しての効果は明らかでなく，胃の運動低下で内容物が停滞してガストリン分泌が刺激され，二次的胃酸分泌亢進による潰瘍悪化を起こします．また，他器官における副作用（不整脈，緑内障など）もみられます．
- ヒスタミン（H_2）受容体拮抗薬（H_2 ブロッカー）：胃酸分泌を促進する伝達物質のひとつであるヒスタミンの受容体（H_2 受容体）上でヒスタミンと結合し，胃酸分泌を抑えます．
- プロトンポンプ阻害薬（PPI）：腺細胞のプロトンポンプを阻害して胃酸分泌を抑えます．抑制は非可逆的でポンプの新生に時間を要するため，肝臓で代謝されやすいですが，持続時間は長いです（まる1日）．
- ヘリコバクター・ピロリ除菌薬：ヘリコバクター・ピロリ感染によりソマトスタチン産生細胞が減少し，ガストリンの過剰分泌が生じます．除菌にはクラリスロマイシンやアモキシシリンなどの抗菌薬とプロトンポンプ阻害薬が併用されます．

第1部｜くすりの効きどころがわかる　西洋医学の解剖・生理のとらえかた

3 止瀉薬

　下痢は腸の蠕動亢進と分泌過剰により生じます．便の急速な腸内通過による水分吸収不足，腸粘膜の分泌による便の水分過剰などが原因となります．収斂薬，吸着薬，蠕動運動抑制薬などがあります．

- 収斂薬：腸粘膜の血管収縮により粘膜を引き締め，分泌減少により過剰な水分漏出を抑えます．
- 吸着薬：薬用炭，ケイ酸アルミニウムなど，有害物質を吸着する物質です．
- 蠕動運動抑制薬：代表的なロペラミドは腸管のオピオイド受容体に作用し，アセチルコリンの遊離抑制による腸管運動減弱，水分吸収増加によって止瀉作用を起こします．

4 便秘薬（下剤）

　本来，便秘は食生活などにより改善すべきものですが，時には薬物による改善が必要となります．便秘に用いる薬物を下剤といいます．下剤は，**刺激性下剤**，**塩類下剤**，**膨張性下剤**，**浣腸薬**に大別されます．

▶ 刺激性下剤（ヒマシ油，大黄／センナ）

- ヒマシ油：小腸上部で遊離したリチノレイン酸により小腸の蠕動亢進が起こります．このため，腹痛を伴うことが多いです．
- 大黄／センナ：アントラキノン誘導体．摂取すると体内で糖が外れて活性型となります．大腸に分泌され，大腸の蠕動を亢進して排便を促します．

▶ 塩類下剤（硫酸マグネシウム，酸化マグネシウム）

　塩類下剤は吸収されにくい塩類で腸内容物を体液と等張に保つはたらきをもち，便の水分と量を増大することで排便を促します．

▶ 膨張性下剤（カルボキシメチルセルロース）

　膨張性下剤は腸管内で消化されないため，水分を吸って膨張し軟化した腸内容物（糞便）による刺激で蠕動を惹起します．

▶ 浣腸薬（グリセロール）

　直腸下部に浣腸薬を注入することで，腸管からの水分吸収による腸内容物の体積増加および軟化が起こり，これによる刺激で直腸壁を伸展させます．同時に潤滑剤としても働きます．

引用文献
1) Miyaoka Y, et al：Curr Biol, 22：1166-1175, 2012.

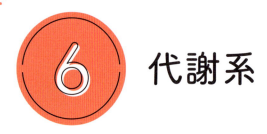

6 代謝系

代謝

　生物が生命維持や成長に必要な物質（栄養素）を体内に取り入れ，これを素材に身体成分を合成したり，エネルギーを産生する化学反応を**代謝**といいます．実際には，摂取した物質に限らず身体成分も常に代謝を受け，細胞や組織はつくり替えられています（**新陳代謝**）．
　代謝（体内における物質の利用・処理）の本態は化学反応であり，その反応に伴うエネルギーの生成・消費を特に**エネルギー代謝**といいます．すなわち，代謝は体内物質を分解してエネルギー生成にあずかる異化と，エネルギー源となる脂肪・タンパク質などを合成する同化に区分されます．

異化と同化（図1）

　代謝で起こる一連の化学反応をまとめて代謝経路といい，組織や栄養素を分解してエネルギーを得る**異化**（細胞呼吸など）と，エネルギーを用いて高分子化合物（タンパク質，脂質，糖質）を新たに合成する**同化**に大別されます．
　異化と同化は「分解と合成」という点では正反対の反応ですが，実際には一連の化学反応であり，同化は異化によって生成されるエネルギーを用いることで実現します．

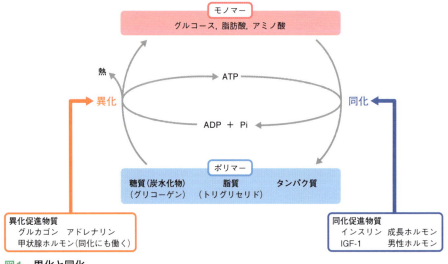

図1　異化と同化

第1部 | くすりの効きどころがわかる　西洋医学の解剖・生理のとらえかた

1 同化ホルモンと異化ホルモン

代謝過程に関与するホルモンは，同化を促すホルモンと異化を促すホルモンに分類されています．

• 同化ホルモン（アナボリックホルモン）

インスリンや**インスリン様成長因子**（insulin-like growth factors：**IGF**）が代表的ですが，成長ホルモン，甲状腺ホルモン（異化にも働く），テストステロンも含まれます．なお，アンドロゲンの男性化作用を弱め，タンパク質同化作用増強（筋力増強）を図った薬物をタンパク同化ステロイド（アナボリックステロイド）といいます．

• 異化ホルモン（カタボリックホルモン）

アドレナリン（脂肪分解の促進），グルカゴン（脂肪，タンパク質，グリコーゲンの分解促進），糖質コルチコイド，甲状腺ホルモン（同化ホルモンでもある）が含まれます．なお，糖質コルチコイドは，同化亢進による脂肪蓄積（メタボリックシンドローム）と異化促進による脂質分解作用との2つの作用を示します．

2 異 化

▶ 異化とは

高分子化合物（ポリマーなど）を分解し，低分子化合物（モノマーなど）やエネルギーを取り出す反応を**異化**といいます．この反応において，細胞は多糖類，脂質，タンパク質，核酸などの高分子を単糖，脂肪酸，アミノ酸，ヌクレオチドなどに分解しますが，さらに乳酸，酢酸，二酸化炭素，窒素化合物に分解する過程でエネルギー（ATP + 熱）を生成します．**アデノシン三リン酸**（adenosine triphosphate：**ATP**）は，同化の際のエネルギー供給源（エネルギー担体）です．

▶ 異化作用

解糖系，トリカルボン酸（tricarboxylic acid：TCA）回路，タンパク質分解，脂質分解が代表的であり，以下の機序で起こります．

①摂取物質や身体構成成分（高分子化合物）を低分子物質に分解する．主に消化酵素や細胞内リソソームに含まれる酵素の作用で分解され，糖質は単糖類，脂肪は脂肪酸＋グリセロール，タンパク質はアミノ酸となる．

②単糖類・脂肪酸・アミノ酸が分解され，アセチルCoAが生成される．

③アセチルCoAがミトコンドリア内で起こる反応系（TCA回路，電子伝達系）に取り込まれ，水とCO_2とに分解される過程で消費されてエネルギー担体であるATPを生成する．

体内で消費されずに残った過剰アセチルCoAは，脂肪酸生成の原料となって中性脂肪を生成します．このため，アセチルCoA生成抑制は脂質代謝異常症の発生防止や動脈硬化の予防に役立ちます．

3 同化

低分子化合物から細胞構成成分である高分子化合物を合成する代謝過程（化学反応）を同化といいます．同化に必要なエネルギーは，異化で得られる ATP で供給されます．

- **同化作用**：アセチル CoA からのコレステロールやステロイド合成，アミノ酸からのタンパク質合成，乳酸・ピルビン酸・アミノ酸などからの糖新生などがあげられます．

三大栄養素の代謝（図2）

エネルギーに変換できる栄養素は，炭水化物（糖質）・タンパク質・脂質の3つで，これを**三大栄養素**といいます．三大栄養素は身体構成成分でもあり，生物は他の生物からこれを摂取し，その代謝により得られる物質やエネルギーを用いて生命活動を営みます．消化・吸収された栄養素は肝臓で代謝され，全身の細胞生成などに利用されるほか，グリコーゲンや脂肪として貯蔵されますが，エネルギー必要時に動員され，血液循環で全身に運ばれ，最終的にはミトコンドリア内の **TCA回路**（**クエン酸回路，クレブス回路**）という反応系に入ってエネルギー（ATP）の産生にあずかります．

炭水化物（糖質）

炭水化物（糖質）は最もエネルギーに変換しやすい栄養素で，脳，筋，赤血球などのエネルギー源（1gあたり4kcal）として利用されます．生体内では糖タンパク質あるいは糖脂質のかたちで存在し，組織や細胞の主要構成成分をなします．ただし，エネルギー源として利用可能な糖質の蓄えは，約400g（グリコーゲンは筋に約250g，肝臓に約150g，グルコー

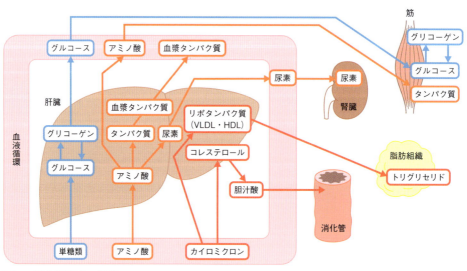

図2 三大栄養素の代謝

スは体液に約20g）と少なく，残りは中性脂肪として肝臓や脂肪組織に貯蔵されます．すなわち，食餌による炭水化物の摂取は生命活動に不可欠ですが，過剰摂取は肥満や脂肪肝の原因ともなります．

1 糖質の代謝（図3）

食物に含まれる糖質の大部分はデンプンなどの多糖類で，小腸でグルコース（ブドウ糖），ガラクトース，フラクトース（果糖）などの単糖に分解・吸収されて肝臓に送られます．糖は肝臓でグルコースに変換され，血流で（血糖）全身に送られ，エネルギー源として利用されます（残りのグルコースはグリコーゲンや中性脂肪に変換されて貯蔵される）．

すなわち，糖質はグルコースやグリコーゲンに変換され，細胞内の化学反応（解糖系・TCA回路，電子伝達系）によりATP（エネルギーの素）生成に利用されます．このうち，解糖系は無酸素状態で起こる細胞質内の代謝系であり，TCA回路や電子伝達系は有酸素下で起こるミトコンドリア内での代謝系です．

2 解糖系：嫌気呼吸（図4）

細胞質において，グルコースやグリコーゲンを分解（異化）し，ピルビン酸とATPを産生する過程を解糖系といいます．すなわち，解糖系はグルコースからエネルギーを産生する代謝の最初の反応で，酸素が供給されない状態（短距離全力疾走時のエネルギー供給など）

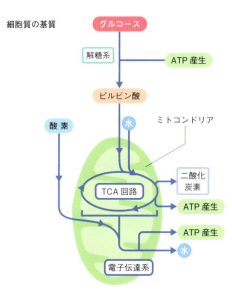

図3　TCA回路

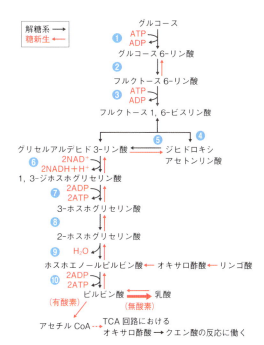

図4　解糖系：嫌気呼吸
解糖系では，10段階（❶〜❿）の反応でグルコース1分子からATP2分子が生成される

で起こることから，**嫌気呼吸**ともいいます．解糖の代謝経路は生物種によって異なりますが，ヒトでは**エムデン・マイヤーホフ経路（EM 経路）**とよばれる経路で反応が進みます．この経路はグルコースからピルビン酸生成までの異化経路で，10 段階の反応によりグルコース 1 分子から正味 2 分子の ATP が生成されます．

解糖系（EM 経路）は，TCA 回路（好気呼吸）に移行する反応でもあります．すなわち，酸素供給があれば，EM 経路で生成されたピルビン酸はアセチル CoA となり，TCA 回路に入って利用されます（このアセチル CoA により TCA 回路の「オキサロ酢酸→クエン酸」の反応が起こる）．ただし，無酸素環境では，ピルビン酸は乳酸やエタノールに変化し（発酵），筋肉内では乳酸が蓄積します．

解糖系では，細胞質内でグルコース 1 分子からピルビン酸 2 分子と ATP 2 分子がつくられます．短距離走のような無酸素下の運動では，解糖によるエネルギーが用いられますが，通常その一部は TCA 回路のエネルギー源として使われます．

▶ 解糖過程

解糖系の反応は，細胞に入ったグルコース（またはグリコーゲン）が ATP によってリン酸化され，グルコース 6-リン酸になるところから始まります．その後，約 10 種類の酵素により最終的にピルビン酸（または乳酸）まで代謝が進み，同時に ATP が生成されます．生成されたピルビン酸は，ピルビン酸脱水素酵素の作用で補酵素 A（CoA）と結合してアセチル CoA となり，TCA 回路に入ります．

▶ 糖新生

解糖系はグルコースの分解反応ですが，解糖系反応のいくつかはグルコースの合成（糖新生）過程では逆向きに起こります．このように，糖以外の物質（乳酸やピルビン酸）からグルコースを合成する反応を糖新生といいます．また，解糖系は脂質（グリセロール）やタンパク質（アミノ酸）とも関連があり，糖新生はこれらの物質からも起こります（糖質を摂取しない肉食動物が血糖値を維持できる仕組みとなっている）．

▶ TCA 回路：好気呼吸（図 5）

TCA 回路は，生体における ATP 産生にあずかる「酸化的リン酸化反応」に，燃料となる電子を供給する代謝経路です．ミトコンドリアのマトリックス（基質）内において，有酸素下で解糖から続いて起こる反応系であり，次の段階からなる代謝経路として ATP 産生に関与しています．

a. 解糖～TCA 回路の移行

酸素が供給されている環境では，解糖系は「ピルビン酸→アセチル CoA」の反応を経て①〜④の機序で TCA 回路へと入ります．

①解糖系で生じたピルビン酸がミトコンドリアに入る．

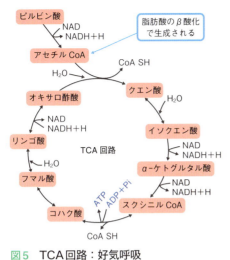

図5　TCA回路：好気呼吸

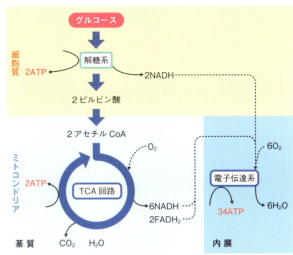

図6　TCA回路とATP生成機序

②ピルビン酸から水素が外れ，同時にNADH$_2$とCO$_2$が生成される．

③残ったアセチル基が補酵素CoAと結合してアセチルCoAとなる．

④アセチルCoAがオキサロ酢酸と化合し，クエン酸となって回路に入る．

b. TCA回路

　TCA回路は有酸素（好気的）条件下における糖質代謝経路で，解糖や脂肪酸のβ酸化などで生成されるアセチルCoAがこの回路に入ることで始動し，TCA回路の反応（電子の受け渡し）が電子伝達系に移ることでATP産生に至ります．TCA回路は，呼吸するすべての生物のエネルギー産生に働く代謝反応で，回路内にクエン酸があることからクエン酸回路，発見者の名前からクレブス回路ともいいます．TCA回路の代謝反応はミトコンドリアのマトリックスで起こる9つの連続反応からなります．すなわち，はじめに「オキサロ酢酸→クエン酸」の反応が起こり，種々の反応を経て再びオキサロ酢酸が生成されて回路を1回転します．

c. TCA回路とATP生成機序（図6）

　TCA回路は直接ATPを生成するわけではなく，ミトコンドリア内膜にある電子伝達系で起こる「酸化的リン酸化」によってATPを得ています．電子伝達系は「好気呼吸における代謝系の最終段階」で，電子の受け渡しと同時にH$^+$の放出がみられることから水素伝達系ともよばれ，①〜③の経過で反応が起こります．

①TCA回路の進行中，**NAD**（ニコチンアミドアデニンジヌクレオチド）と**FAD**（フラビンアデニンジヌクレオチド）にH$^+$が結合する反応により，還元型補酵素**NADH**，**FADH$_2$**が生成される．

②NADHとFADH$_2$は細胞質からミトコンドリア内膜に到達し，**電子伝達系（呼吸鎖）**とよばれる代謝経路に電子を渡す（自分は酸化される）ことでNADとFADに戻る．

③この酸化によって発生したエネルギーにより，ADP（アデノシン二リン酸）からATP（アデノ

シン三リン酸）が生成される（ADP ＋リン酸→ ATP）．この反応を「酸化的リン酸化」という．

d. ATP 生成量

　グルコース 1 分子からは解糖により 2 分子の ATP が生成されますが，好気的条件下では，TCA 回路〜電子伝達系に入ることで CO_2 と H_2O まで完全代謝され，さらに多くの ATP が生成されます．その際に生成される全 ATP は，以下の原則をもとに計算されます．

① 解糖系では，グルコース（1 分子）がピルビン酸（2 分子）になる間に ATP（2 分子），$NADH_2^+$（2 分子）を生成する．

② ピルビン酸（1 分子）がミトコンドリアに入ってアセチル CoA（1 分子）に変わるときに NADH（1 分子）ができる．

③ TCA 回路が 1 回転すると，アセチル CoA（1 分子）あたり NADH（3 分子），$FADH_2$（1 分子），GTP（1 分子）が生成される（GTP はエネルギー的に ATP と等価なので「＝ ATP」と考えてよい）．

④ 電子伝達系で，NADH（1 分子）から ATP（3 分子），$FADH_2$（1 分子）から ATP（2 分子）が生成される．

　すなわち，全体ではグルコース（1 分子）から NADH（10 分子）と $FADH_2$（2 分子）が生成され，ATP 換算で（10 分子× 3）＋（2 分子× 2）＝ 34 分子となります．これに解糖系でできる ATP（2 分子）と TCA 回路の GTP（＝ ATP：2 分子）を加えると，産生される ATP は 38 分子となります[注]．

脂 質（図 7）

　脂質は糖質と並ぶ重要なエネルギー源（1g あたり 9kcal）で，生体内では中性脂肪，遊離脂肪酸，リン脂質，コレステロールとして存在します．通常，「脂肪」という場合は**中性脂肪**を指しますが，その大部分はトリグリセリド（TG；グリセロールと脂肪酸 3 分子がエステル結合した化合物）で，必要に応じて代謝され，エネルギー源となる脂肪酸を遊離します．

　リン脂質やコレステロールは細胞膜の構成成分であり，コレステロールはステロイドホルモン（副腎皮質ホルモン，テストステロン，エストロゲン）や胆汁酸の原料ともなります．胆汁酸はコレステロールの最終代謝産物であるため，コレステロールは胆汁となって排泄されます．

1 脂質の吸収

　脂質の大部分は**中性脂肪**として摂取されます．リン脂質とコレステロールはそのまま小腸で吸収されますが，中性脂肪は胆汁によって乳化され，膵リパーゼにより脂肪酸とグリ

注：解糖系で生じる NADH はミトコンドリア膜を通過できず，FADH に転換されてから電子伝達系に入るため，2ATP 等量とする場合もある．この場合，ATP は 36 分子と計算される．

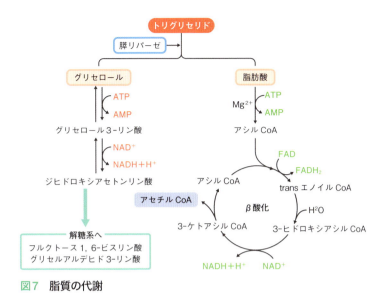

図7 脂質の代謝

セロールに分解されたのち，小腸で吸収されます．これらは小腸の粘膜上皮で中性脂肪に戻り，コレステロールやリン脂質とともに径 1μm 未満の**カイロミクロン**（リポタンパク質粒子）を形成し，リンパ管から血管に入ります．

2 脂質の貯蔵と利用

カイロミクロンは肝臓に至り，**超低比重リポタンパク質**（very-low density lipoprotein：**VLDL**）に再合成されて血液中に出ます．VLDL に含まれる中性脂肪の大半は脂肪組織に運ばれ，内臓脂肪や皮下脂肪として貯蔵されますが，必要に応じて動員され，解糖系〜 TCA 回路に加わってエネルギー産生に利用されます．

▶ 脂肪酸とグリセロール

貯蔵されている中性脂肪は，糖代謝によるエネルギー供給が不足すると脂肪組織内のリパーゼにより**脂肪酸**と**グリセロール**に分解され，エネルギー源となります．すなわち，脂肪酸はアシル CoA に変換され，細胞のミトコンドリアでβ酸化を受けてアセチル CoA 生成に向かい，ここから TCA 回路に入ってエネルギー産生に働きます．一方，グリセロールは解糖系に回収され，TCA 回路および糖新生に関与します（図7）．

▶ コレステロール

VLDL の中性脂肪が外れて脂肪組織に取り込まれると，VLDL はコレステロールの割合が高い **LDL**（低比重リポタンパク質）となります．コレステロールは細胞膜やステロイドホルモンの材料となる脂質で，LDL はこれを全身に運ぶ重要な粒子ですが，過剰になると動脈硬化のリスクが高まるため**悪玉コレステロール**ともよばれています．

これとは別に，肝臓では**HDL**（高比重リポタンパク質）が合成され，血液中に入ります．HDLはコレステロールの割合が少なく，動脈壁などの余剰コレステロールを集めて肝臓に戻ることから動脈硬化の予防につながるとされ，**善玉コレステロール**とよばれています．

　LDLとHDLの基準値は性別や年齢で異なりますが，日本動脈硬化学会では，LDL：140 mg/dL以上，HDL：40 mg/dL未満で「脂質異常症を疑う」としています．また，現在はLDL/HDL比（LH比）が重視されており，LH比1.5以下が「健康状態」，2.0以上で「動脈硬化が疑われる」，2.5以上で「血栓の可能性，心筋梗塞のリスクあり」とされています．

タンパク質

　タンパク質は組織や細胞の主要構成物質（生体成分の約15％を占める）で，酵素，受容体，ホルモン，細胞内線維，抗体，コラーゲンなどのかたちで存在します．多数のアミノ酸が結合してできる高分子化合物で，結合の順番と数は細胞の遺伝情報で決まります．通常，数個のアミノ酸がつながったものを**ペプチド**，10～100個が連結したものを**ポリペプチド**といい，これがさらに連絡して**タンパク質**となります．タンパク質の成分となるアミノ酸は20種類ありますが，このうち，体内で合成できない8種類（フェニルアラニン，イソロイシン，バリン，トリプトファン，メチオニン，ロイシン，スレオニン，リジン）と合成が不十分なヒスチジンを合わせた9種類を**必須アミノ酸**といいます．

1 タンパク質の代謝（図8）

▶ アミノ酸の吸収

　身体を構成するタンパク質は，つねに新陳代謝によって入れ替えられています（約400 g/日）．したがって，原料であるアミノ酸が欠乏すると，生体は重大な機能低下を招くことになり

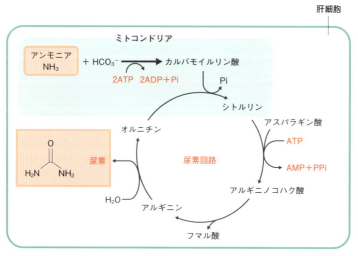

図8　タンパク質の代謝（尿素回路；オルニチン回路）

ます．このため，生体はタンパク質の摂取によりアミノ酸を取り込んでいます．

　摂取したタンパク質は胃液（ペプシン）のはたらきでペプチド結合を切断され，鎖状のポリペプチドとなります．十二指腸に入ると膵液の酵素によってさらに細かく切断され，最後はトリプシンの作用でアミノ酸となって小腸から吸収されます．

▶ アミノ酸の用途

　吸収されたアミノ酸は，肝臓で種々のタンパク質（血漿タンパク，凝固因子など）に合成されると同時に全身に送られ，酵素，筋，粘液，毛髪などの生成に使われます．このほか，アミノ酸は神経伝達物質，ポルフィリン，タウリン，一酸化窒素（NO）などの合成材料として使われるほか，余剰のアミノ酸はエネルギー産生にも利用されます．

a. タンパク質の合成と交替

　吸収されたアミノ酸は肝臓や全身の細胞に送られ，各種細胞，血漿タンパク質，爪や毛髪，分泌物，酵素，神経伝達物質の素材となるタンパク質が合成されます．これと同時に同量の古いタンパク質が分解され，その約80％は肝臓に送られてアミノ酸に再生されます．

b. 各種物質の生成

　アミノ酸は，神経伝達物質そのもの（グルタミン酸など）あるいはその合成材料（ドパミン，ノルアドレナリン，セロトニンなどを合成）としても用いられます．また，赤血球のヘムを構成するポルフィリン，肝臓のはたらきを促すタウリン，血管や免疫に関連するNOの合成にもかかわります．

c. エネルギー産生と窒素の排泄

　生体ではアミノ酸は貯蔵されないため，タンパク質の分解で生じたアミノ酸や，使われずに残ったアミノ酸はエネルギー産生に使われます．エネルギー産生のためにアミノ酸が酸化されると，アミノ基（$-NH_2$）はアンモニアとして除去され，残りの炭素骨格はミトコンドリア内のTCA回路に入ってエネルギー産生に働きます．この際に生じたアンモニアは強い細胞毒性をもつため（特に神経細胞に有害），肝臓で**尿素回路（オルニチン回路）**によって尿素に変換され，尿中に排泄されます．

▶ 尿素回路（オルニチン回路）（図8 参照）

　アンモニアから尿素への変換は肝細胞内で尿素回路によって以下のように行われ，2分子のアンモニアから1分子の尿素を生成します．

①アンモニアと炭酸イオンにATPのリン酸が作用し，**カルバモイルリン酸**を生成する．

②カルバモイルリン酸に**オルニチン**が結合して**シトルリン**を生成する．

③シトルリンは**アスパラギン酸**からアミノ基（もう1分子のアンモニア）を獲得し，**アルギノコハク酸**を経て**アルギニン**となる．

④アルギニンはアルギナーゼによってオルニチンに変わるとともに**尿素**を生成する．

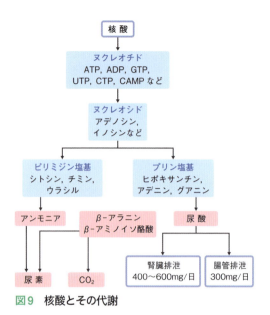

図9 核酸とその代謝

核酸とその代謝（図9）

　核酸は糖・リン酸・塩基の結合したヌクレオチドとよばれる高分子化合物で，糖の違いにより，デオキシリボースをもつ**デオキシリボ核酸（DNA）**とリボースをもつ**リボ核酸（RNA）**を区別します．細胞では，DNAは核染色質やミトコンドリアにあって遺伝子を構成し，RNAは細胞小器官（リボソームなど）にあって細胞内タンパク質合成に働きます．

　核酸を構成する塩基には**プリン塩基**（アデニン，グアニン，ヒポキガンチン）と**ピリミジン塩基**（シトシン，チミン，ウラシル）があります．何れも食物や自身の細胞（大部分が肝臓で合成）に含まれるため，核酸合成の活発な食物（芽のもの，魚卵など）の摂取や自身の細胞の破壊進行によって増加します．これらの物質の大半は再利用されますが，残りは代謝されたのち尿中に排泄されます．

　プリン塩基とピリミジン塩基は体内での最終代謝産物が異なり，ピリミジン塩基が尿素まで分解されるのに対し，プリン塩基（プリン体）は尿素より高分子の尿酸までしか分解されません．このため，特にプリン体の分解で尿酸が増加することになります．尿酸は正常でも血中に存在するが水に溶けにくく，腎臓からの排出も尿素に比べて低いため，核酸の過剰摂取やプリン体の過剰崩壊があると高尿酸血症（痛風）を引き起こします．

7 呼吸器

呼 吸

　生物は，身体を構成する細胞が担う種々のはたらきに支えられており，個々の細胞は自ら産生するエネルギーによって活動しています．通常，エネルギー源は外から摂取されますが，そのままではエネルギーとして利用できないため，体内で燃焼（酸化反応）することでエネルギーを得ています．体内では「灯油を燃焼して熱を出すヒーター」のように，栄養素を酸素（O_2）と結合してエネルギーを取り出す酸化反応がつねに起こっています．すなわち，生物は「**摂取した栄養素を燃焼して生命活動のエネルギーを得る**」ために O_2 を取り込む必要があり，この O_2 の取り込みを**呼吸**といいます．

呼吸と細胞エネルギー

　生体内で起こる化学反応をまとめて**代謝**といい，エネルギーを使って小さな物質から大きな物質を合成する**同化**と，大きな物質を分解してエネルギーを取り出す**異化**とに大別されます．呼吸は異化に属する反応であり，糖や脂肪などの栄養素を代謝する過程で生じるエネルギー源を利用して生命活動を行っています．

　細胞や組織が生命活動に利用するエネルギー源は，**アデノシン三リン酸**（adenosine triphosphate：**ATP**）とよばれる物質で，ここからリン酸がとれて**アデノシン二リン酸**（adenosine diphosphate：**ADP**）になる異化の際に発生するエネルギーが使われます．栄養素からこの ATP を生じる過程で O_2 が消費されるため，生体は呼吸によって O_2 を取り込む必要があります．

　燃料を燃やすと，熱と一緒に水蒸気や二酸化炭素（CO_2）が発生します〔燃料＋ O_2 → CO_2 ＋水（H_2O）＋熱エネルギー〕．生体の酸化反応もこれと同様で，摂取した栄養素からエネルギーを得る過程で O_2 を消費し，CO_2 や H_2O を発生します［栄養素＋ O_2 → CO_2 ＋ H_2O ＋（熱＋ ATP）］．このため，生体は呼吸によって O_2 を継続的に取り込んでいますが，同時に反応で生じた CO_2 を体外へ排出しています．これは，CO_2 が体内にとどまると細胞を傷害する水素イオンが発生〔CO_2 ＋ H_2O → 炭酸（H_2CO_3）→ H^+ ＋重炭酸イオン（HCO_3^-）〕し，生体が死の危機にさらされるためです．

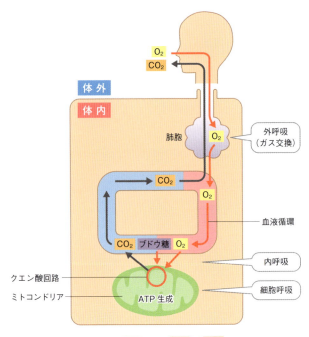

図1 外呼吸・内呼吸・細胞呼吸

外呼吸・内呼吸・細胞呼吸（図1）

　生体の細胞や組織はエネルギー生成に使う O_2 を組織液（細胞間質液）から得ており，組織液には肺で取り込んだ O_2 が血液循環により供給されます．すなわち，外気から肺に吸入された O_2 は肺毛細血管に取り入れられ，血液循環系によって全身の組織液に運ばれたのち細胞内で利用されます．この過程を**呼吸**といい，外気中の O_2 を肺毛細血管に取り込み，CO_2 を排出する過程（**外呼吸**）と，全身組織で O_2 を吸収し CO_2 を排出する過程（**内呼吸**）に区分されます．内呼吸はさらに，細胞内において，O_2 や栄養素から**ATP** として化学エネルギーを取り出し，CO_2 を排出する反応（**細胞呼吸**）を区別します．すなわち，外呼吸と内呼吸とは血液循環によって連絡するガス交換過程であり，細胞呼吸は細胞におけるエネルギー生成反応（代謝）を意味します．

呼吸器系の役割

　生命活動に必要とされる三大栄養素は，炭水化物（糖質）・脂質・タンパク質です．このうち，タンパク質は**アミノ基**（-NH_2）すなわち**窒素**（N）を含むため，代謝産物として**窒素化合物**（**尿素・尿酸・アンモニア**）が生成されます．いずれも細胞毒性を示しますが，なかでもアンモニアは毒性が高く水に溶けやすいため，迅速に肝臓で尿素に変えられ[注1]，腎臓か

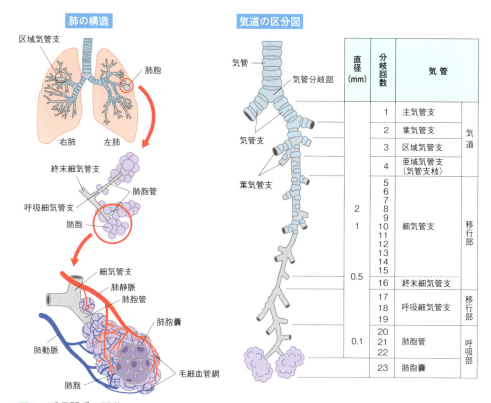

図2 呼吸器系の区分

ら排泄されます．肝硬変などで代謝機能が低下すると，アンモニアが血液中に溶けて全身に回るため，汗・呼気のアンモニア臭や脳障害（肝性脳症）を生じます．

これに対し，炭水化物と脂質は炭素・水素・酸素からなる化合物であり，完全燃焼（酸化反応）による最終産物は CO_2 と H_2O です．このため，炭水化物や脂質の分解によってエネルギー生成が行われた場合の代謝産物は，主に肺から排泄されます．すなわち，全身組織で生成された代謝産物のうち，窒素化合物の排泄は泌尿器系で行われるのに対し，CO_2 は肺に運ばれ，ここで O_2 とのガス交換（換気）によって排出されます．このガス交換に働く器官系が呼吸器系です．

呼吸器系の区分・構造（図2）

呼吸器系は外呼吸に働く器官系であり，鼻腔・咽頭・喉頭・気管・気管支・肺から構成されます．このうちガス交換を行う肺（肺胞）を**呼吸部**といい，鼻腔から気管支まではまとめて**気道**とよばれます．通常，気道は上気道（鼻腔～喉頭）と下気道（気管～気管支）に区分

注1：この代謝経路を**尿素回路（オルニチン回路）**といい，肝細胞内で起こる尿素生成回路である．アミノ酸の代謝や運動によって生じるアンモニアが，肝細胞内のオルニチンと反応することで水溶性の尿素に変換される反応で，これによりオルニチンは再生され再利用される．

され，下気道は約23回の分岐を経て肺胞（呼吸部）に達します．

上気道の構造と機能

1 鼻腔（図3）

▶ 吸気と鼻腔

外気は鼻腔から吸引されます．鼻腔は，（外）**鼻孔**で外に通じる**鼻前庭**と内部の**固有鼻腔**とからなり，後鼻孔で**上咽頭（鼻咽頭：咽頭鼻部）**に連絡します．鼻腔は鼻中隔で左右に仕切られており，左右の鼻腔は外側壁の棚状突出（**上鼻甲介・中鼻甲介・下鼻甲介**）によって**上鼻道・中鼻道・下鼻道**に不完全に分けられています．これらの突起は鼻腔内面の表面積増加に働いており吸引された気流が鼻腔粘膜に触れやすい構造となっています．

鼻腔内面は**多列線毛上皮**からなる粘膜で覆われ，その粘膜下は毛細血管に富んでいます．吸気は鼻腔を通過する際この粘膜に触れ，鼻粘膜下の毛細血管により加温・加湿されることで乾燥した冷気の肺胞進入を防ぎます．この仕組みにより，肺胞に至った吸気は温度37℃，湿度100％に調整されています．また，鼻粘膜からは吸気中に**一酸化窒素（NO）**が放出されます．NOは血管拡張作用を示すため，肺胞におけるガス交換を促進します．

このように，鼻腔粘膜は全体が血管に富みますが，特に鼻中隔前部には豊富な動脈性毛細血管網を有する領域（**キーゼルバッハ部位；リトル部位**）があり，吸気の加温・加湿に働きますが，粘膜が薄いために鼻出血の好発部位ともなっています．

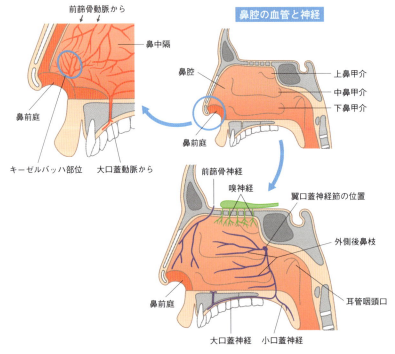

図3 上気道（鼻腔）

▶▶ 鼻腔の神経支配（図4）

嗅覚を除く鼻腔の感覚は，**三叉神経**（**眼神経V₁・上顎神経V₂**）の支配を受けています．鼻腔粘膜が刺激されると，その情報は三叉神経（V）によって脳幹の**三叉神経核**（主感覚核・脊髄路核）から延髄の呼吸関連中枢（**くしゃみ中枢**）に送られます．神経核からは反対側の視床を経由して大脳皮質（体性感覚野）に至ります〔鼻のムズムズ感を感じる〕．くしゃみ中枢からは，三叉神経（V）・顔面神経（Ⅶ）・迷走神経（Ⅹ）や呼吸筋を支配する脊髄運動ニューロン，そして自律神経ニューロンに連絡し，くしゃみ反射や鼻汁分泌などを起こします．

2 咽頭（図5）

咽頭は上咽頭・中咽頭・下咽頭に大別されます．**上咽頭**（**鼻咽頭；咽頭鼻部**）は鼻腔の後

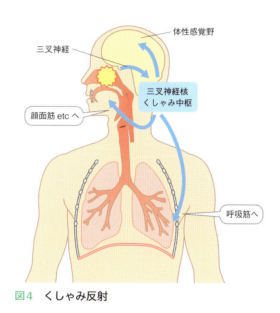

図4 くしゃみ反射

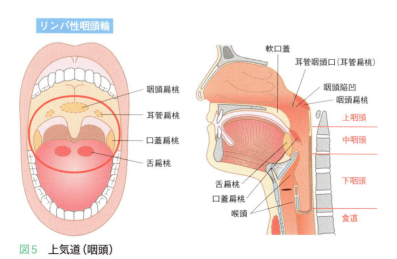

図5 上気道（咽頭）

方に位置し，鼻腔からの吸気はここを通って**中咽頭（咽頭口部）**から**下咽頭（咽頭喉頭部；咽頭下部）**および喉頭へ向かいます．上咽頭と中咽頭の壁には，咽頭を囲むようにリンパ組織（扁桃）があり，**リンパ性咽頭輪（ワルダイエル咽頭輪）**とよばれています．

扁桃は，鼻腔・口腔から侵入する抗原や病原体に対し，免疫担当細胞が免疫反応を起こしたり，抗原情報を取得する場として働く**二次リンパ器官**です．

3 喉 頭（図6，図7）

▶ 喉頭の構造

吸気は中咽頭から下咽頭上部を通って喉頭に流れ込みます．喉頭は，舌骨と喉頭軟骨か

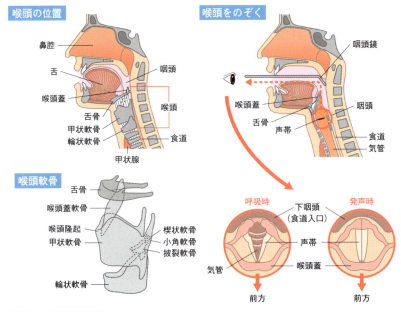

図6　上気道（喉頭）

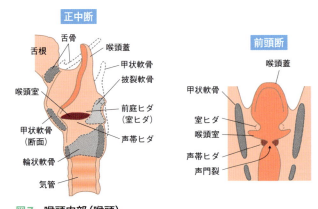

図7　喉頭内部（喉頭）

らなる支柱と，これを連結する靭帯や筋により構成されています．喉頭軟骨は6種9個あり，喉頭の外枠をつくる**甲状軟骨・輪状軟骨・喉頭蓋軟骨**と，声帯の運動に働く**披裂軟骨**，披裂喉頭蓋ひだに関わる**小角軟骨・楔状軟骨**が各1対みられます．

　喉頭までの上気道の壁は**横紋筋（骨格筋）**で構成され注2，内面は**多列線毛上皮**からなる粘膜で覆われています．線毛上皮は輸送機能を示す部位にみられる上皮で，気道では吸入された塵や分泌液がつくる痰の喀出に働きます．粘膜および粘膜下には**杯細胞**や**混合腺**が認められます．

▶ 喉頭の筋（図8）

　喉頭の筋は**外喉頭筋**と**内喉頭筋**に区分されます．外喉頭筋は喉頭を周囲組織に連結する筋を指し，内喉頭筋は喉頭軟骨どうしを連結する喉頭固有の筋を指します．通常，喉頭筋とは内喉頭筋を指し，声門裂の開閉・声帯の緊張・発声に働く次の6種があります．輪状甲状筋（前筋）以外は，下喉頭神経（←反回神経←迷走神経）の支配を受けています．

- **輪状甲状筋（前筋）**：喉頭外面の扇形の筋．甲状軟骨を前下方に引き，声帯を緊張させて高音や裏声をつくります．上喉頭神経（←迷走神経）支配．
- **後輪状披裂筋（後筋）**：唯一の声門開大筋．両側麻痺で呼吸困難に陥ります．
- **外側輪状披裂筋（側筋）**：輪状軟骨〜披裂軟骨を結ぶ筋．発声開始時や強い発声の際に働きます．
- **横−斜披裂筋（横筋；披裂筋）**：左右の披裂軟骨を結ぶ筋．声門後端を閉じ声質の調節に働きます．
- **甲状披裂筋（内筋；声帯筋）**：声帯ヒダ内を通って披裂軟骨に付く筋．声帯靭帯後部の緊張を抑え（輪状甲状筋に拮抗），発声時の声帯ヒダの振動調節に働きます．
- **披裂喉頭蓋筋**：披裂喉頭蓋ヒダを通って喉頭蓋に付く筋．嚥下時に収縮して喉頭口を狭くします．

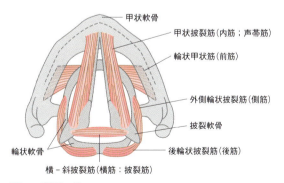

図8　喉頭の筋
披裂喉頭蓋筋は省略

注2：口腔後部〜咽頭・喉頭領域は，内臓の入口に相当するが，その壁は平滑筋でなく横紋筋（骨格筋）で形成される．このため，この領域は特殊な内臓領域として特殊域とよばれる．これに対し，胸腹部内臓は一般域とよばれる．

▶ 声門と支配神経

　喉頭は喉頭口（喉頭の入口）～気管起始部（輪状軟骨下縁：C6レベル）までの腔所で，ほぼ中央には前後に走る声帯ヒダ（C5～6レベル）があり，間に**声門**（裂）を形成します．声門は発声器官であり，呼気で声帯を振動させて声（**声帯原音**）を出します．発声時，声門の開閉や声帯の緊張に働く筋を**内喉頭筋**といい，反回神経（←迷走神経）の終末枝である下喉頭神経に支配されます．なお，喉頭粘膜の感覚は，声門より上の領域を**上喉頭神経**（←迷走神経），声門より下の領域を**下喉頭神経**（←反回神経←迷走神経）が司っています．

▶ 仮声帯とその機能

　声帯ヒダの直上（喉頭蓋の直下）の左右に位置するヒダを**仮声帯（前庭ヒダ；室ヒダ）**といい，嚥下時に喉頭蓋とともに閉鎖して誤嚥を防ぎます．通常の発声には関与しませんが，ここを狭める発声として**喉歌**（モンゴルのホーミーなど）や**ダミ声発声**（デスヴォイス）があります．

下気道の構造と機能

1 気管と気管支（図2，図9）

▶ 気管～主気管支

　気管は輪状軟骨下縁（C6レベル）から始まる長さ約12cm内径約15mmの管腔器官で，胸骨角の高さ（T4～5レベル）で左右の（主）気管支に分岐します．気管内面は多列線毛上

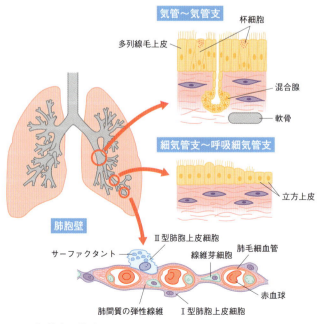

図9　気管支の構造

皮と粘液を分泌する杯細胞で覆われ，粘液腺（気管腺）からの分泌液によって気道の保護と湿潤に働いています．

主気管支は右が長さ約3cm，太さ約15mm，左が長さ約5cm，太さ約12mmで，分岐角度（正中軸に対する角度）は右で約25°，左で約45°です．このため，異物は左より太く垂直に近い右主気管支に入りやすいです．

▶ 葉気管支〜細気管支

肺門において，左右の主気管支は各肺葉に向かう葉気管支に分岐します．すなわち，右は上葉・中葉・下葉気管支，左は上葉および中葉気管支です．その後，葉気管支は各肺区域へ向かう内径約6mmの**区域気管支**（第3分岐）を経て**気管支枝**（亜区域気管支；第4分岐）となり，**細気管支**（第5〜16分岐）に分岐します．細気管支の内径は0.5〜2mmで，壁内に軟骨をもっていません．

なお，気管支枝まで（内径2mm以上）を中枢気道，細気管支以下（内径2mm以下）を末梢気道に区分することがあり，**慢性閉塞性肺疾患**（chronic obstructive pulmonary disease：**COPD**）の病態（中枢気道の粘液過剰分泌，末梢気道の狭窄，肺胞の気腫化）の説明に用いられます[注3]．

▶ 終末細気管支と呼吸細気管支

細気管支の終末部分（第16分岐）を**終末細気管支**といいます．次の呼吸細気管支と異なり終末細気管支には肺胞がないため，解剖学的にはここまでを気道といい，**呼吸細気管支**（第17〜19分岐）を**移行部**ということがあります．

移行部には，表面が丸く線毛をもたない**クラブ細胞**（**棍棒細胞；気管支分泌細胞；クララ細胞**）[注4] が存在します．クラブ細胞は，①サーファクタント（表面活性物質）の分泌，②抗菌性ペプチドの分泌，③細気管支細胞の幹細胞としての役割をもつとされています．

2 下気道の神経支配

気道の平滑筋や分泌腺は**迷走神経（副交感神経）**と**交感神経**に支配されています．交感神経刺激（β_2受容体）では平滑筋の弛緩により気管支は拡張し，副交感神経刺激（ムスカリン受容体）では平滑筋の収縮で気管支は細くなります．これにより，運動時には気道を拡張して酸素の取り込み増進に働き，煙などを吸い込んだ際には気道を収縮させる防御機能として働きます．

気管支喘息などで，粘膜が継続的に刺激され平滑筋がけいれんを起こすと，気道狭窄か

注3：中枢気道・末梢気道のほかに，肺外気管支・肺内気管支という区分もある．肺内気管支は区域気管支以降の気管支をさす場合と，壁に軟骨をもたない細気管支をさす場合があり，用語としては一定していない．
注4：クラブ細胞はドイツのMax Clara（1899〜1966）によって発見された．以前はクララ細胞とよばれたがナチスとの関係を問題視され，現在は使われなくなった．

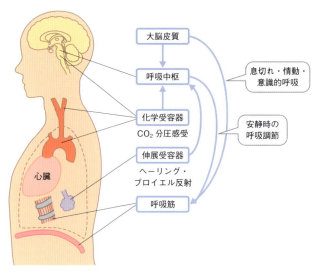

図10 呼吸の神経調節

ら呼吸困難を引き起こします．気管支喘息にβ_2作動薬や抗コリン薬（副交感神経遮断薬）を使用するのは，気管支拡張を期待してのことです．

なお，気道粘膜には感覚ニューロンも分布しています．特に気管分岐部内面（**気管竜骨：気管カリナ**）の粘膜は極めて敏感で，刺激により激しい咳嗽(がいそう)を起こします．

3 呼吸運動の神経制御（図10）

呼吸運動は橋〜延髄の**呼吸中枢**による自律的支配を受けています．安静呼吸では，呼吸中枢からの出力は脊髄神経（横隔神経，肋間神経など）を介して**呼吸筋**（横隔膜，肋間筋，腹壁筋など）へ送られ，各筋の周期的な収縮リズムが形成されています．このリズムには肺伸展受容器が関わっており，気道内圧上昇を感受して反射的に吸息から呼息（呼息から吸息）に切り替わります[注5]．

呼吸中枢は，①上位中枢や脊髄からの入力（意識的呼吸，息切れ，情動，痛み刺激など），②延髄の中枢化学受容器からの情報，③末梢化学受容器（頸動脈小体，大動脈小体）からの情報を受け，呼吸筋の収縮リズムを調節します．化学受容器は血液や脳脊髄液のCO_2分圧の上昇（pH低下）を感受し，呼吸中枢を刺激して換気を促進させます．

4 閉塞性換気障害

気道の狭窄による換気不全を主徴候とする病態で，呼気困難，肺の過膨張（残気量増加），咳嗽，粘稠性喀痰などを伴います．肺の過膨張による圧迫で気道はさらに狭窄するため，

注5：ヘーリング・ブロイエル反射：吸息により肺が拡張すると肺の伸展受容器が刺激され，迷走神経を介して脳幹の吸息中枢に伝わり，吸息活動が抑制されて呼息に切り替わる．反対に呼息によって肺が縮小すると呼息は吸息に切り替わる．

特に呼気時の気流が阻害されて呼気時間が延長します．末梢気道に顕著な狭窄を生じるCOPD，中枢気道に起こる気管支喘息が代表的です．

呼吸部（肺胞）の構造と機能（図11）

1 肺胞

　呼吸細気管支の末梢には直径約200μmの肺胞が集まり，肺胞管〜肺胞嚢を形成します．隣接する肺胞の間は，①肺胞内面の肺胞上皮，②肺動脈由来の毛細血管網，③少量の結合組織，がつくる薄い**肺胞中隔**によって隔てられます．ガス交換は，肺胞と肺毛細血管との間（厚さ0.2〜0.6μm）で行われます．

　肺胞上皮細胞は，**Ⅰ型肺胞細胞（扁平肺胞上皮細胞）**と**Ⅱ型肺胞細胞（立方肺胞上皮細胞）**とに区別されます．Ⅰ型肺胞細胞は肺胞の97％を占め，毛細血管内皮と接してガス交換部位を形成します．Ⅱ型肺胞細胞は肺胞内に散在する立方形細胞で，**肺サーファクタント（表面活性物質）**を分泌します．

　肺サーファクタントは，肺胞内の水分による表面張力（肺胞を縮めようとする力）を弱めるので，これがないと吸気時に肺胞を拡張することができません．主成分はジパミトイルホスファチジルコリンというリン脂質で，ヒトでは胎生23週頃から生成が始まり，34週頃に生成能が発達します．このため，これ以前の出生児では肺胞拡張が不十分で，呼吸困難を起こします（**新生児呼吸窮迫症候群**）．現在は，呼吸困難改善治療として肺サーファクタント製剤の気管内注入が行われています[注6]．

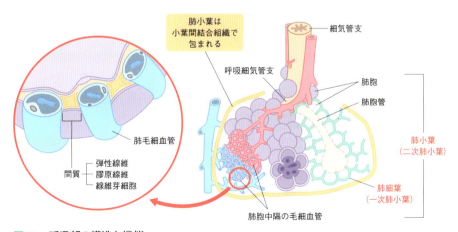

図11　呼吸部の構造と機能

注6：肺サーファクタントは生理食塩水に懸濁させ（120mg/4mL），120mg/kg体重を4〜5回に分けて体位変換させながら気管内注入し，経皮O_2分圧（100％O_2吸入下）80mmHg以上を維持する．

2 肺細葉・肺小葉

1本の呼吸細気管支に連絡する肺胞の集合体（100〜150個）を**肺細葉（一次肺小葉）**といい，呼吸細気管支が1本の終末細気管支に集まった集合体を**肺小葉（二次肺小葉）**といいます．それぞれの（二次）肺小葉は周囲を**小葉間結合組織**で囲まれ，直径約1cmの多面体を形成するため，結合組織内に存在するマクロファージによって炭粉などが貪食されると，肺表面からも縁取りされた小区画として確認されます．

肺小葉は呼吸部の機能単位であり，気管支の分枝に沿って肺動脈の枝で送られてきた血液は，肺胞で酸素を受け取ったのち小葉間結合組織内の静脈（→肺静脈）を通って心臓に還流します．

3 肺実質と肺間質（図12）

肺小葉を構成する細気管支・肺胞・毛細血管・結合組織のうち，特に肺胞（肺胞腔＋肺胞上皮）を指して**肺実質**といい，これ以外の隔壁部分（肺間質）と区別されます．

肺疾患，特に肺の炎症では，**肺胞性肺炎**（肺実質の炎症，いわゆる肺炎）と**間質性肺炎**（肺間質の炎症）とが区別されます．肺胞性肺炎は細菌などの微生物感染により肺胞内に炎症が起こったもので，通常ならば，間質への波及はありません．一方，間質性肺炎はウイルス感染などによる肺間質の炎症で細胞浸潤や肥厚が生じたもので，**サイトカインストーム**[注7]で重症化したり，慢性化によって線維化（**肺線維症**）を生じると，肺胞の弾性が失われ，強い吸気困難を引き起こします．

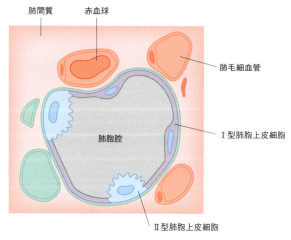

図12　肺実質と肺間質

注7：感染時，炎症細胞からサイトカインというタンパク質が分泌され，これが免疫細胞（マクロファージ，リンパ球）を活性化することで免疫反応が起こる．サイトカインのうち，炎症反応を起こすもの（TNF-alpha・IL-6など）を炎症性サイトカインといい，通常は生成がコントロールされているが，過剰に放出されると全身に強い炎症性傷害を起こす．このような病態をサイトカインストームといい，呼吸器障害，急性循環不全（ショック）などの原因となる．

第1部｜くすりの効きどころがわかる　西洋医学の解剖・生理のとらえかた

呼吸器をターゲットにしたくすりと作用標的部位・生理作用からみる効果

　呼吸は，基本的には脳幹の呼吸中枢による自律的調節により自発呼吸リズムが生み出されますが，上位中枢をはじめ身体各部からの情報や薬物などが，このリズムにさまざまな影響を与えます．

1 呼吸興奮薬

　自発呼吸リズムは生体内外からの化学因子や薬物によって影響を受けます．そのなかで，換気の促進に働く化学因子を呼吸興奮薬といいます．

- 二酸化炭素（CO_2）：健常人では，血中 CO_2 分圧の上昇は化学受容器で感受され，呼吸中枢に伝えられて**呼吸促進**を起こします．慢性肺疾患では呼吸中枢の反応が減弱するため，呼吸促進が起こらず**CO_2 ナルコーシス**（CO_2 増加による意識障害）を起こすことがあります．
- カフェイン：中枢神経興奮薬で，呼吸中枢を刺激し，CO_2 感受性亢進させて呼吸促進（呼吸数増加・換気量増加など）を起こします．
- 呼吸中枢刺激薬（ジモルホラミン，ドキサプラム）：呼吸中枢を選択的に刺激して呼吸促進を起こします．化学受容器刺激作用をもつものもあります．麻酔薬による呼吸抑制時，溺水，ショック，新生児仮死などの際に用いられます．

2 鎮咳薬

　咳嗽（咳）は，気道粘膜刺激によって反射的に生じる突発的な呼吸運動で，①気道粘膜刺激が延髄の**咳中枢**に伝えられ（舌咽神経など），②咳中枢の指令が，迷走神経や脊髄神経で咳運動部位（喉頭・肋間筋・横隔膜・腹壁筋）に送られて起こります．鎮咳薬は中枢性と末梢性とに大別され，末梢性鎮咳薬には去痰薬，気管支喘息治療薬などが含まれています．

▶ 中枢性鎮咳薬

　求心性刺激に対する咳中枢の反応閾値を上昇させることで咳反射を抑えます．麻薬性鎮咳薬と非麻薬性鎮咳薬があります．

- 麻薬性鎮咳薬（モルヒネ，コデイン）：咳中枢を抑制して咳反射を抑えます．モルヒネは呼吸中枢抑制作用や依存性をもちますが，コデインにはほとんどありません．
- 非麻薬性鎮咳薬（ノスカピン，デキストロメトルファン，ジメモルファン）：鎮咳作用は麻薬性鎮咳薬にやや劣りますが呼吸抑制作用や依存性はありません．

▶ 末梢性鎮咳薬

　気道の機械刺激受容体や化学受容体，肺の伸展受容体などの末梢受容体の刺激を軽減することで咳を抑制する薬物をいい，去痰薬や気管支喘息治療薬などがあります．

a. 去痰薬

痰（気道内分泌物，炎症性滲出物，気道異物，細胞片などの混合物）の粘稠性を下げ，粘膜の機能を活性化して喀出しやすくする薬物．気道分泌促進薬，気道粘液溶解薬，気道粘液修復薬，気道潤滑薬などに区分されます．

b. 気道分泌促進薬（サポニン系，ブロムヘキシン）

- **サポニン系**：気道粘膜を刺激して分泌を促し，痰の粘稠性を抑えて（流動性を上げて）喀痰を容易にします．
- **ブロムヘキシン**：気道線の漿液性分泌を増加させて粘稠性を下げるほか，線毛運動亢進・酸性糖タンパク分解（気道粘膜溶解）・肺サーファクタント分泌促進にも働き喀痰を促します．

c. 気道粘液溶解薬（システイン系，ブロムヘキシンなど）

- **システイン系**：痰の粘液成分（ムコタンパク質）のジスルフィド結合（-S-S-）を開裂してチオール基（-SH）に変えることで粘稠度を低下させ，喀出を容易にします．また，気道粘膜の線毛細胞を修復し，粘膜の抵抗力を高めます．
- **ブロムヘキシン**：気道粘膜の腺分泌を活性化して漿液性分泌を増加します（気道分泌促進）．また，分泌細胞のリソゾーム顆粒から遊離された酵素により酸性糖タンパク線維を分解・低分子化して粘稠性を下げます．この他，サーファクタントの分泌促進にも働きます．
- **気道潤滑薬（アンブロキソール）**：肺サーファクタントの産生・分泌を促し，痰の気道粘膜への粘着を抑えることで喀痰を容易にします．

3 気管支喘息治療薬

種々の原因で生じた気道の慢性炎症による閉塞性換気障害は，発作的に起こる気道狭窄による呼吸困難・喘鳴・咳嗽などの症状を特徴としています．慢性炎症を基礎病変とすることから，ステロイド薬が用いられますが，発作時には気管支拡張薬や収縮抑制薬が用いられ，長期管理薬として抗アレルギー薬が用いられます．

▶ ステロイド薬

糖質コルチコイドが用いられます．薬理作用は，①**アラキドン酸カスケード**[注8]を阻害し，その代謝産物（気道攣縮や炎症を起こす）の生成を抑えるほか，②膜安定化作用により気道の炎症を抑えます．

注8：細胞膜由来のリン脂質の代謝経路．組織が傷害されるとアラキドン酸が遊離し，酵素反応によってプロスタグランジン（PG）・トロンボキサン（TX）・ロイコトリエン（LT）などが生成される．PG は血小板凝集阻害・血管拡張による炎症発現などに，TX は血小板凝集・血管収縮・気管支収縮に働く．LT は気管支収縮に働き，アレルギーや炎症性疾患（気管支喘息など）の発症に重要な役割を果たす．

▶▶ 気管支拡張薬

気管支平滑筋を弛緩させる薬物として，β_2作動薬，キサンチン誘導体が代表的です．

- β_2作動薬：気管支平滑筋のβ_2受容体（交感神経）を選択的に刺激して拡張を起こします．短時間作用型（サルブタモールなど）と長時間作用型（プロカテロールなど）があります．
- キサンチン誘導体（テオフィリン）：気管支収縮を起こす生理物質（アデノシンなど）の受容体をブロックして気管支拡張をもたらします．

▶▶ 収縮抑制薬（抗コリン薬）

副交感神経のムスカリン受容体でアセチルコリンと拮抗し，気管支平滑筋の弛緩（気管支拡張）と気道反応性低下に働きます．気管支喘息には長時間作用型（チオトロピウムなど）が用いられます．

▶▶ 抗アレルギー薬

花粉症・アレルギー性鼻炎などのアレルギー疾患に加え，気管支喘息にも用いられます．作用機序から，抗IgE抗体薬・化学伝達物質遊離抑制薬・トロンボキサンA_2合成阻害薬・ロイコトリエン受容体拮抗薬・Th2サイトカイン阻害薬・ヒスタミンH_1受容体拮抗薬などに区分されます．

- 抗IgE抗体薬：血液中のIgE抗体と結合することでIgE抗体とマスト細胞や好塩基球との結合をブロックし，IgEを介したアレルギー反応を抑制します．難治性のアトピー型喘息に用いられます．
- 化学伝達物質遊離抑制薬：マスト細胞の化学伝達物質放出（ヒスタミンなど）を抑制します．慢性に経過するアレルギー性喘息に用いられます．
- トロンボキサンA_2合成阻害薬：アラキドン酸のTX合成に働くシクロオキシナーゼをブロックすることで，気管支収縮作用をもつTX合成を阻害します．
- ロイコトリエン受容体拮抗薬：気管支のロイコトリエン（LT）受容体に作用してLTのはたらきを阻害することで気管支拡張作用をもたらします．
- Th2サイトカイン阻害薬：ヘルパーT2細胞（Th2）のIL-4，IL-5，IL-13産生を抑制することで好酸球浸潤やIgE産生を抑え，抗アレルギー作用を発揮するとされています．
- ヒスタミン（H_1）受容体拮抗薬：平滑筋などにあるH_1受容体とヒスタミンの結合を阻害し，アレルギーの原因であるヒスタミンの作用を抑制します．

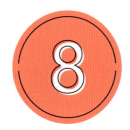

8 腎・泌尿器

泌尿器系

1 泌尿器系の役割（図1）

　生体を構成する細胞は組織液（間質液）に浸されています．言い換えれば，組織液は細胞の生活環境であり，酸素（O_2）や栄養分の供給源であると同時に代謝産物の排出場所でもあります．このため，組織液の性状（pHや浸透圧など）はほぼ一定に調節・維持されています（**恒常性：ホメオスタシス**）．

　組織液の性状変化を一定に保つため，体内には血液循環系が備わっており，組織液に酸素や栄養分を届けると同時に，細胞から排出された老廃物や二酸化炭素（CO_2）を回収・廃棄する役割を担っています．血液に入ったこれらの不要物は，呼吸器系（CO_2）と泌尿器系（その他の老廃物）から排泄されます．すなわち，泌尿器系は，細胞から出た老廃物の多く（窒素代謝物や電解質など）を排泄することで組織液の浄化に働く器官系です．

2 泌尿器系の全体像

　泌尿器系は，**腎臓**と**尿路**（**尿管**，**膀胱**，**尿道**）で構成されます．体内の物質代謝によって生じた代謝産物の多くは，血液循環によって腎臓へと送られ，ろ過と再吸収によって選別された後に尿として排泄されます．腎臓には毎分約1L（心拍出量の約20%），1日に約1,440Lの血液が送られ，ろ過によって約200Lの**原尿**がつくられますが，その99%は尿細管で再吸収されるため，実際に排泄される尿は約2L/日となります．

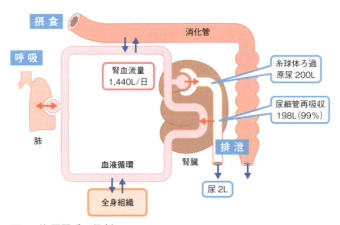

図1　泌尿器系の役割

腎臓で生成される尿の量や成分は体液（組織液や血液）の性状に対応して調節されます．すなわち，体液中の電解質量などを感じとり，排出量や再吸収量を調節することで，体液のpHや浸透圧のホメオスタシスを保持しています．

腎臓

1 位置と形（図2）

　焼肉店で腎臓をマメというように，腎臓は縦約10cm，横約5cm，重さ約100gの豆形の臓器で，脊柱の両側で腹膜の後に位置しています（腹膜後器官）．体表からみると，第12肋骨と脊柱（T12～L3）がつくる三角部〔**肋骨脊柱角**（costvertebral angle：**CVA**）〕にあり，ほぼ肘頭の高さに位置しています（腎結石ではこの三角部を叩くと痛みが響く：肋骨脊柱角叩打痛）．右腎はその上に肝臓が位置するため，左腎に比べて2cmほど低位にあります．また，腎臓は全体が脂肪組織に包まれており，後腹壁との連結がゆるいため，呼吸による横隔膜の運動により3cmほど上下に移動します（**呼吸性移動**）．

　腎臓の内側面には**腎門**とよばれる陥凹があり，大動脈の枝である左右腎動脈，下大静脈に連絡する左右腎静脈，および尿管の出入口をなしています．**尿管**は腎門の深部では漏斗状の**腎盂**に続いており，生成された尿を集める十数個の**腎杯**と連絡します．

2 内部構造（図3，図4）

　腎臓の実質は，表層の腎皮質と深層の腎髄質とに区分されます．大まかに言うと，**腎皮質**は「ろ過により原尿を生成する部位」であり，**腎髄質**は「再吸収により必要物質を戻して尿をつくる部位」です．腎皮質は，腎臓の表面に接する層と隣り合う腎錐体間の領域（**腎柱**）からなり，腎柱は表層皮質に向かう動脈と静脈の通路となっています．腎髄質をなす**腎錐**

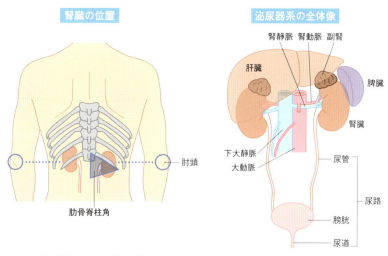

図2　泌尿器系の全体像と位置

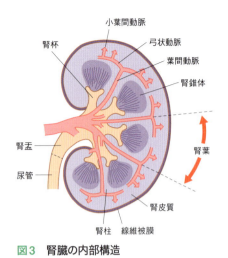

図3 腎臓の内部構造

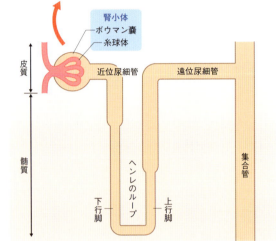

図4 腎小体とネフロンの構造

体は「角の丸い円錐形」を示し，その尖端（腎乳頭）はカクテルグラスのような**腎杯**にはまり込んでいます．腎乳頭には10～15個の小孔（**乳頭孔**）があり，生成された尿はこの孔から腎杯に排出された後，腎盂～尿管によって膀胱に送られます．

▶ 腎皮質（腎小体）

　腎皮質は腎小体とここから出る尿細管からなり，腎髄質のヘンレのループへと連絡します．**腎小体（マルピーギ小体）**は，血液をろ過して原尿を生成する直径約0.2mmの構造で，1個の腎臓に約100万個存在しています．腎小体は毛細血管がつくる**糸球体**と，これを包む**ボウマン嚢**からなり，糸球体に流入する血液（1,440L/日）をろ過することで1日に約200Lの原尿を生成します．なお，1個の腎小体に続く尿細管やヘンレのループをあわせて**ネフロン（腎単位）**といいます．

▶ 腎髄質（尿細管・集合管）

　腎髄質は，腎小体から出た尿細管に続くヘンレのループとその後の集合管を含む領域で，原尿から水や必要物質を再吸収しています．原尿の99％は再吸収されるため，尿として排

第1部｜くすりの効きどころがわかる　西洋医学の解剖・生理のとらえかた

泄されるのは 2 L/日です．

▶ 腎臓の血管

腎臓には毎分約 1 L の血液（脳とほぼ同量）が供給されます．これは腎臓が生体のホメオスタシスに重要な血液浄化に働くためです．また，腎臓には他の臓器とは異なる独特の血管系が備わっています．腎臓が糸球体（ろ過）と尿細管（再吸収）の二段階で尿を生成するため，「ろ過」と「再吸収」に働く 2 つの毛細血管が必要となります．

a. 輸入細動脈→糸球体→輸出細動脈

腎動脈から腎臓に注いだ血液は，区域動脈→葉間動脈→弓状動脈→小葉間動脈を通り，**輸入細動脈**から**糸球体（第一の毛細血管網）**に注ぎます．糸球体でろ過を受けた血液は，**輸出細動脈**によって糸球体を離れ，腎皮質と腎髄質の尿細管周囲で再び毛細血管（**尿細管周囲毛細血管：第二の毛細血管網**）に注ぎます．このように，糸球体は輸入細動脈と輸出細動脈に挟まれており，効率的なろ過を行うために糸球体の血圧が維持されています．

b. 尿細管周囲毛細血管→静脈系

尿細管周囲毛細血管からの血液は，直静脈→弓状静脈→葉間静脈→区域静脈→腎静脈へと送られ，左右とも直に下大静脈に注ぎます．なお，皮質表層の血液は**星状静脈**から**弓状静脈**に至り，腎静脈に送られます．

腎静脈は左で長く，腹大動脈の前を上腸間膜動脈との間に挟まれるように走っています．このため，腹大動脈瘤などで左腎動脈が絞扼されると（**ナッツクラッカー現象**），左腎臓にうっ血が起こり，腎臓内出血や血尿を生じます．

‖ 尿路（尿管・膀胱・尿道）（図 5，図 6）

1 腎盂〜尿管

▶ 走 行

腎臓内で尿を受けた**腎杯**は，**腎門**で合流して腎盂となり，腎門の内側で**尿管**に移行します．尿管は長さ約 25 cm，直径約 5 mm の管で，両側の腎臓から出て腹膜後隙（大腰筋の前面）を腰椎横突起に沿って下行，左右の総腸骨動・静脈の前を通って**膀胱底**に達し，**膀胱三角上端**に開口します（女性では子宮頸の約 2 cm 外側で子宮動脈の直下を走り膀胱に至る）．教科書的には，尿管は 3 ヵ所の生理的狭窄（腎盂尿管移行部，総腸骨動・静脈交叉部，膀胱壁貫通部）をもつとされていますが，最近の研究では，結石が詰まりやすいのは上部尿管（性腺静脈との交叉部 crossing point）と膀胱壁貫通部の 2 ヵ所と報告されています[1]．

▶ 尿管壁

粘膜・平滑筋層・外膜の三層構造を示します．粘膜上皮は膀胱と同じ移行上皮で，縦方向に大きなひだを形成するため，内腔は星形の断面を呈します．筋層は平滑筋層で，上部

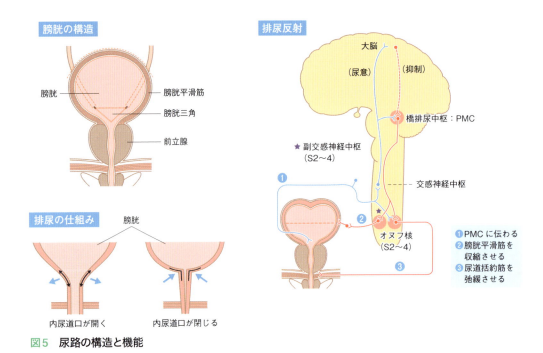

図5 尿路の構造と機能

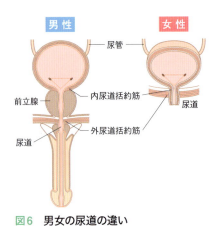

図6 男女の尿道の違い

は内層（縦走筋）と外層（輪走筋）の二層，下部は最外層に縦走筋層が加わった三層（内縦，中輪，外縦）からなるが明瞭な区分はできません．尿管は通常は収縮して閉じていますが，尿を送る際は腸管と同様の蠕動運動を起こし，滴状の尿を断続的に移送します．

▶ 神経支配

尿管は自律神経に支配されており，感覚線維も含まれます．尿管が結石で閉塞すると，尿管内圧の上昇と管壁の伸展刺激により，激しい結石疼痛（**疝痛**）を起こします．この刺激は交感神経の感覚線維により脊髄のT12〜L2に送られるため，腰・下腹部・外陰部・大腿内側部に広く放散する痛みとして感じます．また，刺激は延髄の嘔吐中枢にも送られるため嘔気を生じます．

第1部 | くすりの効きどころがわかる 西洋医学の解剖・生理のとらえかた

2 膀胱

尿は毎分1～1.5mL生成され，尿管から膀胱に送られます．膀胱は一定量の尿を貯留・排出するための器官で，健常人で約500mLの尿を貯留します．そのため，膀胱壁は尿管と同じく伸縮性に富む三層構造（粘膜，筋層，外膜）を示します．

膀胱内面の粘膜上皮の大部分は**移行上皮**で，膀胱壁の伸展に応じて伸縮しますが，**膀胱三角**（内尿道口と尿管口を結ぶ三角領域；尿管と同じ中胚葉由来）は平滑面を示し，尿が貯留してもほとんど伸展しません．膀胱三角には尿の貯留を感受する鋭敏な伸展受容器があり，その情報は仙髄オヌフ核（S2～4）や橋排尿中枢（PMC）に送られます．

筋層は三層（内縦，中輪，外縦）構造を示しますが，筋線維束が網目状に走るため各層の区別は明瞭ではありません．全体が膀胱内腔を狭める**排尿筋**として働きます．なお，内尿道口を含む膀胱三角の筋層は薄いため伸縮性に乏しく，排尿時には内尿道口周囲が排尿筋に引かれることで開くと考えられています．

3 尿道

膀胱に続く尿の排泄路で，恥骨結合の下で**尿生殖隔膜**を貫いたのち外陰部に至ります．女性では**腟前庭**に開口するのに対し，男性では前立腺を貫いたのち，陰茎の**尿道海綿体**を通って陰茎亀頭先端に開口します．女性の尿道は短い（約4cm）のですが，男性の尿道は長く（約18cm），恥骨の下部と前部で屈曲します．なお，男性尿道には前立腺内で精管が合流しており，射精時には精液の通路ともなります．

尿道が尿生殖隔膜を貫く部は**外尿道括約筋**で囲まれています．これは排尿を我慢する際に用いられる筋で，陰部神経の支配を受けます．

尿道は基本的には粘膜と平滑筋層からなっていますが，陰茎内（尿道海綿体部）の平滑筋層は不明瞭です．一方，粘膜は女性では主に重層扁平上皮からなっていますが，男性では部位により多列円柱状上皮～重層扁平上皮へと変わり，尿道腺とよばれる小型の分泌腺が多数みられます．

4 下部尿路の神経支配と蓄尿・排尿（図7）

膀胱～尿道を下部尿路といい，外肛門括約筋（陰部神経支配）以外は自律神経に支配されています．

▶ 蓄尿

蓄尿されていないとの情報が骨盤内臓神経で伝えられます（図7 ❶）．胸腰髄の**交感神経中枢（T11～L2）**からの遠心性線維は，上下の下腹神経叢および膀胱神経叢を経て膀胱に分布します．交感神経の働きで膀胱体部の筋（**アドレナリンβ₃受容体**）は弛緩し，内尿道口付近の筋（**アドレナリンα₁受容体**）は収縮して尿が貯まります（図7 ❷）．

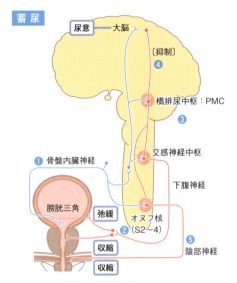
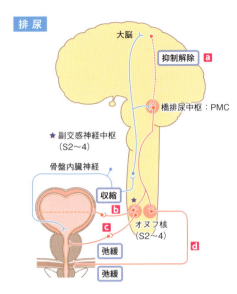

図7 下部尿路の神経支配

▶ 尿 意

　尿が貯まって膀胱が広がると膀胱壁（特に**膀胱三角**）の伸展受容器が感受し，骨盤内臓神経の求心性線維によって**仙髄オヌフ核（S2〜S4）**や胸腰髄の交感神経中枢（T11〜L2）に伝えられます．これらの情報は**橋排尿中枢（PMC）**や**大脳皮質**にも送られ，尿意を感じます．この時点では PMC からの排尿指令（図7 ❸）は大脳皮質から抑制されています（図7 ❹）．なお，外尿道括約筋（**ニコチン受容体**）は陰部神経に支配され，蓄尿時には収縮します（図7 ❺）．

▶ 排 尿

　排尿の際には，大脳から PMC への抑制が解除され（図7 a），排尿が開始されます．この時，仙髄の**副交感神経中枢（S2〜S4）**からの遠心性線維〔骨盤内臓神経から下下腹神経叢（骨盤神経叢）を経て分布〕の作用で膀胱壁（**ムスカリン受容体**）は収縮し（図7 b），尿道の筋は別の副交感神経線維（**伝達物質；一酸化窒素：NO**）[注1] の作用で弛緩します（図7 c）．なお，排尿時には橋排尿中枢（PMC）から仙髄オヌフ核に抑制信号が送られ（図7 d），外尿道括約筋の弛緩が起こります．

尿の生成

　腎臓の主要機能（尿生成，内分泌）のうち，尿生成は老廃物を排出することで体液の恒常性維持（ホメオスタシス）に大きな役割を果たします．すなわち，体液の状況変化は尿の性

注1：内尿道口〜尿道の平滑筋に分布する副交感神経線維は，一酸化窒素（NO）を伝達物質とするニューロンで，**非アドレナリン非コリン作動性神経（NANC 神経）**とよばれる．

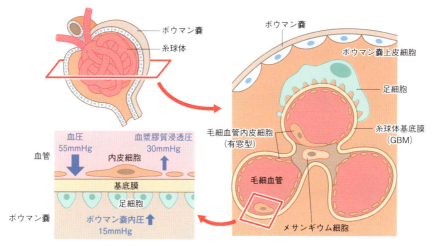

図8 糸球体ろ過とろ過圧

状に反映され，その異常は体液の変動を示す指標として重要な意味をもっています．

腎臓の尿生成は，**糸球体**（ろ過による原尿生成）と**尿細管**（再吸収，分泌）との二段階で行われます．糸球体ではタンパク質より小さな物質をすべて排出し，必要とする物質を尿細管で選択・回収するというシステムです．これは「糸球体では分子の大きさでろ過が行われるため，不要物質や有害物質だけを選択的に排出することができない」ためです．

1 糸球体の機能：ろ過

腎臓に送られた血液は糸球体でろ過され，水や低分子物質（尿素，電解質，アミノ酸，グルコースなど）を含む原尿が排出されます（約172L/日）．糸球体ろ過は物質の分子量で振り分けられ，アルブミン（分子量66,000），ヘモグロビン（分子量65,000），コレステロール輸送体タンパクのLDL（分子量220万〜270万）やHDL（15万〜26万）などの大きな物質（糸球体壁を通過できない）は原尿中には排出されません．低分子量タンパク質やヘモグロビンの一部は原尿中に排出されますが，尿細管で再吸収を受けるため，健常人の尿タンパク量は1日50〜100mgに抑えられています．

▶ 糸球体ろ過の仕組み（ろ過圧）（図8）

糸球体ろ過は，糸球体毛細血管とボウマン囊の内圧差（ろ過圧）によって起こります．輸出細動脈は輸入細動脈より細いため，**糸球体毛細血管には約55mmHgの血圧が生じます**が，血管外からは，**ボウマン囊内圧15mmHg＋血漿浸透圧30mmHg**がかかるため，その圧差10mmHgがろ過圧となってろ過が起こります．

▶ 糸球体ろ過量（GFR）

一定時間に糸球体でろ過される液体量を糸球体ろ過量（glomerular filtration rate：GFR）といいます．この値は糸球体のろ過機能の指標として用いられ，通常は尿中のクレアチニ

ン量（**クレアチニン・クリアランス：CCr**）で代用されます．筋における代謝産物であるクレアチニン（Cr）は糸球体でろ過されたのち，再吸収されずに尿中に出るため，糸球体ろ過機能を選択的に調べられるという原理です．

クレアチニン・クリアランスは

> GFR（CCr）〔mL/分〕＝（尿中Cr濃度〔mg/dL〕×毎分尿量〔mL/分〕／ 血中Cr濃度〔mg/dL〕×（1.73〔m^2〕／体表面積〔m^2〕）

によって算出され，腎機能の一指標として用いられています．GFR（CCr）は健常人では120 mL/分ですが，60 mL/分未満に低下すると浮腫や夜間多尿が現れ，3ヵ月以上持続するようであれば慢性の腎機能低下が疑われます．

2 尿細管の機能：再吸収と分泌（図9）

糸球体ろ過により生成された原尿は，尿細管における再吸収と分泌によって尿成分の調整が行われます．すなわち，尿細管は原尿中に含まれる必要物質の回収を担っており，その役割から，**近位尿細管**，**ヘンレのループ**，**遠位尿細管～集合管**に区分されます．

▶ 近位尿細管

近位尿細管では原尿（糸球体ろ過液）の約80％が再吸収され，水，Na$^+$，K$^+$，グルコース，アミノ酸，重炭酸イオン（HCO$_3^-$），リン酸イオン（PO$_4^{3-}$），ビタミン，血漿タンパク

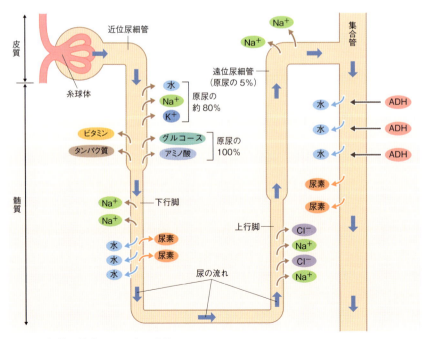

図9 尿細管の機能：再吸収と分泌

質などが回収されます．近位尿細管での再吸収量は物質やネフロンによって異なりますが，**限界値**（尿細管最大輸送量＝尿細管が再吸収できる最大速度）を超えた再吸収はできません．

例えば，健常人ではグルコースは近位尿細管で100％再吸収されますが，糖尿病で血糖値が180mg/dL以上になると原尿中のグルコースは再吸収の限界値を超えるため，尿中に排泄され，尿糖（＋）となります．なお，限界値には個人差があり，種々の疾患でも低下するため，高血糖を伴わずに尿糖（＋）となることがあります（**腎性糖尿**）．

腎性糖尿は，通常ならば，尿糖以外は無症候性で重篤な続発症もありませんが，近位尿細管の広範な欠陥を伴う場合（**ファンコニ症候群**など）は，グルコースだけでなくリン酸やアミノ酸の再吸収も障害されるため，全身性の症状が出現します．

▶ ヘンレのループ

近位尿細管〜遠位尿細管間のU字形部分．尿の流れが逆向きの（**対向流系**）の下行脚と上行脚からなります．

- **下行脚**：水と尿素の透過性が高いため，水は管腔から間質に再吸収され，尿のNa^+は深部ほど高くなります．
- **上行脚**：Na^+の透過性が高いため，尿中Na^+は間質に再吸収されます．さらに，上行脚ではNa^+の能動輸送による再吸収も起こるため，尿のNa^+濃度は皮質側ほど低くなります．

この結果，管腔・間質のNa^+濃度は皮質に比べ深部で5倍高くなります（**浸透圧勾配**）．深部が高浸透圧なのは，ここを通る集合管からの水の再吸収促進のためで，尿の濃縮に大きな役割をもっています．

浸透圧勾配には，Na^+だけでなく，集合管で再吸収される尿素も関わっています．尿素は集合管→間質→下行脚と移動をくり返すことで髄質の浸透圧を調節しています．

▶ 遠位尿細管〜集合管

原尿のNa^+や水は大半が近位尿細管で再吸収されるため，遠位尿細管〜集合管での再吸収は5％と少ないのですが，この部位での再吸収はホルモンと密接な関連をもっています．水の再吸収は下垂体後葉の**バソプレシン**〔**抗利尿ホルモン**（antidiuretic hormone：**ADH**）〕，Na^+の再吸収（これに伴うK^+やH^+の分泌）は副腎皮質から分泌されるアルドステロンで促進されます．このため，ADHの欠乏は水の再吸収低下により**尿崩症**を，アルドステロンの過剰は高ナトリウム・低カリウム血症による循環血液量増加から**高血圧**を引き起こす原因となります．

腎臓の内分泌機能

1 腎臓ホルモン（図10）

腎臓における尿生成は，バソプレシンやアルドステロンなどのホルモンで調節されます

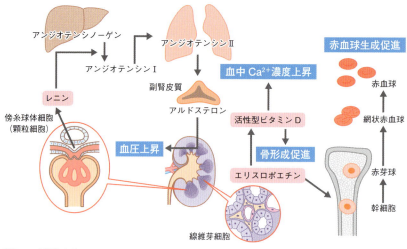

図10 腎臓ホルモン

が，腎臓にも内分泌細胞があり，レニン，エリスロポエチン，活性型ビタミン D の生成・分泌に関与します．

▶ レニン（レニン・アンジオテンシン・アルドステロン系）

　糸球体の血管極（遠位尿細管と輸入細動脈が接する部）にある**糸球体傍細胞**（**顆粒細胞**）から分泌されるホルモン．血圧低下（腎血流量減少）時に分泌され，血液中のアンジオテンシノーゲンを分解して，**アンジオテンシン Ⅰ**（**A Ⅰ**）の生成に働きます．A Ⅰ は血管内皮細胞の酵素によって**アンジオテンシン Ⅱ**（**A Ⅱ**）に変換されます．A Ⅱ は血管収縮作用によって血圧上昇に働くほか，副腎皮質（**球状帯**）からのアルドステロン分泌を促します．**アルドステロン**は遠位尿細管や集合管に働いて Na^+ の再吸収と K^+ の排泄を促進し，循環血液量の増加による血圧上昇をもたらします．

▶ エリスロポエチン（EPO）

　エリスロポエチン（EPO）は，尿細管周囲の間質にある**線維芽細胞**で生成されるホルモンです．血液の酸素分圧低下を感知して分泌され，赤血球前駆細胞の分化・増殖（赤血球生成）を促します．エリスロポエチンが欠乏すると，前駆細胞の DNA が断片化してアポトーシスを起こし貧血を生じます．酸素分圧の低い高地では，エリスロポエチン分泌促進により赤血球増多が起こります（アスリートの高地トレーニング）．

▶ 活性型ビタミン D

　ビタミン D は食品に含まれる栄養素ですが，活性型ビタミン D は生体内のカルシウム代謝の調節に働くホルモンと位置づけられています．ビタミン D のうち，栄養素として重要なのは，きのこや納豆に含まれるビタミン D_2（エルゴカルシフェロール）と，魚や牛乳に

含まれるビタミン D_3（コレカルシフェロール）であり，D_3 は皮膚でも 7- デヒドロコレステロール（7-DHC：プロビタミン D_3）から紫外線照射によって生成されます．これらのビタミン D は，肝臓で 25- ヒドロキシ D_3 となり，腎臓で 1,25- ヒドロキシ D_3（**活性型ビタミン D**）に変換されます．

　活性型ビタミン D は，腸管からのカルシウム吸収と，腎臓におけるカルシウム再吸収を促進することで血中 Ca^{2+} 濃度の維持に働きます．ビタミン D は血中 Ca^{2+} 濃度を一定範囲に保つことで，骨形成（リン酸カルシウム沈着）を促し，骨密度の増加に働きます．

　血中 Ca^{2+} 濃度低下が起こると腎臓の活性型ビタミン D 生成が刺激されます．活性型ビタミン D は**パラソルモン（PTH）**とともに骨に直接作用することで**骨吸収**（カルシウム溶出）を促し，血中 Ca^{2+} 濃度を高めます．小児のくる病や成人の骨軟化症は，活性型ビタミン D の欠乏で血中 Ca^{2+} 濃度の維持機構が破綻し，過剰な骨吸収（カルシウム溶出）と骨形成の低下が生じることで引き起こされます．

腎臓・泌尿器をターゲットにしたくすりと作用標的部位・生理作用からみる効果

　泌尿器系は体液の恒常性維持のために，尿量や尿の成分を調節する器官系です．このため，泌尿器系に作用する薬物は，尿量を調節する利尿薬・抗利尿薬，排尿障害治療薬に大別されます．

1 利尿薬

　利尿薬とは，尿細管〜集合管に働いて体内の余分な水分の排出を促す薬物を指します．その作用機序により，チアジド系（および類似）利尿薬，ループ利尿薬，カリウム保持性利尿薬，バソプレシン V_2 受容体アンタゴニスト，浸透圧利尿薬に大別されます．

・チアジド系利尿薬（トリクロルメチアジド，ヒドロクロロチアジド）

　腎臓の遠位尿細管における Na^+，Cl^- の再吸収を抑制することで Na^+，Cl^-，水の排泄増加に働きます．循環血液量減少と末梢血管抵抗低下による降圧作用も認められます．Na^+-K^+ ポンプに働くため，長期投与では低カリウム血症に注意が必要です．**チアジド系類似利尿薬**としてインダパミドなどがあります．

・ループ利尿薬（フロセミド，トラセミド）

　ヘンレのループの上行脚で Na^+-K^+-$2Cl^-$ 共輸送体が抑制されるため，尿濃縮（Na^+ や Cl^- 水の再吸収）も抑えられて尿量が増加します．チアジド系と同様，低カリウム血症に注意します．また，Ca^{2+} や Mg^{2+} の排泄増加があり，高カルシウム血症の治療にも有効です．

・カリウム保持性利尿薬（スピロノラクトン，カンレノ酸カリウムなど）

　集合管の Na^+-K^+ ポンプに働いてその交換を阻止し，Na^+ と水の排泄を促すことで尿量増加と降圧をもたらします．結果として血中 K^+ 濃度は保持されます．

2 抗利尿薬（抗利尿ホルモン：ADH）

　抗利尿ホルモンはバソプレシンともよばれる脳下垂体後葉ホルモンで，集合管における水の再吸収に働き血漿量を増加するとともに血管収縮により血圧を上げます．

3 排尿障害治療薬

▶ 過活動膀胱治療薬

- 抗コリン薬：膀胱の**ムスカリン受容体**におけるアセチルコリンの作用を阻害し（**抗コリン作用**），膀胱収縮を弱めることで過活動膀胱による尿意切迫感や頻尿を改善します．ただし，外尿道括約筋には収縮に働くため尿道抵抗増大による排尿困難を起こしやすくなります．
- β_3作動薬（ビベグロン，ミラベグロン）：膀胱平滑筋の交感神経β_3**アドレナリン受容体**を刺激し，蓄尿期のノルアドレナリンによる膀胱弛緩作用を強めることで膀胱容量増大と尿道収縮に働きます．この結果，過活性膀胱による尿意切迫，頻尿，切迫性尿失禁などの症状を改善します．

▶ 前立腺肥大治療薬

- α_1遮断薬（α_1ブロッカー）：交感神経のα_1**受容体**をブロックして膀胱頸部・尿道・前立腺の平滑筋を弛緩させ，下部尿路の閉塞を改善します．
- 抗アンドロゲン薬：前立腺の**アンドロゲン受容体**に結合し，アンドロゲンの作用を抑制することでアンドロゲン依存性の前立腺肥大や前立腺がんの増殖を抑制します．
- ホスホジエステラーゼ5（PDE5）阻害薬：膀胱〜尿道平滑筋は，血管内皮や**非アドレナリン非コリン作動性**（non-adrenergic non-cholinergic：**NANC**）**神経**から放出される伝達物質（**一酸化窒素：NO**）を受け，グアニル酸シクラーゼ（細胞内受容体）の活性化によりセカンドメッセンジャーである **cGMP**[注2]を増加させることで筋を弛緩させます．**PDE5**はcGMPの分解に働く酵素で平滑筋の収縮に働きます．

　前立腺肥大症では，血管内皮の機能低下やNANC神経の減少でNO放出が低下するため，cGMP減少から平滑筋は収縮傾向にあります．**PDE5阻害薬**は**PDE5**を阻害しcGMPを増加することで平滑筋の弛緩に働きます．PDE5阻害薬は，膀胱〜尿道平滑筋に多く含まれるPDE5をブロックし，平滑筋の弛緩をもたらすことで過活動膀胱を改善します．

引用文献
1) Kano M et al：Jpn J Radiol, 39：407-413, 2021.

注2：cGMP（環状グアノシン1リン酸）

9 内分泌系

内分泌系とは

　体内の情報伝達システムには，対象細胞（**標的細胞**）に突起を伸ばして直接連絡する神経系と，体液を介して全身に**情報伝達物質**（**ホルモン**）を流し，標的細胞がこれを受容することで連絡する内分泌系とがあります．ホルモンの分泌腺には，汗腺や唾液腺のように分泌物質を体外（消化管腔を含む）に送り出す導管がなく，腺内部の間質や毛細血管に分泌物質を放出するため，外分泌腺に対して内分泌腺とよばれています．なお，視床下部や副腎髄質のように，神経細胞と内分泌細胞の特性を併せもつ細胞からなる領域もあり，神経内分泌とよばれています．

内分泌腺

　代表的な内分泌腺に，視床下部，松果体，下垂体，甲状腺，副甲状腺，膵臓ランゲルハンス島，腎臓，副腎，精巣，卵巣があります．このうち，視床下部は神経系と情報を共有する内分泌系の中枢であり，下垂体を介して種々の内分泌腺をコントロールします．一方，他の内分泌腺はホルモンや標的細胞の生成物質により，視床下部や下垂体をフィードバックします．なお，胃〜小腸の粘膜には散在性の胃腸内分泌細胞（**DNES 細胞**）があり，セクレチンなどの消化管ホルモンを分泌します（図1）．

ホルモン

　体液や血液循環系を介して体内を巡り，特定の細胞（標的細胞）の受容体に結合することで機能を発現させる情報伝達物質をホルモンといい，各部からの情報を受けた特定の器官・細胞（内分泌腺）で合成・分泌されます（図2）．ホルモンは微量で効果を示すため，血中濃度は $10^{-6} \sim 10^{-12}$ mol/L と低いです．アミノ酸やコレステロールを材料として生成され，化学構造から，①ペプチドホルモン，②ステロイドホルモン，③チロシン誘導体ホルモン（副腎髄質のアミンホルモン，甲状腺ホルモン）に大別されます．ただし，ペプチドに糖分子（糖鎖）が結合した糖タンパクホルモン［黄体形成ホルモン（LH），卵胞刺激ホルモン（FSH），甲状腺刺激ホルモン（TSH），ヒト絨毛性ゴナドトロピン（hCG）］はペプチドホルモンに含めないこともあります．

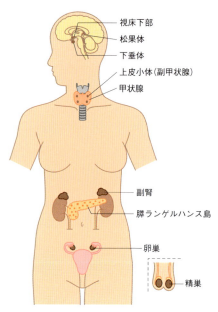

図1 内分泌腺

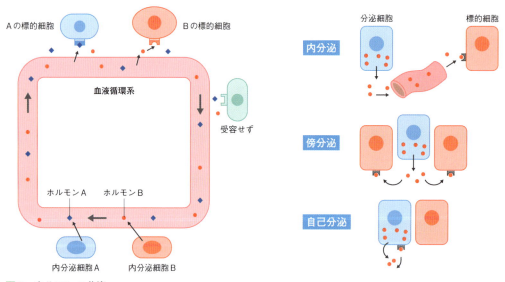

図2 ホルモンの分泌

- **広義のホルモン**：前述のホルモンに加え，神経伝達物質，免疫系細胞が分泌するサイトカイン，心臓や血管内皮から分泌されるナトリウム利尿ペプチド，局所の情報伝達に働く**パラクリン（傍分泌）**物質，自己細胞の受容体に結合して作用する**オートクリン（自己分泌）**を含めて生理活性物質（広義のホルモン）とよびます．これらの物質のように，特定の受容体に結合する物質をリガンドといい，リガンドと同様の作用を示すアゴニスト，リガンドの作用を弱めるアンタゴニストがあります．

第1部｜くすりの効きどころがわかる　西洋医学の解剖・生理のとらえかた

1 ホルモンの情報伝達と作用様式

　ホルモンは血流にのって体内を巡り，これを標的細胞が受容して効果を発揮します．これを狭義の内分泌といいます．ホルモンは標的細胞以外には受容されないため，その濃度は全身のどこでも一定で，必要最低限の量が流れています．標的細胞には特定のホルモンに対する受容体があり，ホルモンがここに結合することで反応を起こします．

▶ 内分泌の作用様式（図2）

　内分泌の作用様式は分泌細胞と標的細胞との距離で異なります．狭義の内分泌では，ホルモンは血流に入って全身を巡り標的細胞に作用しますが，標的細胞が分泌細胞のすぐ近傍に位置する場合は間質液中を移動します．

- エンドセリン（狭義の内分泌）：分泌物質が血液循環により離れた部位に運ばれる様式．いわゆるホルモンです．
- パラクリン（傍分泌）：分泌物質が間質液を介して近隣の細胞に作用する様式．神経伝達物質やソマトスタチンが代表的で，腫瘍細胞も VEGF（血管内皮増殖因子）というパラクリン因子を分泌して腫瘍血管の増殖を起こします．
- オートクリン（自己分泌）：分泌物質が，分泌細胞自身に作用する様式．母乳量を調整する FIL（乳汁産生抑制因子）などがあります．

2 標的細胞の受容体（図3）

　標的細胞の受容体は，特定のホルモンと結合し，その情報を細胞内シグナルに変換します．受容体で変換されたシグナルは細胞内の経路によって目標部位に至り，生理作用発現に働きます．受容体はホルモンの種類によって構造や位置も異なりますが，細胞膜受容体（膜貫通型受容体）と細胞内受容体（核内受容体）に大別されます．水溶性のペプチドホルモン，糖タンパクホルモン（下垂体ホルモン，インスリンなど）やアミンホルモン（アドレナリン，メラトニンなど）は細胞膜受容体に，甲状腺ホルモンと脂溶性のステロイドホルモン（副腎皮質ホルモンなど）は細胞内受容体に受容されます．

▶ 細胞膜受容体（膜貫通型受容体）

　受容体の大半がこのタイプで，多くが細胞膜（リン脂質の二重膜）を貫通するタンパク質からなるため膜貫通型受容体ともよばれています．ホルモンの細胞膜受容体には次のようなタイプがあります．

a. G タンパク質共役型受容体（GPCR）

　水溶性ホルモン（アドレナリン，グルカゴン，バソプレシン，各種下垂体前葉ホルモン）の受容体の多くがこのタイプです．細胞膜を7回貫通する特徴的構造のタンパク質からなるため，7回貫通型受容体ともよばれています．

　ホルモンの結合で受容体が活性化すると，G タンパク質（αβγ の3つのサブユニットか

薬局　2024　Vol.75, No.11　1751　｜　143

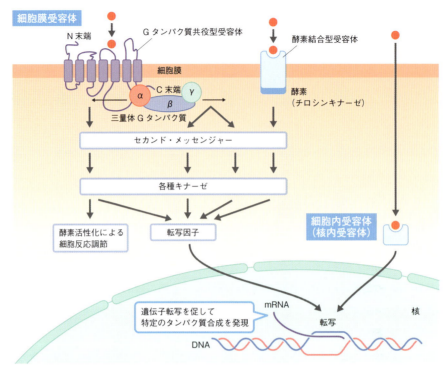

図3 標的細胞の受容体

らなる三量体タンパク）と特定の細胞内伝達物質（セカンド・メッセンジャー）を介して信号が伝えられ，細胞反応が起こります．通常ならば，Gタンパク質はグアノシン二リン酸（GDP）が結合した状態（不活性型）で存在していますが，シグナルを受けるとGDPが離れる代わりにグアノシン三リン酸（GTP）が結合して活性型となり，細胞反応を引き起こします．GPCRはさまざまな疾患に関係しており，これを標的に開発された薬も多くあります．

b. 酵素結合型受容体

インスリンやインスリン様成長因子（IGF），心房性ナトリウム利尿ペプチド（ANP）の受容体が含まれます．膜貫通タンパク質からなり，細胞表面に結合部，細胞質側に酵素（活性部）をもちます．ホルモンが結合すると細胞質側の酵素活性が高まり，細胞内に情報が伝わって細胞反応を起こします．

▶ 細胞内受容体（核内受容体）

細胞膜を通過できるステロイドホルモンや甲状腺ホルモンなどの受容体です．ステロイドホルモンの受容体は細胞質にあり，結合すると核内に移動して遺伝子の転写を促し，特定のタンパク質合成により細胞の生理作用を発現させます．甲状腺ホルモンは核内まで進入し，DNA上にある受容体に結合してタンパク合成を促します．

3 フィードバック機構（図4）

　ホルモン分泌は視床下部や下垂体にコントロールされます．これらの上位器官は血中ホルモン濃度を感知し，適正濃度を維持するように刺激因子を増減することでホルモン分泌を調節します．この仕組みをフィードバック機構といい，ホルモン分泌を抑えるネガティブ・フィードバックと，分泌を促すポジティブ・フィードバックがありますが，主体をなすのはネガティブ・フィードバックです．

▶ ネガティブ（負の）・フィードバック

　ホルモンの血中濃度の上昇により，視床下部や下垂体からの分泌刺激因子放出を抑制し，末梢の内分泌腺からのホルモン分泌を減少させるシステムです．甲状腺ホルモン濃度の増加が下垂体のTSHや視床下部のTRH分泌を抑えるのもその例です．

▶ 長環・短環・超短環フィードバック

　ネガティブ・フィードバック機構は，経路の長さにより，①長環フィードバック，②短環フィードバック，③超短環フィードバックに大別されます．いずれもホルモンの分泌抑制に働きます．

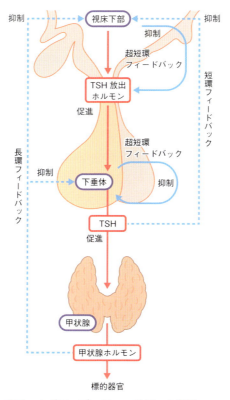

図4　ネガティブ・フィードバック機構

- 長環フィードバック：末梢の内分泌腺から分泌されるホルモンが，中枢（視床下部，下垂体）からの刺激ホルモン分泌を調節する機構です．
- 短環フィードバック：下垂体ホルモンが，上位の視床下部からの放出因子分泌を調節する機構です．
- 超短環フィードバック：視床下部ホルモンが視床下部からの放出因子分泌を，あるいは下垂体ホルモンが下垂体自体からのホルモン分泌を調節する機構です．

▶ ポジティブ（正の）・フィードバック

　ホルモンの血中濃度の増加により，視床下部から刺激因子分泌を促すシステムです．例として，排卵を引き起こす **LH サージ**と分娩を誘発する**オキシトシン**があります．

- LH サージ：卵巣から分泌されるエストロゲン濃度増加を視床下部が感知してゴナドトロピン放出ホルモン（GnRH）を分泌します．これによって下垂体から LH の急激な分泌（LH サージ）が起こり，その 16 〜 24 時間後に排卵が誘発されます（**図10**）．
- オキシトシン：妊娠後期，下垂体後葉からの分泌が増加して子宮収縮を起こすと，神経反射により間脳を刺激，オキシトシン分泌が急増することで陣痛発来から分娩に至ります（子宮収縮ホルモン）．また，出産後は赤ちゃんが乳首を吸うことでも分泌が増加し，乳汁分泌を促します（射乳ホルモン）．

内分泌腺の構造と機能

1 視床下部（図 5）

▶ 視床下部の構造

　間脳の下部をなす約 4g の領域で，下端は下垂体に連絡します．視床下部は自律神経機能および内分泌機能の調節にあずかる総合中枢で，最上位の内分泌器官でもあります．視床下部は多くの神経核を備え，ホルモンを分泌します．生成されるホルモンとして，下垂体前葉ホルモンの分泌に働く 5 種の放出因子と 2 種の抑制因子，下垂体後葉に送られて神経分泌される 2 種のホルモンがあります．

▶ 視床下部ホルモン

　視床下部の神経細胞から分泌されるペプチドホルモンです．この様式を神経内分泌といい，下垂体門脈系を介して下垂体前葉に送られる向下垂体前葉ホルモンと，軸索輸送によって下垂体後葉に放出される向下垂体後葉ホルモンとに大別されます．

a. 向下垂体前葉ホルモン

①前葉ホルモン放出因子 5 種

- ACTH 放出ホルモン（CRH）：室傍核から分泌され，前葉の ACTH（コルチコトロピン）産生細胞に作用して ACTH の生成・放出を促します．

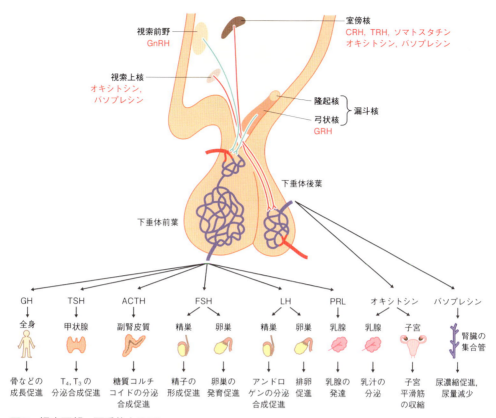

図5 視床下部・下垂体ホルモン

- 成長ホルモン放出ホルモン（GRH または GHRH）：弓状核から分泌され，下垂体からの成長ホルモン分泌を促進します．黄体形成ホルモン放出ホルモン（LHRH）ともよばれています．
- ゴナドトロピン放出ホルモン（GnRH）：視索前核から分泌され，下垂体のゴナドトロピン（FSH または LH）分泌を促進，性腺の発達・成熟に働きます．
- プロラクチン放出ホルモン（PRH）：下垂体前葉のプロラクチン分泌を増加します．詳細は不明で同様の作用を示す TRH が本体ともいいます．
- 甲状腺刺激ホルモン放出ホルモン（TRH）：室傍核から分泌され，前葉の TSH 分泌を促進するほか，プロラクチンの分泌促進作用を示します．

②前葉ホルモン抑制因子2種

- 成長ホルモン抑制ホルモン（GIH または GHRIH/ソマトスタチン）：脳室周囲核から分泌され，GH 分泌細胞を抑制します（末端肥大症患者の GH 分泌も抑制）．また，下垂体からの TSH 分泌や，膵臓から分泌されるインスリンとグルカゴン分泌に対しても抑制作用を示します．
- プロラクチン抑制ホルモン（PIH）：ドパミンを主体とするアミンホルモンで，下垂体のプロラクチン分泌を抑制します．

b. 向下垂体後葉ホルモン（下垂体後葉ホルモン）

　視床下部の視索上核や脳室周囲核（室傍核）から下垂体後葉に向かう神経軸索内を輸送され，末端から分泌されるホルモンです．オキシトシン（子宮収縮ホルモン；射乳ホルモン）とバソプレシン〔抗利尿ホルモン（ADH）〕の2種類があります．

2 下垂体 (図5)

▶ 下垂体の構造

　視床下部の下に吊られるように位置する径約1cmの器官．主に内分泌細胞主体の前葉（腺性下垂体）と神経組織主体の後葉（神経下垂体）からなりますが，加えて前葉と後葉の間に中間部（中葉）が区別されています．前葉は成長ホルモンなど6種類のホルモン，中間部はメラニン細胞刺激ホルモン（MSH），後葉は2種類のペプチドホルモン（オキシトシン，バソプレシン）を分泌します．

▶ 下垂体ホルモン

a. 下垂体前葉ホルモン

　6種類が知られています．FSHとLHを併せて性腺刺激ホルモン（ゴナドトロピン）といいます．

- **成長ホルモン（GH）**：タンパク同化作用により身体成長に働くペプチドホルモン．標的細胞に直接働く場合と間接的に働く場合があります．間接的に働く場合，成長ホルモンが肝臓からのIGF-1（インスリン様成長因子-1）分泌を促して標的細胞に作用します．

- **甲状腺刺激ホルモン（TSH）**：甲状腺濾胞の甲状腺ホルモン生成や分泌を促す糖タンパクホルモン．健常人の血中濃度は年齢・性別・食事などで変動しないため，異常値は甲状腺病変の存在を示します．

- **副腎皮質刺激ホルモン（ACTH）**：副腎皮質ホルモンの分泌を促すペプチドホルモン．標的細胞は副腎の束状層（糖質コルチコイドを分泌）と網状層（性ホルモンを分泌）です．視床下部からの副腎皮質刺激ホルモン放出ホルモン（CRH）により分泌が刺激されます．

- **卵胞刺激ホルモン（FSH）**：女性では卵胞の成熟に働く糖タンパクホルモン．LHとともに性腺刺激ホルモン（ゴナドトロピン）とよばれています．男性では精巣のセルトリ細胞に働き，アンドロゲン結合タンパク質（ABP）の産生を刺激し，精子形成を促します．

- **黄体形成ホルモン（LH）**：男女の性腺からの性ホルモン産生促進に働く糖タンパクホルモン．精巣ではライディッヒ細胞のテストステロン産生を，卵巣では卵胞細胞（顆粒膜細胞）のエストロゲン・プロゲステロン産生を促します．また，卵巣周期ではLHサージの排卵誘起，排卵後の卵胞の黄体化にも関わります．

- **プロラクチン（PRL）**：成長ホルモンと構造が似るペプチドホルモンで，乳腺の発育，乳汁の生成・分泌を促します．妊娠中は黄体からのプロゲステロン分泌維持に働き，このプロゲステロンが排卵を抑えています．

b. 下垂体後葉ホルモン

　向下垂体後葉ホルモンともよばれる2種類のペプチドホルモン（オキシトシン，バソプレシン）です．視床下部の神経核（室傍核，視索上核）で生成され，軸索内を輸送され後葉で分泌されます．オキシトシンは子宮収縮や乳汁分泌，バソプレシンは腎臓の集合管における水の再吸収に働きます．

3 甲状腺（図6，表1）

　甲状腺は，喉頭〜気管上部前面に固着する重さ約15gの蝶形の内分泌腺．実質は多数の小葉に分けられ，径50〜100μmの濾胞で占められています．濾胞は一層の濾胞上皮細胞で囲まれた袋で，内部（濾胞腔）は糖タンパク質（サイログロブリン）を主成分とする粘稠性のコロイドで満たされています．

▶ 甲状腺ホルモン

　全身の細胞の代謝亢進作用を示すチロシン誘導体ホルモンで，分子中のヨードの数によりトリヨードサイロニン（T_3）とサイロキシン（T_4）があります．生理活性はT_3の方が強いのですが，血中を循環するのはほとんどがT_4です．

　甲状腺ホルモンは，全身の細胞の呼吸量・エネルギー産生量増大に働いて基礎代謝を促進します．また，交感神経と共通する効果（交感神経様作用）を示し，甲状腺機能亢進症（バ

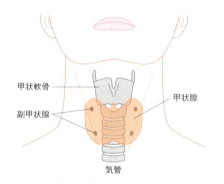
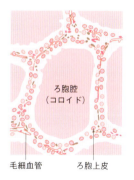

図6　甲状腺の構造

表1　甲状腺ホルモンと副甲状腺ホルモン

内分泌器官	ホルモン	標的器官	作用
甲状腺	トリヨードチロニン（T_3） チロキシン（T_4）	全身	成長・成熟の促進，基礎代謝の維持
	カルシトニン	骨，腎	血中の高Ca^{2+}を抑制（骨の改造抑制，腎尿細管での再吸収抑制）
副甲状腺	副甲状腺ホルモン（パラソルモン）	骨，腸，腎	血中のCa^{2+}濃度の増加（骨の改造促進，腸のCa^{2+}吸収促進，腎尿細管でのCa^{2+}再吸収促進）

セドウ病など）では多汗，体重減少，高血糖，高血圧などが，甲状腺機能低下症（橋本病など）では全身倦怠感，体重増加，発汗減少，便秘などの症状が発現します．

甲状腺ホルモンはチロシンというアミノ酸にヨードが付いて生成されます．この反応は濾胞内のサイログロブリンと，ここに取り込まれたヨードによって起こります．濾胞内に貯留されたサイログロブリンは再び濾胞上皮細胞に入って余分な構造から分離され，T_3やT_4となって血中に放出されます．

▶▶ カルシトニン

甲状腺の傍濾胞細胞（C細胞）から分泌されるペプチドホルモンで，血中カルシウム濃度上昇刺激により分泌されます．破骨細胞の骨吸収を抑制するほか，腎臓のカルシウム排泄を促して血液中のカルシウム濃度の低下に働きます．

4 副甲状腺（上皮小体）

副甲状腺は，甲状腺の背側に接して位置する2対4個の米粒大の内分泌腺です．胎生期の第3，4咽頭嚢に由来する器官で，カルシウム代謝に関わるパラソルモンを分泌します．

▶▶ パラソルモン（PTH）

骨と腎臓を標的器官として，ビタミンD，カルシトニンとともに血中カルシウム濃度の調節に働くホルモンです．骨では骨芽細胞に破骨細胞刺激因子を産生させることで破骨細胞を増加させ，骨吸収を促進します（血中カルシウム濃度上昇）．腎臓では尿細管に作用して活性型ビタミンDを生成するほか，遠位尿細管のカルシウムの再吸収を促進し，近位尿細管のリン酸の再吸収を抑制します．パラソルモンは血中カルシウム濃度によって分泌が調節されます（カルシウム濃度低下はPTHの分泌を促進し，カルシウム濃度の増加はPTHの分泌を抑制する）．

5 副腎（腎上体）（図7）

副腎は，腎臓の上端内側に接して位置する1対の内分泌器官で，中胚葉由来の副腎皮質と外胚葉（神経堤）由来の副腎髄質からなります．副腎皮質からは糖代謝に関わるグルコ（糖質）コルチコイド，電解質バランスを調節する鉱質（電解質）コルチコイド，性ホルモン特にアンドロゲンが分泌されます．一方，副腎髄質からはストレス反応の調節に働くアドレナリンやノルアドレナリンが分泌されます．

▶▶ 副腎皮質ホルモン

- **糖質コルチコイド**：副腎皮質の束状層で産生されるホルモン．下垂体からのACTH刺激で分泌が促進します．コルチゾールやコルチゾンがあり，肝臓の糖新生を促進して血糖値を上げるほか，抗炎症作用や免疫抑制作用を示します．ACTHの過剰分泌でコルチゾー

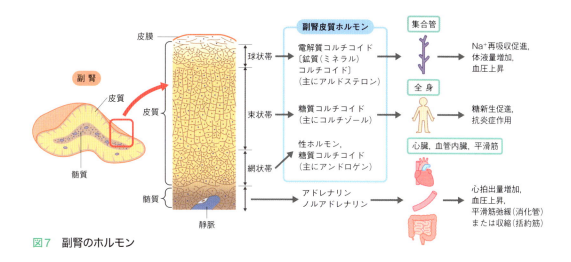

図7 副腎のホルモン

表2 アドレナリンとノルアドレナリン

		アドレナリン	ノルアドレナリン
強心作用		強い	ほとんどない
末梢血管への作用		血管の拡張（血流増加）	血管の収縮（血圧上昇に働く）
平滑筋への作用	子宮	収縮	収縮
	瞳孔	収縮	収縮
	気管支	拡張	拡張
	消化管	拡張	拡張
糖新生		血糖の上昇	—

ルが増えるタイプをACTH依存性クッシング症候群といい，このうち下垂体に原因があり ACTH過剰に出すものをクッシング病といいます．一方，副腎自体のコルチゾール過剰分泌を ACTH非依存性クッシング症候群といいます．

- 鉱質（電解質）コルチコイド：副腎皮質の球状層で産生されます．アルドステロンが代表的で，腎臓の集合管のナトリウムチャネルを開いて再吸収を促進します．間質液のナトリウムやアンジオテンシンIIにより分泌亢進します．
- 性ホルモン：副腎皮質の網状層では，下垂体からのACTH支配の下，男女ともにアンドロゲン（デヒドロエピアンドロステロン，アンドロステンジオン）や少量のエストロゲンが産生されます．男性のアンドロゲンは95％が精巣から分泌され，副腎由来のものは分泌量も生理活性も精巣に比べて低いです．女性のアンドロゲン量は男性の5％ほどで，卵巣（25％），副腎（25％），筋・脂肪（50％）で生成されます．アンドロゲンはタンパク同化作用のほか，血管や神経の保護や情動にも関わります．

▶ 副腎髄質ホルモン（表2）

　副腎髄質は「線維のない交感神経節後ニューロン」の集合とみなされ，神経系と内分泌系の双方の性格をもちます．すなわち，副腎髄質細胞は神経内分泌系に含まれます．

　副腎髄質はクロム親性細胞で構成され，チロシンからカテコラミン［アドレナリン（80％），ノルアドレナリン（20％），ドパミン（少量）］を産生します．アドレナリンもノルアドレナリンも，交感神経興奮（戦闘）と相同の作用を示し，アドレナリンは心収縮亢進作用や血糖値上昇を強く発現するのに対し，ノルアドレナリンは末梢血管収縮による血圧上昇作用が強いです．

　ノルアドレナリンはチロシンからドパミンを経て産生されます．副腎髄質では，フェニルエタノールアミン-N-メチルトランスフェラーゼ（PNMT）の作用で，ノルアドレナリンの多くはアドレナリンに変換されますが，交感神経節後線維はPNMTを欠くため，ノルアドレナリンがそのまま神経伝達物質として用いられます．

6 ランゲルハンス島（図8）

　ランゲルハンス島は，外分泌腺である膵組織中に島状に散在する内分泌細胞塊です．膵臓1mgに10〜20個存在し，膵臓全体では100万個に達します．ランゲルハンス島にはα細胞（20％），β細胞（70％），δ細胞（5％），PP細胞（1％），ε細胞の5種類の内分泌細胞がみられます．最も多いのはβ細胞で，1つのランゲルハンス島に約2,000個含まれます．

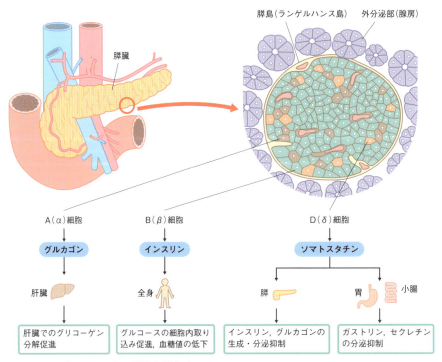

図8　ランゲルハンス島の構造と膵島ホルモン

- **グルカゴン**：**α（A）細胞**から分泌され，血糖値が低下して糖が必要となったときに肝細胞に作用してグリコーゲンの分解を促進します．2型糖尿病では食後にグルカゴン分泌が亢進することで血糖値を上昇させます．
- **インスリン**：**β（B）細胞**から分泌され，全身の細胞における血中ブドウ糖のエネルギー源としての利用を促すことで，血糖値を下げます．
- **ソマトスタチン**：**δ（D）細胞**から分泌され，インスリンやグルカゴンの生成・分泌を抑制します．膵臓以外では，下垂体のGH分泌抑制，消化管からの栄養吸収抑制，胃液やセクレチン・ガストリン分泌の抑制に働きます．
- **グレリン**：主に胃で分泌される消化管ホルモン（神経分泌ペプチド）で，下垂体のGH分泌の促進や食欲中枢の刺激作用を示します．膵臓では**ε細胞**から分泌されます．
- **膵ポリペプチド**：**PP細胞（F細胞）**で生成され，膵液分泌を抑制します．分泌は低血糖で増加，高血糖で減少します．

7 精巣のホルモン（図9）

- **テストステロン**：精巣が分泌するアンドロゲンの大部分を占めています．精巣の間質細胞（ライディッヒ細胞）から分泌され，血流で全身に運ばれます．アンドロゲンは性の決定・分化に重要な役割を担っており，生殖器の分化に加えて脳の男性化にも関わります．男児では乳児期と思春期に増加し，第二次性徴発現や精子形成に働きます．
- **インヒビン**：卵巣の顆粒膜細胞や精巣のセルトリ細胞から分泌されるFSH分泌調節ホルモン．糖タンパク質ホルモンで，FSH刺激で合成・放出が促されますが，ネガティブ・

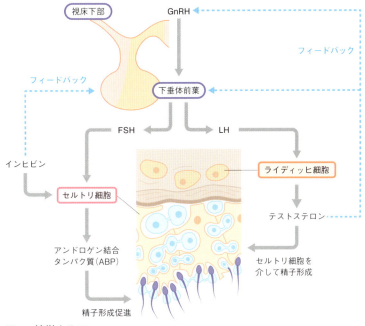

図9　精巣ホルモン

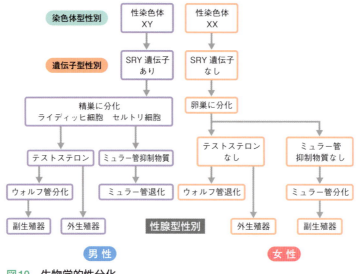

図10　生物学的性分化

フィードバックにより下垂体前葉のFSH分泌を直接抑制します（LH分泌には影響しない）．

▶ 性分化（図10）

　発生過程において，ヒトは男性化因子が働かない限り，女性に分化するようにプログラムされています．男児の受精卵はY染色体をもっており，Y染色体上の **SRY遺伝子**（雄性決定遺伝子）の作用で性腺は精巣に分化します．性腺の男女が決まるのは妊娠7週頃です．形成された精巣の**セルトリ細胞**からは**抗ミュラー管因子**が分泌され，妊娠7〜10週頃にミュラー管（女性生殖管の原基）が退縮します．女性では抗ミュラー管因子が分泌されないため，ミュラー管は子宮・卵管・腟などの女性器に分化します．精巣の**ライディッヒ細胞**からは**テストステロン**が分泌され（アンドロゲン・シャワー），**ウォルフ管**（男性生殖管の原基）から精巣上体・精管・精嚢への発達（妊娠9〜20週頃）を促すとともに脳の男性化にも働き，性心理も男性化します．なお，排泄腔膜周囲の隆起（生殖結節，尿生殖ヒダ，陰唇陰嚢隆起）は，男児ではテストステロンの作用を受けて陰茎や陰嚢などに発達します．

▶ 思春期

　精巣のテストステロン分泌は思春期になると顕著に増加し，男性的な体つきとなります（二次性徴）．テストステロン分泌は30歳頃から年1〜2％減少しますが，女性の更年期ほど急激な変化はありません．

8 卵巣のホルモン（図11）

　卵巣は女性ホルモンを生成します．卵胞からはエストロゲン（卵胞ホルモン），黄体からはプロゲステロン（黄体ホルモン）が分泌されます．

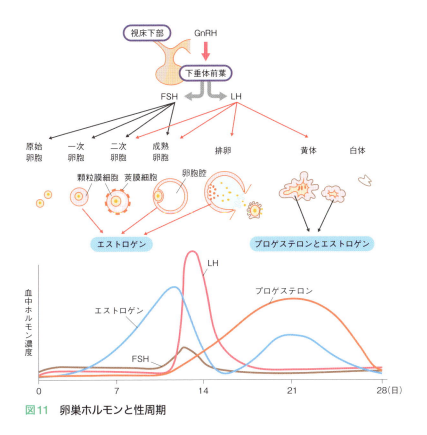

図11 卵巣ホルモンと性周期

▶ エストロゲン（卵胞ホルモン）

　卵胞の顆粒膜で産生される（胎盤，副腎皮質，精巣でも生成される）ステロイドホルモンで，女性では思春期になると視床下部からゴナドトロピン放出ホルモンが分泌され，下垂体前葉のゴナドトロピン（FSHとLH）分泌を刺激，卵胞成熟を促します．成熟が進み二次卵胞になると，卵胞上皮は外側の莢膜と内側の顆粒膜とに分化します．莢膜細胞にはLH受容体があり，LHの刺激に対して血中コレステロールからアンドロゲンを合成します．一方，顆粒膜細胞はFSHの刺激を受け，アンドロゲンをエストロゲンに変換・分泌します．

a. 排 卵

　血中エストロゲンの上昇が一定時間（24〜36時間）続くとネガティブ・フィードバックがポジティブ・フィードバックに切り替わり，LHサージによって排卵が誘発されます．排卵後，顆粒膜細胞と莢膜細胞は黄体を形成，プロゲステロンを分泌します．

b. 思春期

　エストロゲンの分泌量は，乳児期早期（1〜3ヵ月）の女児で高いのですが2歳〜思春期では減少します．思春期までの血中濃度は男児（0.08 pg/mL）より女児（0.6 pg/mL）で高く，女性の思春期初来が早い理由となっています．思春期に卵巣が成熟するとプロゲステロンも増加し，第二次性徴を発来させますが，更年期以降は分泌が減少します．

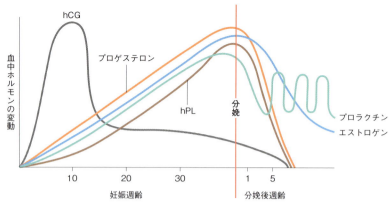

図12 妊娠から分娩後のホルモン変動

▶ プロゲステロン（黄体ホルモン）

非妊娠時は主に黄体，妊娠時には胎盤から分泌されます（副腎からも微量分泌される）．また，副腎皮質からも微量ですが分泌されます．プロゲステロンは月経周期を含め，妊娠の準備・維持に働くほか，血糖値維持，体脂肪減少，利尿作用などを示します．

9 胎 盤（図12）

胎盤のホルモンとしては，エストロゲン，プロゲステロンに加えて絨毛性ゴナドトロピンや胎盤性ラクトーゲンが代表的です．

▶ ヒト絨毛性ゴナドトロピン（hCG）

胎盤（栄養膜合胞体層）で産生され，黄体のプロゲステロン産生を維持して妊娠の継続（子宮内血流の確保）に働きます．hCG産生は妊娠5週頃から急激に増加し，妊娠10週頃にピークとなり，尿中にも排泄されます．このため，臨床的には妊娠の検査（尿中hCGの検出）に用いられるほか，LH，FSHとの類似性から排卵誘発にも用いられます．

▶ ヒト胎盤性ラクトーゲン（hPL）

胎児への直接作用はありませんが，母体の糖・脂質代謝に働いてエネルギー供給を増加し胎児発育を促します．血中濃度は胎盤重量と相関するため，多胎妊娠や糖尿病などでは高値を示し，切迫流産や胞状奇胎（妊娠初期）胎盤機能不全や子宮内胎児発育不全（妊娠後期～末期）では低値を示します．

10 消化管ホルモンと神経分泌ペプチド（図13）

消化管の機能には多くのペプチドが関与しており，消化管粘膜から分泌される消化管ホルモンと，近傍に拡散して作用するパラクリン（傍分泌）や神経分泌ペプチドなどに区分されます．

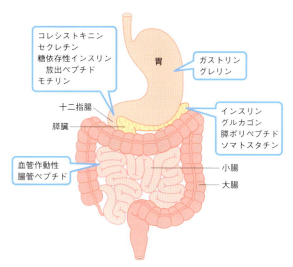

図13　消化管ホルモンと神経分泌ペプチド

▶ 消化管ホルモン

　消化管粘膜に散在する内分泌細胞で生成され，消化管運動や消化液分泌に働くポリペプチドです．細胞の基底部に分泌顆粒として含まれ，管腔側の微絨毛で刺激を受けて基底側の毛細血管内に分泌します．この細胞をまとめて胃腸内分泌細胞といい，分泌顆粒の位置から基底顆粒細胞，刺激を直に受けるニューロンに類似するためパラニューロンともよばれています．さらに，膵ランゲルハンス島の内分泌細胞も含めて胃腸膵内分泌系としてまとめられます．

- **ガストリン**：食塊中のアルコールやアミノ酸，神経ペプチドの刺激で胃の幽門腺にあるG細胞から分泌され，胃酸やペプシノゲン分泌促進，胃蠕動の亢進，下部食道括約筋収縮，幽門括約筋弛緩などに働きます．
- **セクレチン**：最初に発見されたホルモン（1902年）．胃から十二指腸に入った酸性食塊を刺激として球部のS細胞で分泌されます．膵液分泌促進，胃酸分泌抑制，幽門括約筋収縮などに働きます．
- **コレシストキニン（CCK）**：タンパク質の消化物（ペプトン，アミノ酸）を刺激として上部小腸から分泌されます．胆嚢収縮，オッディ括約筋弛緩，膵酵素分泌促進などの作用を示します．パクレオザイミン（PZ）は同一物になります．
- **糖依存性インスリン放出ペプチド（GIP）**：胃抑制ペプチドと同一です．食塊中のグルコースや脂肪を刺激として十二指腸～空腸のK細胞から分泌され，胃酸分泌の抑制，速やかなインスリン分泌促進に働きます．
- **モチリン**：空腹時に約90分ごとに小腸から分泌され，胃腸運動群〔食物残渣を回腸末端へ送る蠕動：消化間欠伝搬性収縮（IMC）〕を発現します．

▶▶ 傍分泌（パラクリン）因子

- ソマトスタチン：分泌物質が近傍の細胞に作用する様式をパラクリン（傍分泌）といいます．胃と小腸のD細胞，膵臓のδ細胞から分泌され，胃では胃酸刺激を受けてガストリンなどのペプチドの分泌を抑制し，膵臓ではβ細胞のインスリン分泌抑制に働きます．

▶▶ 神経分泌ペプチド

腸管粘膜や筋層の神経から分泌されるペプチドです．

- 血管作動性腸管ペプチド（VIP）：消化管平滑筋の弛緩〔一酸化窒素（NO）の生成促進によって起こる〕に働きます．血流に入るとセクレチン類似の作用を示し，膵液や腸液の分泌を促進します．
- ガストリン放出ペプチド（GRP）：胃粘膜の迷走神経に含まれ，迷走神経刺激によりガストリン分泌を促します．
- エンケファリン：モルヒネ様鎮痛作用をもつオピオイドの一種です．消化管では，下部食道・幽門・回盲部括約筋の収縮を起こすとともに腸管分泌を抑制します．

▶▶ 消化管から出るその他のホルモン

- グレリン：主に胃の内分泌細胞（**A-like細胞；X細胞**）で分泌されるポリペプチドです．分泌細胞はランゲルハンス島のα（A）細胞に類似した形態を示すため，A-like細胞とよばれています．下垂体の成長ホルモン分泌を促進するとともに，視床下部に働いて空腹感と食欲増進作用を示します．分泌には日内リズムがあり，規則的な食生活では決まった時間に分泌されます．脂肪細胞が産生するレプチン（抗肥満ホルモン）に拮抗するとされ，肥満者では血中濃度は低値をとります．

11 腎臓ホルモン

腎臓の内分泌細胞が分泌するホルモンを併せて腎臓ホルモンといい，**レニン**（傍糸球体装置の顆粒細胞が分泌），**エリスロポエチン**（尿細管周囲の間質細胞から分泌），**活性型ビタミンD**（摂取したビタミンDは腎臓で活性型に変換される）の3つがあります．レニンはアンジオテンシン，アルドステロンを介して循環血液量増加と血圧上昇に，エリスロポエチンは赤血球生成に働くホルモンです．活性型ビタミンDは血中カルシウム濃度上昇や骨形成に働きます（腎臓の内分泌機能；p.137参照）．

内分泌をターゲットにしたくすりと作用標的部位・生理作用からみる効果

内分泌系は生体機能の調節系として重要な役割を果たしており，関与するホルモンも多岐にわたります．ホルモンは特定の内分泌細胞から分泌され，特定の**標的器官（細胞）**で効

第1部 | くすりの効きどころがわかる　西洋医学の解剖・生理のとらえかた

果を表します．このため，内分泌をターゲットにした薬物はホルモンの作用と直結するものが多くあります．通常は，疾患や症状によって使い分けますが，いずれも，ホルモン作用増強に働くもの（**補充療法**）と減弱に働くものとに分けられます．

内分泌系の代表的疾患として，甲状腺機能亢進症，糖尿病，副腎疾患があげられます．

❶ 糖尿病治療薬

糖尿病は，インスリンの不足や作用低下により血糖値（血中グルコース濃度）が高くなる疾患です．長期間におよぶと血管に障害が起こり，腎不全・心筋梗塞・脳血管障害などを引き起こします．

インスリンの不足による **1 型糖尿病** ではインスリン注射，インスリンの作用低下による **2 型糖尿病** や **インスリン抵抗性**[注1] **糖尿病** では他の血糖降下薬が第一選択となります．

▶▶ インスリン製剤

不足しているインスリンを体外から補う注射薬で，筋や脂肪組織における糖の取り込みと解糖の促進や，肝臓・筋へのグリコーゲン貯蔵促進（グリコーゲン合成酵素活性化）によって血糖値をさげます．同時に，血中のピルビン酸と乳酸の増加，血中のリンとカリウムの減少がみられます．

インスリン注射薬は，効果発現までの時間により，超速効型（注射後 10 分未満），速効型（30 〜 60 分），中間型（30 分〜 3 時間），特効型（1 〜 2 時間）やこれらの混合型などに区分されています．

▶▶ 経口血糖降下薬

a. ビグアナイド薬（メトホルミンなど）

肝細胞のミトコンドリア呼吸鎖（電子伝達系）を阻害し，AMPK（アデニル酸キナーゼ）を活性化します．AMPK が活性化すると GLUT4 というグルコース輸送体が細胞表面に移動し，糖の細胞内取り込みを増やします．これにより，肝臓での糖新生抑制，肝内脂肪量の低下，骨格筋の糖取り込みを増加し，肝臓や骨格筋のインスリン感受性を改善します．インスリン分泌の促進を介さないため，インスリン抵抗性糖尿病でも効果が期待できます．

b. スルホニル尿素薬（グリメピリドなど）

膵ランゲルハンス島の β 細胞を刺激してインスリン分泌を促進することで血糖値を下げます．インスリン分泌が低下している 2 型糖尿病が適応となりますが，低血糖に注意が必要となります．

注1：膵臓がインスリンを分泌しても肝臓，骨格筋，脂肪組織でのインスリン感受性が低く，血糖作用が発揮されない（インスリンの効きが悪い）状態．

薬局　2024　Vol.75, No.11　1767 | 159

c. チアゾリジン薬（ピオグリタゾン）

　主に内臓脂肪に働き，脂肪細胞から放出されるアディポカイン（インスリンの効果を妨げる物質）を減少させ，インスリン抵抗性を改善することで血糖値を下げます．インスリン分泌を直接促す訳ではないため，単独の使用で低血糖を起こすことはまれです．

d. SGLT2 阻害薬

　腎臓（近位尿細管）の SGLT2（ナトリウム・グルコース共役輸送体）を抑制し，ブドウ糖の再吸収を阻害して尿中に排泄させることで血糖値を低下させます．糖とともに水分も排泄されるため，尿量が増加します．

▶ インクレチン関連薬（皮下注射剤）

　小腸から分泌され，インスリン分泌を促進する消化管ホルモンを総称してインクレチンといいます．インクレチンには，小腸下部の L 細胞から分泌される**グルカゴン様ペプチド-1（GLP-1）**や，十二指腸の K 細胞から分泌される**グルコース依存性インスリン分泌刺激ポリペプチド（GIP）**があり，どちらも血糖値依存的にランゲルハンス島（β 細胞）のインスリン分泌を促進します．

2　バセドウ病治療薬など（抗甲状腺薬）

　バセドウ病は，びまん性甲状腺腫，交感神経興奮類似の症状（頻脈，発汗，体重減少など）を示す自己免疫疾患で，異常な免疫グロブリンが甲状腺の TSH 受容体を刺激して甲状腺ホルモンの過剰産生を引き起こします．甲状腺機能を抑制するため，抗甲状腺薬が用いられます．

▶ サイロキシン合成阻害薬（プロピルチオウラシル，チアマゾール）

　チオアミド構造(-CS-NH-)により濾胞内のヨウ素に結合し，サイログロブリンのヨード化を競合的に阻害します．これにより甲状腺ホルモン産生を可逆的に抑制すると考えられています．

▶ ヨウ化ナトリウム共輸送体（NIS）阻害薬（チオシアン酸塩，過塩素酸塩）

　チオシアン酸塩（-SCN⁻），過塩素酸塩（ClO4⁻）がもつ I⁻ 類似の 1 価の陰イオンが，甲状腺の I⁻ 取り込みを阻害して甲状腺ホルモン生成を抑えます．

▶ その他の抗甲状腺薬

- **ヨウ化物（飽和ヨウ化カリウム液，ルゴール液）**：大量のヨウ化物を投与することで甲状腺ホルモンの放出を阻害し，甲状腺中毒症に迅速に作用します．サイロキシン合成阻害薬治療後や手術療法の術前処置として内服します．
- **放射性ヨード**：^{131}I を甲状腺に取り込ませ，放射する β 線によって甲状腺機能を低下させて治療します．診断には ^{131}I の γ 線を利用した甲状腺シンチグラフィーが用いられます．

第1部｜くすりの効きどころがわかる　西洋医学の解剖・生理のとらえかた

3 副腎疾患治療薬

代表的な副腎疾患として，褐色細胞腫・クッシング症候群・原発性アルドステロン症があります．

▶ 褐色細胞腫の治療薬

褐色細胞腫（副腎髄質クロム親和性細胞由来の腫瘍）では，カテコラミン（カテコールアミンともいう；アドレナリン，ノルアドレナリン）の過剰分泌により，交感神経刺激症状（高血圧，頻脈など）や糖尿病などが生じます．腫瘍に対しては手術と抗がん薬治療，交感神経刺激症状に対しては降圧剤やα受容体遮断薬など，カテコラミン過剰生成に対してはチロシン水酸化酵素阻害薬を用います．

- チロシン水酸化酵素阻害薬（メチロシン）：カテコラミン生合成の律速段階（L-チロシンからL-ドパへの変換）を触媒する**チロシン水酸化酵素**を阻害し，褐色細胞腫からのカテコラミン過剰分泌による高血圧や頻脈を改善します．

▶ クッシング症候群治療薬

クッシング症候群[注2]は，副腎皮質におけるコルチゾールの過剰分泌により，満月様顔貌，中心性肥満，高血圧，糖尿病，骨粗鬆症などを引き起こす病態です．

腫瘍は手術適応となりますが，薬物療法には，副腎のコルチゾール合成阻害薬が用いられます．

- コルチゾール合成阻害薬（トリロスタン，メチラポンなど）：トリロスタンは副腎皮質ホルモンの生合成に働く 3β-hydroxysteroid 脱水素酵素を，メチラポンは 11β-水酸化酵素を特異的かつ可逆的に阻害します．

▶ 原発性アルドステロン症治療薬（MRA）

原発性アルドステロン症は副腎皮質腫瘍からのアルドステロン過剰分泌により高血圧をきたす疾患です．通常，片側の副腎摘出手術が行われますが，高血圧に対しては**アルドステロン拮抗薬**や**選択的ミネラルコルチコイド受容体拮抗薬**が用いられます．

- アルドステロン拮抗薬（スピロノラクトン）：主に遠位尿細管のアルドステロン依存性 Na^+-K^+ポンプに働き，Na^+と水の排泄を促して降圧作用をもたらします．同時に K^+ 排泄を抑制するため，高カリウム血症に注意が必要となります．
- 選択的ミネラルコルチコイド受容体拮抗薬（エプレレノン）：腎，心臓，血管などにあるミネラルコルチコイド受容体へのアルドステロンの結合を阻害し，Na^+と水の再吸収を抑制して降圧作用を発揮します．同時に，レニン分泌へのネガティブ・フィードバックを抑えるため，血中レニン活性およびアルドステロン濃度を持続的に上昇させますが，エプレレノンの効果は減弱されません．

注2：クッシング病は下垂体からの ACTH 過剰分泌によりコルチゾール増加を生じる疾患で，下垂体腺腫が原因となることが多い．

⑩ 免疫系

リンパ系（図1）

　リンパ系は，身体各所の**リンパ器官**（胸腺，脾臓，リンパ節など）や**リンパ組織**（扁桃，粘膜付属リンパ組織など）と，これらを連絡するリンパ管，血管から構成されます．

　リンパ器官は，免疫細胞の生成，侵入した病原体に対する免疫反応の発動，侵入病原体の記憶など，免疫系の主体として働く本部として位置づけられます．

　末梢のリンパ組織は外界と接触する部位（気道や消化管）に位置し，外部からの病原体侵入を監視・排除する前線部隊として働きます（咽頭周囲の扁桃や，消化管粘膜のリンパ小節など）．

　リンパ管は，血流中に直接入れない物質の輸送にあずかりますが，同時に細菌などの病原体の侵入も受けやすいです．また，リンパ管も最後は静脈に連絡するため，侵入した細

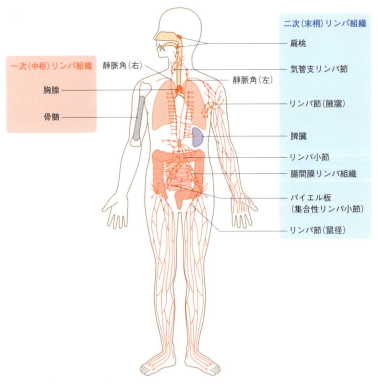

図1　全身のリンパ系

菌が血液循環によって全身に広がり，**菌血症**[注1]を起こす危険性があります．これを防ぐため，リンパ管の途中には**リンパ節**を備え，リンパに侵入した病原体が血液中に入る前に排除する役割を担います．

リンパ管を流れるリンパには細胞成分として**リンパ球**が含まれ，血液循環とリンパ組織の間を往来しながら病原体の侵入に備えています．

1 リンパ管系（図2，p.74 の図11 参照）

末梢組織の間質液（組織液）の一部を吸収し，リンパとして血液循環系に送る循環路を**リンパ管系**といいます．末梢組織には毛細リンパ管が網の目のように走り，合流して太いリンパ管を形成したのち，**リンパ本幹**を通って静脈へと注ぎます．リンパ本幹のなかでも左リンパ本幹は最も太く，L1 レベルにある**乳び槽**から胸椎の前面を上行し，左側の**静脈角**（内頚静脈と鎖骨下静脈の合流部）に注ぐことから**胸管**とよばれています．胸管は横隔膜以下の下半身と左上半身のリンパ（リンパ全体の 3/4）を集めます．これに対し，右上半身のリンパは右リンパ本幹に集められて右静脈角に注ぎます．

間質液（組織液）は，動脈側の動脈性毛細血管から間質に送り出された血液の液成分で，

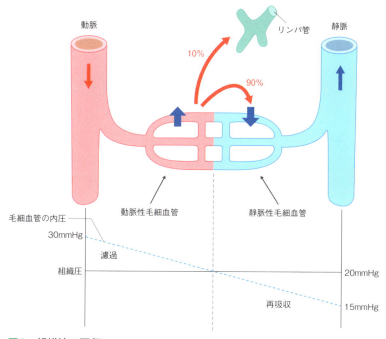

図2　組織液の回収

注1：感染巣の細菌が血液循環に侵入した状態を**菌血症** bacteremia という．血液中には抗体などの免疫機構が存在し感染防御に働くが，これらの防御機能を超えて感染が広がると，全身性の炎症反応（**敗血症** sepsis）を生じる．敗血症を防ぐには迅速な病原体の同定が不可欠で，現在は DNA や RNA から病原体を同定する**逆転写ポリメラーゼ連鎖反応法（RT-PCR）**などが用いられている．

その約 90％が毛細血管に再吸収されますが一部は毛細リンパ管に回収されます．リンパ管に回収される液量は1日3〜4L（心拍出量の0.5％）とされ，リンパ管系によって静脈へと輸送されます．血管系と異なり，リンパ管系には心臓に相当するポンプがないため，リンパの輸送は筋収縮や動脈拍動による圧迫（**筋ポンプ**，**動脈ポンプ**）に依存しています．特に下肢のリンパ循環は重力に逆らって流れるため，長時間運動せずにいるとリンパが停滞し，間質液の吸収も減少します．このようにして起こる間質液のうっ滞を**浮腫**（**むくみ**）といいます．

2 リンパ組織（図1参照）

　リンパ球などの免疫担当細胞が，細網組織（網状の結合組織）内に集まってできた組織を**リンパ組織**といい，被膜を有するもの（胸腺，脾臓，扁桃，リンパ節）を特に**リンパ器官**といいます．リンパ球は血液とリンパ組織（器官）の間を循環しています．

　リンパ組織は，含まれるリンパ球の成熟段階から**一次（中枢）リンパ組織**と**二次（末梢）リンパ組織**（**器官**）と大別されます．リンパ球は一次リンパ組織において造血幹細胞から分化し，二次リンパ組織へ移動して外来抗原と出会うことで免疫反応に携わります．

▶ 一次（中枢）リンパ組織

　幹細胞からリンパ球が生成される場と定義され，成人では**骨髄**と**胸腺**がこれに属します．

a. 骨 髄

　造血幹細胞が存在し，ここからすべての血液細胞が分化します．骨髄で生成されるリンパ球のうち一部は骨髄内でB細胞（Bリンパ球）に分化し，二次リンパ組織（リンパ節，脾臓，粘膜関連リンパ組織など）に移行して成熟したのち，**抗原提示**（侵入抗原の特徴をリンパ球に知らせる機構）を受けると**抗体産生細胞**（**形質細胞**）に分化します．

b. 胸 腺

　骨髄から移動した前駆細胞からT細胞（Tリンパ球）が生成される場で，前駆細胞は骨髄から胸腺に移動したのち，胸腺の皮質から髄質へと移動しながら成熟し，**キラー T 細胞**（**細胞傷害性 T 細胞**），**ヘルパー T 細胞**および内在性**レギュラトリー T 細胞**（制御性 T 細胞）に分化します．

▶ 二次（末梢）リンパ組織

　侵入抗原に対して**免疫反応**（獲得免疫）が始動し，リンパ球の増殖と成熟にあずかる場です．血液中の抗原を監視する**脾臓**，リンパ内の抗原を監視する**リンパ節**，気道や消化管の抗原を監視する扁桃・**粘膜関連リンパ組織**（**MALT**）に大別されます．

a. 脾 臓

　左上腹部の横隔膜直下で，胃の左後方に接して位置する120gほどの実質臓器です．血球処理にあずかるため，多量の血液を含む赤脾髄が主体をなしますが，深部にはリンパ球

第1部｜くすりの効きどころがわかる　西洋医学の解剖・生理のとらえかた

の集合がつくる白脾髄があり，人体最大のリンパ組織としての役割も担います．

白脾髄は，内部を走る中心動脈を囲む**リンパ性動脈周囲鞘（PALS）とリンパ濾胞**〔脾小節（lymphoid follicle：**LF**）〕からなり，PALS は主に T 細胞，脾小節は B 細胞で構成されます．脾臓に入る抗原はリンパ管ではなく血流で運ばれ，白脾髄周辺の**辺縁帯**に至ります．辺縁帯ではマクロファージなどが待ち構えており，血流中の抗原はここで抗原提示細胞に遭遇することで免疫反応が発現します．

b. リンパ節

リンパ管合流部にみられる被膜をもつリンパ組織で，細網細胞の網目に集合する免疫細胞（リンパ球，マクロファージなど）から構成されます．皮質には小リンパ球がつくる**リンパ小節（濾胞：LF）**があり，内部に**胚中心**（B 細胞が形質細胞に分化する場）をもちます．また，傍皮質には T 細胞からなる領域（**胸腺依存域**）がみられ，胸腺を出て全身を循環していた T 細胞はこの部の高内皮小静脈（HEV）を貫いて血管外に遊走，抗原と接触してヘルパー T 細胞などに分化します（抗原との接触がない場合は輸出リンパ管経由で血中へと戻る）．

c. 粘膜関連リンパ組織（MALT）

外来抗原の侵入部となる気道や消化管粘膜にみられるリンパ組織です．**扁桃**，**小腸パイエル板**，**孤立リンパ小節**などがあり，主に B リンパ球の集合からなるリンパ小節（濾胞）を含みます．抗原侵入に伴ってリンパ濾胞には胚中心が形成され，B 細胞から形質細胞への成熟が起こります．

免疫：自然免疫・獲得免疫，液性免疫・細胞性免疫

1 免疫：自然免疫と獲得免疫（図 3）

生体がもつ「疫病（病気）を免れる仕組み」を免疫といい，①自己と非自己（外来異物や病原体）を区別して非自己を攻撃・破壊・排除する働き，②変質した自己（がん細胞など）を攻撃・排除する働き，から構成されます．通常，免疫は，侵入異物や病原体を無差別に排除する「**自然免疫**」と，初回侵入時に記憶した異物や病原体の再侵入を防ぐ「**獲得免疫**」に区分されます．

▶ 自然免疫（先天免疫）：非特異的防御機構

異物や病原体の侵入をいち早く感知し，非特異的（無差別）に排除する防御システム．生来備わっていることから自然免疫（先天免疫）または非特異的防御機構ともいい，①皮膚や粘膜のバリア機構，②食細胞（好中球，マクロファージ）による異物の貪食，③**ナチュラルキラー（NK）細胞**から分泌される細胞傷害性物質（パーフォリン，グランザイム）が関与します．

a. 体表面の防御機構

外来異物や病原体の侵入に対し，生体には皮膚や粘膜などのバリア構造や線毛や粘液などの排除機構が備わっており，表面には抗菌作用をもつ酸や粘液が広がっています．

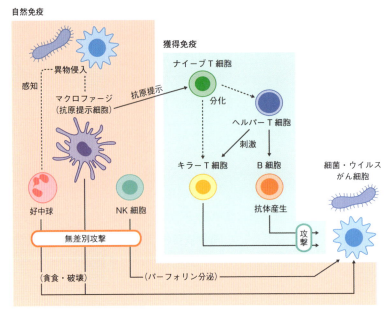

図3 自然免疫と獲得免疫

b. 食細胞と細胞傷害性物質

　自然免疫の主な機能として「貪食」と「細胞傷害性物質の分泌」があります．食細胞（マクロファージ，好中球）は細菌などの病原体に共通した情報を認識して攻撃します．また，**NK細胞**は，顆粒に含まれるパーフォリンやグランザイムとよばれる**細胞傷害性物質**を放出して異物を攻撃します．パーフォリンにより標的細胞の細胞膜に孔をあけ，グランザイム（セリンプロテアーゼ）が進入してアポトーシスを誘導する仕組みです．

▶ 獲得免疫：特異的防御機構

　後天的に獲得される免疫システムで，初めて侵入した異物（抗原）ごとに最適な攻撃方法を記憶し，次の侵入（感染）に備えます．このため，初回侵入時には対処に時間がかかり，自然免疫に依存することになりますが，再侵入時には迅速な「狙い撃ち」免疫反応が起こります．

a. 初回侵入（感染）

　自然免疫をすり抜けて血液中に入り込んだ異物（細菌）や細胞内に侵入したウイルスに対しては，以下の防御反応が始動して初回感染を終息させます．

①抗原が樹状細胞やマクロファージ（**抗原提示細胞**）に取り込まれる．

②抗原提示細胞は**ナイーブT細胞**（抗原と未遭遇のT細胞）に接触して**エフェクター細胞**（**ヘルパーT細胞**，**キラーT細胞**）に分化させる．

③ヘルパーT細胞は，B細胞の成熟（**形質細胞**形成）に働いて抗体産生を促すほか，キラーT細胞に働いて感染細胞攻撃を開始させる．

④B細胞自体も抗原を捕え，形質細胞に成熟するほか，メモリーB細胞として免疫記憶に

働く.

キラーT細胞（細胞傷害性T細胞：CTL）は，顆粒に含まれるパーフォリンやグランザイムとよばれる細胞傷害性物質を放出して感染細胞などを攻撃します．自然免疫に働くNK細胞と違い，キラーT細胞の成熟には樹状細胞などの膠原提示細胞やヘルパーT細胞からの情報が必要とされます．なお，キラーT細胞の一部はメモリーT細胞となって抗原情報を記憶し，異物の再侵入に備えます.

b. 再侵入（感染）

初回感染でエフェクターT細胞の大半は死滅しますが，一部はメモリーT細胞となって長期にわたって生存し，再感染を認識するとエフェクターT細胞に分化します．同様に，初回感染で残ったメモリーB細胞も，再感染時には速やかに形質細胞となって抗体産生に働きます.

液性免疫と細胞性免疫

獲得免疫は，防御の仕組みから液性免疫と細胞性免疫に大別されます．**液性免疫**はB細胞（Bリンパ球）由来の形質細胞が産生する抗体によって抗原を排除する仕組みであり，**細胞性免疫**はT細胞（Tリンパ球）が異物・病原体を直接攻撃する仕組みです．ただし，T細胞の仲間であるヘルパーT細胞には，細胞性免疫（キラーT細胞やマクロファージの活性化）に働く**Th1細胞**や，液性免疫（抗原提示細胞とともにB細胞の成熟）に働く**Th2細胞**があり，細胞性免疫と液性免疫は互いに関連しながら働いています.

1 液性免疫（図4）

B細胞の成熟により形成される形質細胞は**抗体産生細胞**ともよばれ，抗体（免疫グロブリン）を分泌することで病原体を選択的に排除します．この仕組みを液性免疫といい，抗体が特定の抗原と連結すること（抗原抗体反応）で同じ抗原性を示す病原体を処理します.

▶ 抗体産生細胞（形質細胞）の生成

抗原に出会う前のナイーブB細胞は，表面に抗原を認識する受容体（B細胞表面免疫グロブリン＝IgMの単量体：**BCR**）をもち，ここで侵入病原体（抗原）の特異的領域（**抗原決定基：エピトープ**）と結合して病原体の特異性を認識します．BCRと抗原決定基が結合すると，B細胞は**形質細胞**に分化して抗体を産生するとともに，一部は抗原情報を記憶した**メモリーB細胞**となります.

1つのB細胞のBCRは一種類であるため，そのB細胞が産生する抗体も1種類です．しかし，体内には異なる抗原に反応するB細胞が100万種類以上あり，それぞれ異なるBCRを備えています．抗原情報を得たB細胞は，その抗原に対応するものだけが増殖して抗体産生細胞となります.

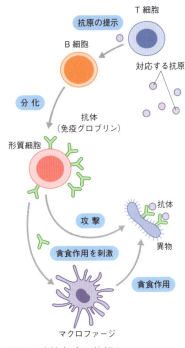

図4 液性免疫の仕組み　　図5 抗体の構造

▶ 抗体（免疫グロブリン）

　ヘルパーT細胞の刺激により形質細胞（B細胞由来）で産生され，体液や血液に存在する糖タンパク質．それぞれの抗原に対応して同じ数だけつくられ，次のような働きを示します．
- 中和：抗原の毒性部分に抗体が結合して失活させる．
- オプソニン作用：抗原に抗体や補体が結合し，マクロファージや好中球による貪食を誘う．
- 溶菌：抗原に抗体が結合すると補体が活性化し，細菌の細胞膜を破壊して溶菌を起こす．

▶ 抗体の構造（図5）

　抗体は**免疫グロブリン**とよばれる糖タンパク質で，血漿ではγグロブリン分画に含まれます．4本のポリペプチド鎖（2本のH鎖と2本のL鎖）がS-S結合で連結した構造をもちます．H鎖（重鎖），L鎖（軽鎖）ともN末端側が抗原との結合部位であり，さまざまな抗原と結合するためアミノ酸配列は多様に変化します（可変領域：V領域）．他の部分は一定のアミノ酸配列を示すため，定常領域（C領域）とよばれています．

▶ 抗体の分類（表）

　免疫グロブリンのH鎖は，定常領域の構造からγ鎖，μ鎖，α鎖，δ鎖，ε鎖が区別され，この違いから免疫グロブリン自体もIgG，IgM，IgA，IgD，IgEの5種類に分類されます．

第1部 | くすりの効きどころがわかる　西洋医学の解剖・生理のとらえかた

表　免疫グロブリンの構造と特徴

種類	基本構造	主な役割・特徴
IgG	単体	胎盤を通過し，胎児に受動免疫を与える．液性免疫における感染防御の主役となる
IgM	五量体（J鎖）	細菌を凝集させ，溶菌させる奏功率が高い．B細胞の表面にも存在する
IgA	J鎖　単体または二量体	粘膜からの分泌液中に多くあり，ウイルスが粘膜から侵入するのを防ぐ
IgE	単体	アレルギーを引き起こす．寄生虫の感染で増加する
IgD	単体	B細胞の表面に存在する

a. IgG（免疫グロブリンG）

　血液や間質液にみられる代表的な抗体で，ヒト免疫グロブリンの70〜75％を占めます．初回感染ではIgMより遅いのですが，再感染では最初に増加します．胎盤通過性をもつ唯一の抗体で，母乳にも含まれるため，新生児は母体から移行したIgGによって守られています．

b. IgM（免疫グロブリンM；マクログロブリン）

　感染時に最初に産生され，初期免疫を司る抗体（生成されるまでに一週間ほどかかる）．また，ABO式血液型のA抗原，B抗原に対する抗体もIgMに属しており，血液型不適合における凝集の原因ともなります．4本鎖構造が5つ結合した五量体の形を示すためマクログロブリンともよばれ，胎盤通過性はありません（血液型の異なる児を妊娠しても血液凝集が起こらないのはこのためである）．

　IgMはヒト免疫グロブリンの約10％を占め，ほとんどが血液中に存在しますが，B細胞抗原受容体（BCR）としても単量体のかたちで存在します．

c. IgA（免疫グロブリンA）

　ヒト免疫グロブリンの10〜15％を占めています．ほとんどはIgAが2つ結合した二量体として存在する．血清や粘膜からの分泌液に含まれ，局所におけるウイルスの侵入を防ぐ．IgAは初乳に多く含まれるため，新生児の経口感染を防ぎます．

d. IgD（免疫グロブリンD）

詳しい機能は解明されていませんが，IgMとともにナイーブB細胞表面に存在し，抗体産生の誘導に関与します．ヒト免疫グロブリンの1％以下と，量的にはIgEの次に少ないです．

e. IgE（免疫グロブリンE）

健常人では，免疫グロブリン全体の0.001％以下とごく微量しか存在しませんが，寄生虫感染や即時型アレルギー疾患（花粉症・気管支喘息など）で血清中に増加し，肥満細胞や好塩基球からの脱顆粒を惹起します．

2 細胞性免疫（図6）

細胞内に侵入して増殖するウイルスや一部の細菌（結核菌・サルモネラなど）に対しては，体液中の抗体に加えて感染細胞自体を破壊する免疫機構（細胞性免疫）が作動します．細胞性免疫は侵入病原体とその感染細胞を免疫細胞が直接攻撃する仕組みであり，マクロファージやキラーT細胞（細胞傷害性T細胞）がその役割を担います．

細胞性免疫の作動には抗原提示細胞およびヘルパーT細胞のうち**Th1細胞**が関与しています．すなわち，**マクロファージ**はTh1細胞が放出するインターフェロン（**IFN-γ**）によって貪食能を活発化し，**キラーT細胞**はインターロイキン（**IL-2**）によって細胞傷害活性を高めます．

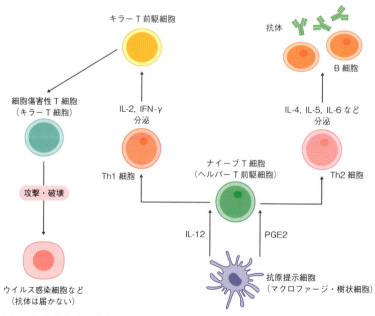

図6　細胞性免疫の仕組み

▶▶ キラー T 細胞

ウイルスなどに侵入された細胞は，その表面に抗原の一部をクラス I MHC 分子に付けて表出します．キラー T 細胞はその MHC 分子を認識することで攻撃目標を定め，ヘルパー T 細胞からの IL-2 の刺激を受けて感染細胞を傷害します．

▶▶ ヘルパー T 細胞 (Th 細胞)

ヘルパー T 細胞には，主に細胞性免疫（キラー T 細胞やマクロファージの活性化）に働く **Th1 細胞**と，液性免疫（B 細胞の成熟＝抗体産生細胞生成）に働く **Th2 細胞**があります．Th1 細胞は細菌やウイルスの侵入に反応し，IFN-γ 放出によりキラー T 細胞やマクロファージを活性化して直接攻撃させます．一方，Th2 細胞は，ダニやカビ，花粉などのアレルゲンに反応し，B 細胞の抗体産生細胞への活性化に働きます．

抗原と遭遇していないナイーブ T 細胞は，主に**抗原提示細胞**から分泌されるサイトカイン（IL-12 か PGE2）により Th1 細胞になるか Th2 細胞になるかが決められます．すなわち，抗原によって細胞性免疫・液性免疫のどちらが優位になるか変わることになります．

抗原提示細胞から情報を提示されたヘルパー T 細胞は種々のサイトカインを分泌して免疫反応を進めます．すなわち，Th1 細胞が IL-2 や IFN-γ などを産生し，細胞傷害性 T 細胞（キラー T 細胞）の活性を高めて細胞性免疫の促進に働くのに対し，Th2 細胞は IL-4 などを分泌して抗体産生（**液性免疫**）に働きます．

▶▶ レギュラトリー T 細胞 (Treg 細胞)

制御性 T 細胞ともよばれる免疫応答抑制機能を示す細胞です．免疫寛容（自己に対する免疫応答の回避）や過剰な免疫反応（炎症，アレルギー）の抑制に働きます．しかしながら，がん細胞の一部は Treg の性質を利用し，免疫系からの攻撃をかわし（**免疫逃避**），がん細胞に対する発育抑制を解除する能力を有します．実際，肺がんや悪性黒色腫の局所では強い免疫抑制作用をもつ Treg が増加することが判明しています．

▶▶ MHC (主要組織適合遺伝子複合体)

細胞は表面に個体ごとに異なる抗原物質（糖タンパク質）を備えており，これが「自己・非自己の認識」に働きます．ヒトでは白血球で最初に発見されたことから **HLA（ヒト白血球抗原）**ともいいますが，通常は**主要組織適合抗原（MHC 分子）**とよばれ，すべての細胞にあるクラス I MHC と，リンパ球やマクロファージにのみ存在するクラス II MHC があります．

ウイルスに感染した細胞（および抗原提示細胞）は，MHC 分子に抗原の断片を結合させて細胞表面に露出します．抗原断片の結合したクラス I MHC 分子はキラー T 細胞に，クラス II 分子はヘルパー T 細胞によって認識され，各細胞の始動を促します．

3 受動免疫と能動免疫

感染（外来抗原の侵入）や**ワクチン**（弱毒化抗原の人為的移入）によって生じる免疫を**能動免疫**といい，「自分自身の体内で抗体が産生される」免疫を指します．次の受動免疫に比べて発現まで時間を要しますが，免疫状態は持続性を示します．

別の個体や動物の体内で生成された抗体（抗血清・免疫グロブリンなど）や感作リンパ球の移入による免疫を**受動免疫**（**受身免疫**）といいます．抗体の移入と同時に免疫は成立しますが，持続性は低いです．液性の受動免疫としては，ジフテリアや破傷風患者に行う血清療法，母体から胎盤を通して胎児に移行する IgG，母乳により移入される IgA などがあります．細胞性免疫としては，がん患者の免疫細胞（NK 細胞・リンパ球）を体外で培養・活性化して戻す**免疫細胞療法**（**養子免疫**）が含まれます．

アレルギー，サイトカインストーム，自己免疫疾患，免疫不全症

免疫系の異常は，免疫の過剰反応（アレルギー，サイトカインストーム，自己免疫疾患）と免疫不全症に大別されます．

1 免疫の過剰反応Ⅰ：アレルギー

特定の抗原に対する過剰な免疫反応により，身体機能に障害をもたらすものをアレルギーといい，初回侵入（感作）により免疫系に記憶された抗原（**アレルゲン**）が，再侵入時に過剰な免疫反応を引き起こすもので，自己細胞も攻撃されます．アレルギーの原因は解明されていませんが，免疫反応の過剰発現で生じる病態であり，アレルゲンとしては薬物・病原体のほか，移植臓器（拒絶反応）も含まれます．アレルギーは免疫学的な発症メカニズムにより分類され，現在は 1963 年に Coombs と Gell が提唱したⅠ〜Ⅳ型の分類が広く用いられています．ここでは，かつて別に分類されていたⅤ型（Ⅱ型の亜型）も補足として提示します（図7）．

▶▶ Ⅰ型アレルギー：即時型アレルギー

抗原特異的に生成される**IgE 抗体**が引き起こすアレルギーで，2 度目の抗原侵入後すぐに起こるため，**即時型アレルギー**ともよばれています．アレルゲンは花粉，薬物，食物，ラテックスなど多岐にわたります．

IgE 抗体は初回感作時に生成され，肥満細胞・好塩基球の表面レセプターに結合します．再侵入した抗原がこの IgE に結合して架橋が形成されると**脱顆粒**が起こり，ヒスタミン，ロイコトリエン，プロスタグランジン，好酸球走化因子などの化学伝達物質（**ケミカルメディエータ**）が放出されます．これらの物質は平滑筋収縮，血管透過性亢進，粘液分泌亢進，末梢血管拡張などに働くため，かゆみ，気道収縮，呼吸困難，流涙，鼻水などの症状

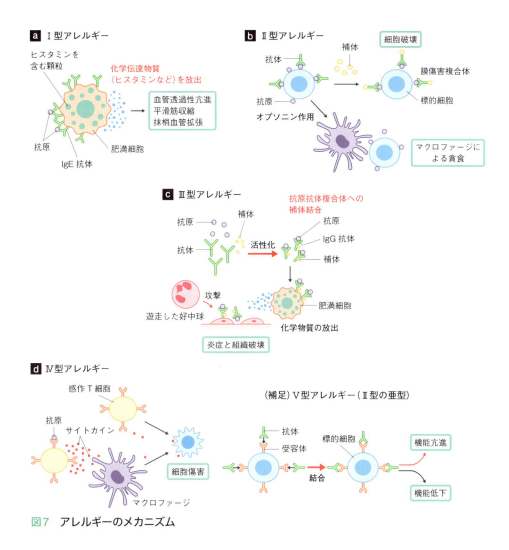

図7　アレルギーのメカニズム

を起こします．また，全身の血管拡張により血圧低下が起こると循環不全による**アナフィラキシーショック**を生じます．Ⅰ型に含まれる薬剤アレルギーとして薬疹やアナフィラキシー反応がありますが，アレルギー機序に基づかないアナフィラキシー様反応を生じることもあります．

▶ Ⅱ型アレルギー：細胞傷害型アレルギー

　炎症や薬剤などにより，自己細胞の表面に抗原が現れて異物と誤認され，ここにIgGやIgM抗体が結合して生じるアレルギーです．自己細胞が免疫系からの攻撃を受けるため，**細胞傷害型アレルギー**ともよばれています．細胞が受ける攻撃には次の3つがあります．
①細胞に結合した抗体に血液中の補体とよばれる物質が働き，**膜傷害複合体**が形成されて細胞破壊を起こす．
②細胞に結合した抗体の受容体をもつマクロファージに貪食される．

③細胞に結合した抗体に対する受容体をもつ **NK 細胞**に認識され，細胞傷害物質に破壊される．

このように，特定の抗体を認識して起こる細胞傷害を**抗体依存性細胞傷害**といい，血液型不適合輸血や自己免疫性溶血性貧血（抗赤血球膜抗体），血小板減少性紫斑病（抗血小板抗体），薬剤による溶血などが含まれます．

▶ Ⅲ型アレルギー：免疫複合体型アレルギー

複数の抗原と抗体（IgG）の結合物（**免疫複合体**）が食細胞の処理を逃れ，組織に沈着することで起こるアレルギー反応です．免疫複合体の沈着部位に補体，マクロファージ，好中球が集合して炎症や組織傷害を生じます．アレルギー反応が局所にとどまるものを**アルサス反応**，全身性のものを**血清病**とよびます．代表的な疾患として，関節リウマチ，膠原病，溶連菌による急性糸球体腎炎，過敏性肺臓炎などがあります．通常は次の機序で発症します．

①免疫複合体により補体が活性化され，好塩基球や肥満細胞からヒスタミンやセロトニン放出を促すことで，血管透過性亢進，平滑筋収縮などのⅠ型アレルギー様の反応をもたらす．

②補体は好中球遊走にも働き，好中球が免疫複合体を捕捉することで種々のタンパク分解酵素が放出されて細胞傷害が起こる．

▶ Ⅳ型アレルギー：遅延型アレルギー

Ｔ細胞やマクロファージによる細胞性免疫の過剰反応で起こるアレルギー反応．抗原侵入から数日後に発現するため，遅延型アレルギーともよばれています．液性免疫や補体の関与はなく，侵入抗原の情報を得たヘルパーＴ細胞のサイトカイン分泌により始動します．この際，関与する**ヘルパーＴ細胞（Th1 細胞・Th2 細胞）**の違いにより 2 つのタイプに区分されます．

a. Th1 型

抗原情報を得た **Th1 細胞**がサイトカイン（IL-2，IFN-γ）を産生することで始動します．サイトカインによる刺激を受けたマクロファージ，好中球，キラーＴ細胞は，異物処理に働くと同時に活性酸素を出して組織を傷害，炎症反応を引き起こします．臓器移植における拒絶反応，アレルギー性接触皮膚炎（ピアスなど），ツベルクリン反応などがあります．

・ツベルクリン反応：結核菌に対する感作 **Th1 細胞**をもつ場合，結核菌由来タンパク誘導物質の注射で Th1 細胞が活性化し，種々のサイトカインを分泌して Th1 型の反応を生じます（注射部位の発赤など→**ツベルクリン反応陽性**）．

b. Th2 型

Th2 細胞が出すサイトカイン（IL-5）で活性化された**好酸球**が引き起こす炎症で，アトピー性皮膚炎に関与します．

・アトピー性皮膚炎：Ⅰ型＋Ⅳ型（Th2 型）のアレルギーともみなされています．ダニ，ハ

ウスダストなどで感作された **Th2 細胞** が放出する IL-5 は，即時型アレルギー（Ⅰ型アレルギー）発現に続いて好酸球を活性化し，炎症を悪化させます．

▶▶ Ⅴ型アレルギー：Ⅱ型の亜型

細胞表面にあるホルモンなどの受容体（レセプター）に **抗レセプター抗体** が結合することで起こるアレルギーで，Ⅱ型の一部（亜型）に分類されます．受容体に抗体が結合することにより，細胞はさまざまな異常反応（機能亢進，機能抑制，受容体損傷など）を起こすため種々の症状が現れます．抗レセプター抗体がかかわる疾患として，**抗インスリンレセプター抗体** による高血糖または低血糖，**抗アセチルコリンレセプター抗体** による重症筋無力症，**抗 TSH 抗体** によるバセドウ病（Graves 病）あるは甲状腺機能低下症などがあります．

2 免疫の過剰反応Ⅱ：サイトカインストーム

ウイルスや細菌に対する防御機構を担う生理活性物質を **サイトカイン** といい，免疫細胞の活性化や制御に働きます．サイトカインには，炎症反応を起こす **炎症性サイトカイン** や，炎症を抑える **抗炎症性サイトカイン** があり，通常はバランスを保っていますが，感染症などで大量の炎症性サイトカインが放出されると過剰な免疫反応が起こり，がんや感染症の重症化や自己細胞傷害を生じます．この病態をサイトカインストームといい，**急性呼吸窮迫症候群（ARDS）**，**播種性血管内凝固症候群（DIC）**，急性循環不全（ショック）などの原因となります．

3 免疫の過剰反応Ⅲ：自己免疫疾患

T 細胞は，多様な抗原結合部位（TCR）をもつことで無数の抗原に反応しますが，自己を異物と認識する危険もあります．これを避けるため，通常は，自己抗原に強く反応する T 細胞は胸腺における成熟途中で排除され，**免疫学的寛容** の仕組みが発現します．また，過剰な免疫応答を抑える **レギュラトリー T 細胞（制御性 T 細胞）** により，自己抗原への攻撃を回避しています．

免疫学的寛容の仕組みが破綻して「自己・非自己の認識」が機能しなくなり，免疫系が自己組織や細胞を攻撃する病態を **自己免疫疾患** といい，本来なら生じない自己組織に対する免疫反応（自己抗原特異的抗体生成やキラー T 細胞の活性化）が起こります．

自己免疫疾患には，全身に症状が現れる **全身性自己免疫疾患**〔関節リウマチ，全身性エリテマトーデス（SLE），多発筋炎，皮膚筋炎，シェーグレン症候群など〕と，特定の臓器が限局性に傷害される **臓器特異的自己免疫疾患**（重症筋無力症，橋本病，多発性硬化症，潰瘍性大腸炎など）があります．

4 免疫不全症（immunodeficiency）

免疫系の要素に障害が起こり，生体防御機能が破綻した状態を **免疫不全症** といいます．

先天的原因による**原発性免疫不全症**と，ヒト免疫不全ウイルス（HIV）感染，薬物，栄養不良などの原因による**続発性免疫不全症**とがあります．

・原発性免疫不全症：遺伝子の突然変異などにより起こると推定されます．液性免疫に関わる B 細胞の機能不全が全体の半数を占めています．

・続発性免疫不全症：糖尿病などの慢性疾患，HIV 感染，骨髄に影響をおよぼす血液疾患（白血病，リンパ腫）のほか，低栄養や薬物（ステロイド薬など）による免疫低下が発症要因となります．

免疫系をターゲットにしたくすりと作用標的部位，生理作用からみる効果

抗アレルギー薬，免疫抑制薬，免疫不全治療薬などに分類されています．

1 抗アレルギー薬

抗アレルギー薬は，マスト細胞の脱顆粒阻止に働く**ケミカルメディエーター遊離抑制薬**，ケミカルメディエーターの細胞受容体への結合を阻止する**受容体拮抗薬**などに分けられます．また，従来，抗ヒスタミン作用の有無によっても区分されています．

▶ ケミカルメディエーター遊離抑制薬（クロモグリク酸ナトリウム，アゼラスチンなど）

マスト細胞のケミカルメディエーター（ロイコトリエン，ヒスタミンなど）遊離および遊離後の作用を抑えます．

▶ Th2 サイトカイン阻害薬

ヘルパー T 細胞のサイトカイン（IL-4，IL-5）放出を抑え，形質細胞の IgE 抗体産生を制御してマスト細胞の活動（脱顆粒）を抑止します．

▶ 受容体拮抗薬

a. ヒスタミン（H_1）受容体拮抗薬（抗ヒスタミン薬）

肥満細胞や好塩基球から放出される化学伝達物質（ヒスタミン）の**ヒスタミン（H_1）受容体**への結合を阻止し，アレルギー反応の進行を止めます．発症後のアレルギー反応に対して血管拡張・毛細血管透過性抑制などの効果を示す一方，**抗コリン作用**による副作用（口渇，尿閉など）や痰の粘稠性増大による喀出困難を生じます．さらに，血液脳関門を通って脳内に入り，脳の H_1 受容体に結合するため，覚醒・興奮作用を弱め，眠気や集中力低下を引き起こします．

現在，抗ヒスタミン薬には，中枢抑制（眠気）や抗コリン作用（口渇，尿閉）が軽減された

第1部 | くすりの効きどころがわかる 西洋医学の解剖・生理のとらえかた

第2世代抗ヒスタミン薬が開発されています.

b. トロンボキサン A_2 受容体拮抗薬（抗トロンボキサン A_2 薬）

　血管透過性・気管支収縮によるアレルギー反応や気道過敏性亢進を起こすトロンボキサン A_2（TXA_2）に拮抗し，TXA_2 合成阻害や TXA_2 受容体拮抗作用（薬剤で異なる）によりアレルギー反応や気道収縮（気管支喘息）を抑制して症状改善に働きます.なお，血小板凝集能抑制作用もあるため，抗血小板薬，血栓溶解薬との併用は要注意です.

c. ロイコトリエン受容体拮抗薬（抗ロイコトリエン薬）

　ロイコトリエン受容体にロイコトリエンと拮抗的に働き，気管支拡張，喘息発作などを予防します.また，好酸球浸潤，鼻粘膜血管透過性亢進，浮腫に拮抗し，鼻粘膜の過敏性軽減や腫脹の抑制に働いて鼻閉などのアレルギー症状を改善します.

2 免疫抑制薬

　過剰な免疫反応や炎症反応を抑える薬物で，ステロイドの効果が乏しいケースで併用して治療効果を高めたり，副作用によりステロイド減量が必要な場合などに使用されます.**ステロイド薬**（プレドニゾロンなど），**DNA 合成阻害薬**，**カルシニューリン阻害薬**[注2]，**mTOR 阻害薬**[注2]（T 細胞増殖阻害）や抗体医薬品などがあり，拒絶反応機構の各部を阻害して拒絶反応を抑えます.

3 免疫不全症治療

　免疫不全症の治療は，免疫グロブリン，抗菌薬，造血幹細胞移植に大別されています.
- 免疫グロブリン製剤：抗体欠乏がある場合，免疫グロブリン製剤（抗体）を補充して免疫力を付与し，感染の予防を行います.
- 抗菌薬：細菌感染症を伴う場合，抗菌薬によって感染症の予防と治療を行います.
- 造血幹細胞移植：重症複合免疫不全症などでは，早期の臍帯や骨髄による造血幹細胞（免疫系細胞）移植が行われます.

注2：カルシニューリン，mTOR は，細胞の成長や増殖に際して細胞内シグナル伝達に関わるタンパク分解酵素.免疫細胞においても働く.

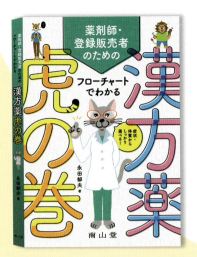

症状・体質にあった漢方が 分かる！選べる！！

漢方医学では「証」や「気血水」などの症状・体質から治療法を決めます．ですが，「用語が難しい」「どう活かせばいいか分からない」など困ったことはないでしょうか．そんな悩みを解決すべく，本書では体質・症状にあう漢方薬の選びかたをフローチャートで解説しました！ 選び方の流れを身につけることで，自然と「証」「気血水」などの意味・使いかたも分かるようになっています．初学者はもちろん，漢方をより深く知りたい人にもおすすめの一冊です．

症状・体質からしっかり選べる！ 薬剤師・登録販売者のための
フローチャートでわかる 漢方薬虎の巻

永田郁夫 著

- A5判　140頁
- 定価 2,640円（本体2,400円＋税10%）
- 978-4-525-47171-2
- 2023年8月発行

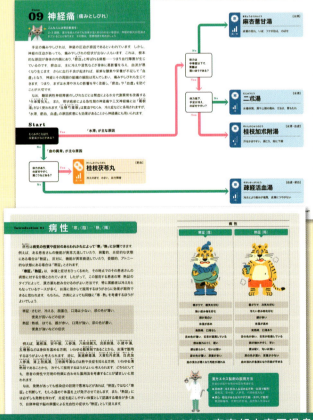

主な内容

第Ⅰ章　漢方薬の基本
01. 漢方薬とは
02. 症状・体質にあう漢方薬とは　…など

第Ⅱ章　漢方医学での症状・体質の捉えかた
01. 病性「熱」〈陽〉―「寒」〈陰〉
02. 病勢「実」―「中」―「虚」　…など

第Ⅲ章　主訴・症状別 漢方薬の使い分け
01. 頭痛
02. 二日酔い
03. 冷え症　…など

第Ⅳ章　漢方方剤一覧

詳しくはWebで

南山堂　〒113-0034 東京都文京区湯島4-1-11
TEL 03-5689-7855　FAX 03-5689-7857（営業）
URL https://www.nanzando.com
E-mail eigyo_bu@nanzando.com

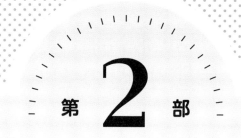

| くすりの効きどころがわかる |

東洋医学の五臓・生命活動のとらえかた

① 弁証総論 漢方医学での病態生理のとらえかた

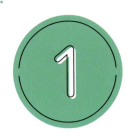

　漢方では病態を「弁証」というもので把握します．これは高校時代に学んだヘーゲル哲学の「弁証法」とは何の関係もなく，現代の中国で行われている漢方治療，すなわち「中医学」という流派が得意とする分野です．中医学といっても中国だけのものではなく，現在のわが国の漢方医でこれに精通し，得意とする医師も多くいます．

　一方，日本では江戸時代に発展した「日本古方」という流派があります．この流派では吉益東洞(1702-1773)という医師が有名です．彼は「目に見えないものは大嫌い」という考えかたの持ち主です．そこで，目に見えない「弁証」を使わずに治療することを好みました．

　ここまで読むと「両者の違いは何で，どういう特性があるのだろう？」と，悩むでしょう．筆者が漢方の講演を聞き始めたころのことです．有名な中医学の講師が「中医学と日本古方の違い」を英語学習に例えて，次のように比喩で説明してくださいました．

「中医学は英文法，日本古方は英会話」

　さらに，「どちらかに偏ることなく，両方とも学習するように」と付言されました．これは至言で，両流派をしっかりと学ばれた講師だなと，今も本当に尊敬しています（図1）．

状況（症状や所見）に応じた頻出フレーズ（漢方薬）を使う英会話学習に似た手法で学ぶ「日本古方」

文型（弁証などの漢方理論）や品詞・語彙（本草学）の習得に始まる英文法学習に似た手法で学ぶ「中医学」

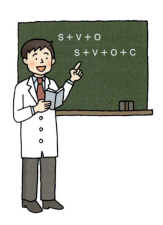

図1　日本漢方は英会話，中医学は英文法

第2部｜くすりの効きどころがわかる　東洋医学の五臓・生命活動のとらえかた

漢方医学の学習プロセスと「弁証」の効きどころ

　それでは先ほどの比喩の意図を詳しく解説します．英語学習では，"英会話"の基本である挨拶や汎用フレーズから覚え，買い物・レストランでのシーン，教室やパーティでの雑談，…と学んでいきます．これで，海外旅行や高校入試までなら十分です．しかし，英語評論の読解，大学入試レベルの英作文になると"英文法"が必要となります．この学習パターンと漢方医学はそっくりだということです．

　西洋医学と対比させながら，漢方医学の習熟を進める過程を考えてみましょう（図2）．日本古方の漢方医学の学習では，まず代表的な漢方処方，つまり，葛根湯，小青竜湯，五苓散，苓桂朮甘湯，抑肝散，補中益気湯，十全大補湯，小柴胡湯，当帰芍薬散，加味逍遙散，桂枝茯苓丸，桃核承気湯などを勉強し，どのような状況（日本古方でいう「証」）で使う薬剤かという「漢方薬の概略」を学びます．つまり，西洋医学で考えると，いきなり「治療学（方剤学）」から入ります．

　少しレベルが上がると，「漢方診察」である脈診・舌診・腹診を体得し，それらの証，す

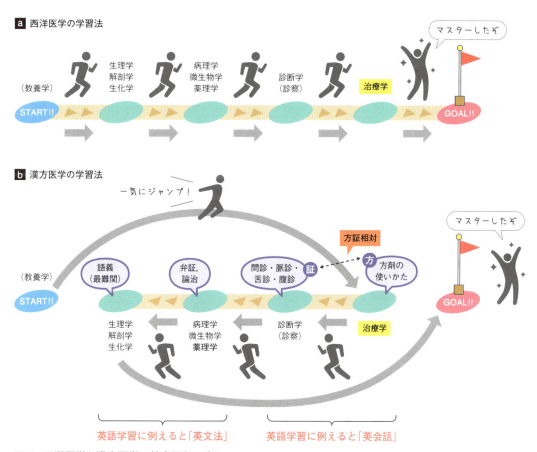

図2　西洋医学と漢方医学の教育課程の違い

なわち，脈証・舌証・腹証に漢方薬を合わせて処方できるようになります．この漢方診察は西洋医学での「診断学」に相当し，図2からもわかるように**漢方医学と西洋医学で両者の学習順序が逆**になっています．

▶ "証"に合わせて"方"剤を選ぶ「方証相対」

ちなみに，漢方処方の学習では，①「漢方薬の名称と効能」と②「漢方診察における症状と所見」を50〜100種類ぐらいの漢方薬で習得します．この①と②の両者を百人一首（カルタ遊び）で「上の句（②症状と所見に相当）」と「下の句（①使用する漢方薬に相当）」を対応させるように正しく合わせられれば，日常臨床では困らなくなります（図3）．これが日本古方の得意とする「**方証相対**(ほうしょうそうたい)」という手法です．

先ほど紹介した中医学の講師の言葉を敷衍すれば，「会話文A："How are you?"（上記②に相当）という投げかけに対するリスニングができれば，即時に応答文a："I'm fine."（①に相当）で返答する」という学習プロセスなわけです．

しかし，この手法（方証相対）では本誌のテーマである「くすりの効きどころがわかる」ことはありません．すなわち，「なぜこの漢方薬，あるいは，そこに配合される生薬がこの疾患に有効であったのか？」，あるいは「難治例の症例に遭遇したときに何の漢方薬（生薬）を処方するべきなのか？」といった問いには答えられません．

もう一度，「百人一首」で考えます．競技カルタのときには，一字決まりとよばれる有名な「む・す・め・ふ・さ・ほ・せ」（その文字で始まる和歌が一首しかないため，一字目で札が取れる）に対しては，反射神経で反応して札を取らないとダメです．競技中に和歌の意味・文法など考えていたら負けてしまいます．しかし，反射的に札を取る場合には「お手つき（失敗）」をする可能性があります．一方，和歌の意味や内容を確実に理解したうえで，時間に余裕がある場合は，上下の句を誤ってつなぎ合わせることはありえません．さらに

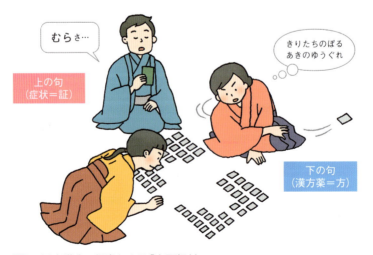

図3 日本漢方の得意とする「方証相対」

第2部｜くすりの効きどころがわかる　東洋医学の五臓・生命活動のとらえかた

は，上の句の内容（すなわち，②患者症状・所見）に対してオリジナルの下の句（①漢方処方）をつくれるようになります．上の句の内容を知ることが「弁証（古典漢方診断）」で，下の句が「論治（古典漢方薬理）」になります．これが中医学の手法です．患者の症状・所見を，品詞分解していくように読み解いていくのが弁証です．

▶ 漢方医学の理“論”から“治”療を導き出す「論治」

本書では弁証に加えて論治にも軽く触れることにします．なお，論治するためには「本草学」，すなわち「生薬の古典的な薬効」の知識が要求されます．ちょうど，単語の意味を英語辞書で調べるような感じです．英語辞書では単語のすぐあとに，「名詞」「動詞」など，品詞分類の記載があります．同様に，生薬解説ではこれに相当して「**五味**」と「**四気**」が記載されています．「五味」とは，生薬の味を「酸っぱい，苦い，甘い，辛い，鹹（塩辛）い」の5つに分類したものです．「四気」とは生薬が体内に入って「熱，温，（平），涼，寒」のどの温度感覚を生じさせるはたらきをもつかを表します．弁証がわかると，論治するためにこの2項目が必須であるとわかります．

さて，この古典的生薬解説書（本草学書）で，その集大成ともいえるものに，高校の世界史Bの教科書にも登場する李時珍（1518-1593）の『本草綱目』があります．良書ですが，筆者が読み終わるためには5年ぐらいかかりそうです．そこで本書では，江戸時代の日本人医師による本草学の名著，長沢道寿（?-1637）による『増補能毒』と岡本一抱（1655-1716）による『和語本草綱目（広益本草大成）』の2冊を引用することにします．

▶ 漢方医学の実践と理論

以上，「弁証」というのは，古典漢方基礎医学を利用した診断学に相当し，「論治」は古典薬理学から導いた治療学に相当すると考えるとよいでしょう．読者のなかには，「私は初心者だから『弁証』や『論治』は必要ないかな」といって尻込みされた方もいるかもしれません．たしかに "How are you?" への答えかたも知らないで，いきなり「英文法」は難しいでしょう．しかし，この先の本編では，諸先輩がたの叱責を覚悟で，十分にかみ砕いて入門者のために解説するつもりです．

なお，自分で漢方薬を服用したこともなく，服用された患者の言葉を知らない人が弁証や論治だけを勉強するとどうなるか？ 江戸時代を生きた勉強家の漢方医で，治打撲一方を創方し，名著の『一本堂薬選』や『一本堂行余医言』を著した香川修庵（1683-1755）について，京都での有名な評判があります．修庵先生には申し訳ありませんが，読者の参考になるかもしれません．

「京の七不思議のひとつ『修庵の療治下手』」

頻用する弁証

　異論があるかもしれませんが，標準的な日本人漢方医（つまり，日本古方も中医学も利用する医師）が使う弁証は4つあります．それが，**八綱弁証**，**六経弁証**，**気血津液弁証**，**臓腑弁証**です．これに加えて，鍼灸をされる医療者は「経絡弁証」も使われているかもしれません．ところで，もうひとつ，現代の漢方医が必ず使う弁証があります．それは，「**西洋医学の診断（病名）を利用する**」**という方法**です．これは有用ですが，極端な例では医師が西洋病名のみによって漢方処方を決定しています．彼らのことを「病名漢方医」と称して，真剣に漢方を使用する医師から揶揄されています．筆者の臨床経験上でも，既存の弁証を完全に蔑ろにするのは，得策ではないと考えます．逆に，意地を張って「西洋医学を利用するべきではない」と主張する漢方医もなかにはいます．彼らに対しても筆者は「どうかな？」と思っています．

　筆者が考える漢方医学の根本は，「**多神教**」**の医学**です．したがって，他者の信奉するものを否定するのではなく，その長所を活かして自分の漢方医学のなかに吸収し，その結果でどんどんと成長していくものと信じています．**中医学と日本古方を両方学んで両者の長所を併用し，さらに西洋医学を吸収**する．これが，今の漢方医学です．

　ちなみに，ある会でお聞きした有名な漢方医の逸話を紹介しましょう．ある昭和の泰斗が「肺炎」になられたときのことです．

> 弟子「肺炎に罹患されたそうですが，何を飲んで回復されたのですか？」
> 泰斗「抗生物質です！」

　この泰斗こそが，真の漢方医なのです．

成長する弁証

　ところで，どれかの弁証が優れているならば，漢方医学の長い歴史のなかで自然淘汰によって，ある弁証だけが残っていったはずです．しかし，現在も先述したすべての弁証が利用されている背景から，おのおのに長所・欠点があると考えられます．そして，多神教の医学という性格のため，これら弁証も他の弁証を包含して複合体のような弁証に発達しています．

　たとえば，臓腑弁証にその精緻をみることができます（個々の弁証の詳細は以降の各論を参照のこと）．臓腑の臓には「肝・心・脾・肺・腎」の五臓があります．当初は，五臓のはたらきを考えて「この患者は『心』の異常である」などと大雑把にとらえていたと想像します．やがてここに八綱弁証の「寒・熱」の証の概念が吸収されると，「心熱」「肺熱」「脾熱」などと結合した熟語が登場して，それぞれ，より精密な病態を表現するようになります．

簡単な数学上の「組合せ（combination）」ですが，これだけで5×2＝10通りの熟語が生み出され，臓腑弁証の概念は細分化され，項目は倍加しています．

　では，なぜこのように複合させて，細分類をするのでしょうか？　本項目以降の各論では初めに，最も基本となる**八綱弁証**の詳細を述べますが，この弁証単独では，**患者の病態を名称どおり8種類に分類するだけ**です．極論すると，各領域を治療するためには漢方薬は8種類あれば十分で，これだけで全患者が治せることになります．理論上，とても簡単で便利ですが，臨床はそんなに甘くはありません．そこで，痒いところに手が届くように細分化されていくわけです．イージーオーダーのスーツを購入することを考えてください．分類が少ないとピッタリ・フィットする服がなくて困ることと同じです．すると，無限に細分化して弁証する必要があるのでしょうか．いいえ．なぜなら，通常はエキス顆粒製剤で治療します．たとえば，ツムラ社の製剤は128品目ですから，学習した弁証で128品目が分けられれば十分なのです．医療者は学者ではありません．漢方医学書にある漢字熟語を全部理解しようなどと，風車に挑むドン・キホーテにならないようにしてください．

参考文献
・張再良，栗田隆 編：日本語で中医を語る（中医日語），上海中医薬大学出版社，2005．

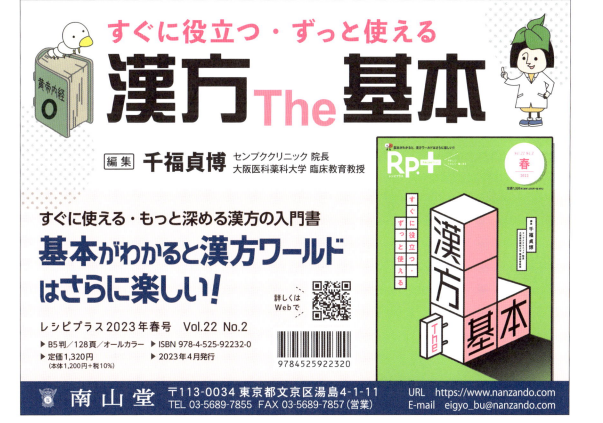

付表 漢方医学の歴史（本書に登場する医学書・漢方医を中心に）

西暦百年紀	中国王朝	漢方医学の主な名著	日 本	日本漢方のできごと
前3世紀〜	前 漢	・「黄帝内経」の原書成立	弥生時代	
1世紀〜	後 漢	・「神農本草経」の原書成立 ・3世紀初頭に張仲景が「傷寒論」「金匱要略」を著す		
3世紀〜	三国時代			
	（中略）		（中略）	★遣隋使・遣唐使により中国伝統医学が日本に伝来（飛鳥時代）
10世紀〜	宋	・1107年，「和剤局方」編纂	平安時代	
13世紀〜	元		鎌倉時代	
14世紀〜	明	・1589年，龔廷賢による「万病回春」上梓 ・1596年，李時珍による「本草綱目」上梓	室町時代 戦国時代	・曲直瀬道三（まなせどうさん）(1507-1594) ★曲直瀬一門は五行説を重視する後世方派を興す
17世紀〜	清		江戸時代	★江戸時代には「傷寒論」「金匱要略」を重視する古方派が隆盛 ・長沢道寿（ながさわどうじゅ）(？-1637) 「増補能毒」「医方口訣集」 ・岡本一抱（おかもといっぽう）(1655-1716) 「和語本草綱目（広益本草大成）」 ・香川修庵（かがわしゅうあん）(1683-1755) 「一本堂薬選」「一本堂行余医言」 ・吉益東洞（よしますとうどう）(1702-1773) 「薬徴」 ★江戸後期には，折衷派，漢蘭折衷派，考証学派など，多くの学派が登場 ・和田東郭（わだとうかく）(1744-1803) 「蕉窓雑話」 ・華岡青州（はなおかせいしゅう）(1760-1835) ・本間棗軒（ほんまそうけん）(1804-1872) 「内科秘録」 ・浅田宗伯（あさだそうはく）(1815-1894) 「医学智環」「勿誤薬室方函口訣」
19世紀〜			明治時代	★西洋医学の台頭
20世紀〜			大正時代 昭和時代	★1960年代に漢方エキス製剤が保険適用

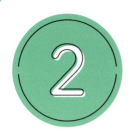

2 八綱弁証

さて，ここからは弁証の各論です．八綱弁証をこの冒頭で説明するのには理由があります．それは，この弁証が基本的な総括だからです．

Q 八綱弁証はどんな場面で役に立つ？

一般的に，漢方医は問診や診察によって，大きく八綱弁証を頭に浮かべながら患者に接し始めます．そして，患者を8分類して診療をしています．畢竟，「八綱弁証はどんな場面で役に立つ？」と問われれば，「すべての状況において」が回答になります．

Key：すべての弁証の基本が「八綱弁証」

具体的に見ていきましょう．「綱」とは「大きな区分け」という意味です．「どのように大きく8つに分けるか？」こう質問すると「陰陽・表裏・寒熱・虚実」，の「8つの漢字で8つに分類するもの」と答えがちです．そう読み取る考えかたもありますが，筆者は最初の「**陰陽**」の概念は，他の6文字のさらに上位の分類概念と考えています．つまり，「**陰陽**」**を説明するためには**「**表裏・寒熱・虚実**」**を軸とする三次元空間座標の知識が必須**と考えています．具体的には，この章の最後に解説します．

ということで，陰陽を除いた「表裏・寒熱・虚実」という6文字（3種類）の概念から先に，この順序で解説します．

▍表裏（ひょうり）

Q 臓腑弁証に表裏はない？

八綱弁証が弁証の各論のTOPとしましたが，さらに，**表裏**の判別がこの八綱弁証のなかで最も重要と思っています．これは**患者の訴えている症状・所見が**「**身体のどの部位にあるか**」**によって決定される分類**です．誰でも「訴えている部位に何か悪いものがある」と考えます．この何か悪いものを，漢方では「邪」とか「病邪」といいます．つまり「邪」の存在部位を確認する作業です．

▶ 臓器・組織の表裏を見きわめるには？

表裏を理解するためには，現代の生物学，とくに「発生学」の知識が有用です（図1）．「**表**」とは「**外胚葉（ectoderm）由来の組織；皮膚・体表面や脳・神経など**」にある症状で，「**裏**」

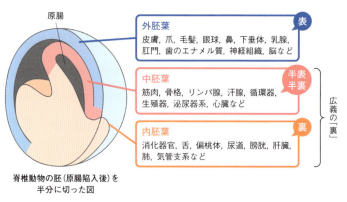

図1 表裏と発生学（胚葉）の関係

とは「**内胚葉（endoderm）由来の組織；消化管や呼吸器など**」にある症状だからです．西洋医学との相関が明瞭で，これで考えると表裏がとてもシンプルになります．では，その中間にある「**中胚葉（mesoderm）由来の組織；筋肉や循環器，生殖器，泌尿器など**」の症状はどうなるのでしょう？これを漢方では「**半表半裏**」といいます．この用語は，発生学的にも納得されます．しかし，八綱弁証は対立する2分類が基本概念となっているのに3分類にするのはいかがなものか，ということになります．そこで，「**半表半裏は表か裏か？**」と問えば，漢方医学上は「**裏**」になっています．

▶ 臨床上の症状・所見と表裏

「表裏」について，具体的に臨床の現場で考えましょう．患者が「頭痛」「神経痛」「汗が出ない」「汗が出る」ということを現病歴で訴えれば，これらは中枢神経・末梢神経と皮膚の症状と捉えることができます．つまり，すべて外胚葉に関連する症状なので「表」となります．一方，「便秘」「下痢」「嘔吐」といった症状があれば，消化管（消化器）に由来しますので，内胚葉に関するものと捉え「裏」となります．ついでに，「半表半裏」である中胚葉の症状を考えます．中胚葉に由来する器官とは，「筋肉」「血液」「リンパ」となります．漢方薬の「小柴胡湯」は半表半裏証の代表薬ですが，その適応に「リンパ腺炎」とあります．これで腑に落ちたことでしょう．ちなみに，漢方診察における腹診所見の「胸脇苦満」は半表半裏の代表的所見とされています．

腹診で「胸脇苦満」（肋骨の下にあたる季肋部の抵抗と，押さえたときに患者が感じる不快感や圧迫感）を確認している様子を見てください（**図2**）．肝臓を圧迫しているように見えませんか？もし，この胸脇苦満の所見が肝臓の圧痛によって生じるならば，肝臓は内臓なので内胚葉の症状，すなわち半表半裏ではなく，「裏」となります．すると，この発生学を利用した，「半表半裏＝中胚葉」の説は矛盾することになります．しかし，現代の泰斗である寺澤捷年の論文では，この所見が「横隔膜の異常緊張」，つまり，横隔膜という「筋肉」，すなわち「中胚葉の症状」であることを解明しています．

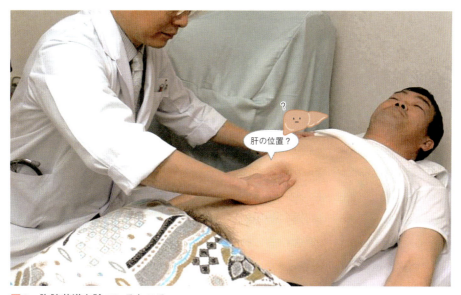

図2 胸脇苦満を診ているところ
漢方の診察で胸脇苦満の所見をとる際は，肝臓（裏）の圧痛を診ているのではない．

📎 **Key**：表裏の概念は「発生学」で考えると簡単

　なお，多くの疾患では，初期は「表」に病邪があって，やがて「半表半裏」，「裏」と侵入していきます．したがって，「表」にあるうちに退治できると簡単なのですが，「裏」に入ってくると慢性化したり，難治性となったりすることが多いです．

▶ 表裏の判断の裏づけに使える漢方の診察法は？

　さて，先のような問診で「表証」であるか「裏証」であるかの診断ができるわけですが，この確証を得るにはどうしたらよいでしょうか？ 現代医学では確証を得るために，血液生化学的診断や画像診断を行います．一方，古代では，この表裏の確証を得る目的に行われたのが「脈診」です．脈診で得られた所見も「証」ですので「脈証」といいます．

　脈診というと「難しい」と思われがちですが，「表裏」を知るためには「浮沈」を診るだけです．皮膚表面で簡単に橈骨動脈の拍動が触れるものが「浮脈」で，これは「表証」にあることを示します．一方，強く圧迫して橈骨に触れるぐらいでやっと触知できれば「沈脈」で，「裏証」を表しています．当たり前ですが，浮沈の中間にあれば「半表半裏証」で，このときはちょっと強く押さえると触れ，バイオリンなどの弦を触れているように感じられることがあるためか「弦脈」という表現もあります．

　本書で脈診のコツを伝授しても仕方ないかもしれませんが，大切なのは「心ここにあらざれば診れども見えず」，つまり，集中して診ることです．さらに，「案ずるよりも産むが易し」です．なお，「浮沈」は比較的簡単な診察手技で，すぐに体得できます（図3）．

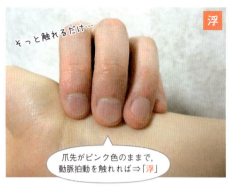
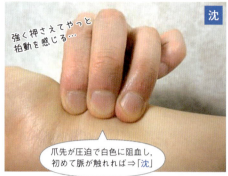

図3　浮脈と沈脈
脈診によって表裏の判断に裏づけがとれる．「浮脈」は「表証」を示す．

▶ それで結局，他の弁証に表裏の概念はあるのか？

　さて，「表裏」の解説の初めに「Q. 臓腑弁証に表裏はない？」という質問を提示しましたが，答えがわかりましたか？　臓腑は内臓で，すべて内胚葉から発生します．したがって，全部「裏」の事象なので**臓腑弁証に「表」は登場せず，すべて「裏」の話**で理論が展開されています（臓腑弁証については p.217 以降で解説しています）．この後に登場する八綱弁証の「寒熱」「虚実」と五臓六腑と組み合わせた「胃寒」や「腎虚」などの有名な合成熟語（用語）はあります．しかし，「脾表」や「胆裏」などといった，臓腑の名称の後ろに「表裏」が組み合わさった漢方用語は存在しません．

　ここで，一歩進んで解説しておきます．先ほど「裏」に病邪が入ると慢性化・難治化すると述べました．したがって，「**裏**」**の病態を論じる**「**臓腑弁証**」**は**「**慢性疾患・難治性疾患によい適応**」**がある**ことになります．

　なお，急性熱性疾患の八綱弁証と六経弁証はかなり重なり合っています．このため半表半裏については，次の六経弁証の「少陽病」のところ（→ p.202）で詳述することにします．

▶ 表裏の判別後に使える治療法は？

　さて，「表証」に病変（病邪）があることが，問診や脈診などでわかったとしましょう．これで終わったら，医学ではありません．治療をしないといけません．どうやって治しましょう？　これが「論治」です．当然ですが，漢方治療は生薬によって行われます．古代の医師たちが化学的な有効主成分など知っているはずがありません．しかし，過去の経験などから「生薬の知見」を集積して利用しています．すると，次の方針が導き出されます．

> 🔑 **Key**：表証は五味の「辛」で治す

　岡本一抱『和語本草綱目（広益本草大成）』を紐解き，五味が「辛」になっている生薬を探しましょう（表）．なお，次に解説する六経弁証の「太陽病」（→ p.198）でも，この「辛」の

第2部｜くすりの効きどころがわかる　東洋医学の五臓・生命活動のとらえかた

表　五味が「辛」でエキス剤に使用される生薬

生薬	乾姜	桂皮	呉茱萸	丁子	附子	良姜	麻黄	威霊仙	延胡索	羌活	紅花	縮砂
四気	大熱	大熱	熱	熱	熱	大温	温	温	温	温	温	温

	薄荷	半夏	木香	艾葉	荊芥	細辛	山椒	生姜	辛夷	川芎	蘇葉	白芷
	温	温	温	温	温	温	温	温	温	温	温	温

	防風	牛蒡子	桔梗	升麻	香附子	茴香	貝母	浜防風	防已
	微温	微温	微温	平	平	微寒	微寒	寒	寒

五味が「辛」の生薬は主に「表証」に用いられる．さらに，四気が「温」側にあれば，六経弁証の太陽病に適切である．表中では，傷寒（高熱を伴う疾患）に頻用される生薬を太字で表した．

生薬を使用します．

寒熱（かんねつ）

寒熱は身体の温度による概念です．患者が感じる自覚的な温度感覚でも，治療者が触知することで得られる他覚的なものでも構いません．ただし，**自覚症状と他覚所見が異なった場合は，自覚症状が優先**されます．なぜなら，古代に体温計やサーモグラフィーはありません．たとえばインフルエンザやCOVID-19など高熱を生じる疾患の初期に，患者の体温が40℃を超えていても，「悪寒がします」と患者が訴えれば自覚症状が優先されて，この弁証は「寒」になります（**図4**）．これは非常に重要で，論治（治療方針），すなわち使用する生薬・漢方薬が大きく変わってしまいます．

最古の本草書である『神農本草経』（著者：不明，前漢時代）の総論部分に「治寒以熱薬，療熱以寒薬」〔現代語訳すると，「寒（証）」を治療するには熱薬を，「熱（証）」を治療するときは寒薬を用いますの意〕という言葉があります．これが，寒熱のときに，「薬（生薬）の効きどころ」を考える根拠となります．「悪寒がします」と患者が現病歴で訴えれば，これで，漢方医学的には「寒証」になります．すると，『神農本草経』の言葉に従って「熱薬」をもって治療しないといけないことになります．

少し，六経弁証（→ p.197）の先取りをしますが，急性熱性疾患の病期のひとつである太陽病は，悪寒がするので「寒証」です．これを体温計の値から「熱」ととらえてしまうと，薬に身体を冷やす目的の「寒薬」を使用することになってしまいます．こうなると，論治（＝治療剤）の寒熱が逆になって，患者の病態を悪化させることにもなりかねません．ここでしっかり覚えておいてください．

🔑 **Key**：寒熱は温度感覚なので簡単．もし，自覚と他覚で相違すれば，自覚症状が優先！

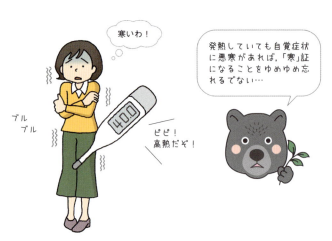

図4 寒熱の判断は自覚症状を優先する
体温が40℃あっても,悪寒がすれば「寒証」である.

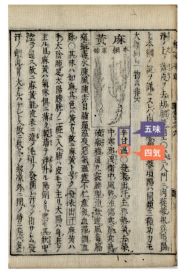

図5 本草書に記された五味・四気
『和語本草綱目』六 草部「麻黄」(京都大学附属図書館所蔵,京都大学デジタルアーカイブ)を改変.

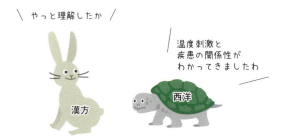

図6 追いついてきた西洋医学

▶ 寒熱の判別後に使える治療法は？

　寒熱の弁証に対する論治は,本草書の各生薬の冒頭に記載のある「四気」を巧みに用いて治療します(図5).

　なお,「唐辛子」を食べたり「生姜湯」を飲んだりすれば温かくなって汗をかきます.これまでこのような四気などを医学に利用するなんて非科学的と考えていた医療者もいたかもしれません.しかし何と2021年のノーベル生理学・医学賞,David Julius教授の研究による**TRPチャネル（温度感受性チャネル）**の発見で,この生薬の温度感覚に対するはたらきが明らかになっています.やっと現代科学が漢方に追いついたといえるでしょう(図6).

▶ 強力に冷やしたい・温めたいときに使いたくない生薬

　ちょっと脱線します.「くすりの効きどころ」というタイトルの逆の話をします.寒熱の証に対して配合する生薬を十分に効かせたいときに,使いたくない生薬があります.それ

は，**甘草**です．次の『増補能毒』(1659年)の文を読んでみましょう．なお，黄連解毒湯，呉茱萸湯は甘草非配合漢方薬で，前者は寒薬ばかり，後者は熱薬ばかりで構成されています．甘草を使いたくない理由が理解されたものと思います．

> 味は甘．微寒．手の少陰心経・足の太陰脾経に入る．炙れば微温．(中略)百薬の毒を消します．百薬とは諸薬です．(略)生薬の相互関係で相畏・相悪・相反といって相性の悪いことがありますが，甘草の配合で争わなくなります．この現象から「国老」の愛称があります．(略)しかし，この作用のため**「寒薬に用いれば寒を緩くし，熱薬に用いれば熱を緩くする」**という欠点をもっています．(以下略)
>
> 『増補能毒』甘草(筆者による現代語訳)

虚実(きょじつ)

この「**虚実**」という漢字熟語の定義が厄介で，**日本漢方と中医学とでは解釈が異なる**のです(図7)．この違いを知らないままに，漢方の本を読んだり，講演を聴講したりすると，学習に混乱が生じます．筆者も漢方初学者のころに，ここで悩みました．

日本漢方の「実証」
(体質が強壮な状態を表す)

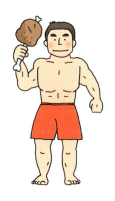

日本漢方の「虚証」
(体質が虚弱な状態を表す)

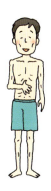

中医学の「実証」
(感染性微生物など身体の外にある病気の原因が勢いを増して生じた病態)

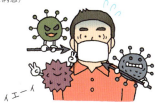

中医学の「虚証」
(身体の免疫や栄養が不十分なために生じている病態)

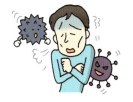

図7 日本漢方と中医学における「実証」と「虚証」

▶ 日本漢方の虚実, 中医学の虚実

　虚実の定義はどちらの漢方医学も, 古典中の古典である『黄帝内経, 素問』から採用されています. しかし, 引用した条文が異なります. 日本漢方の方は調経論第62にある文章, 「有者為実, 無者為虚(有れば実, 無ければ虚)」を引用しています. したがって, **日本漢方では, 体質が強壮なときが「実」で, 虚弱だと「虚」になります**(図7).

　一方, 中医学は通評虚実論第28にある「邪気盛則実, 精気奪則虚(邪気が旺盛なときは実, 精気が低下しているときは虚)」を引用しています. これは, 微生物学で習ったhost-parasite relationship(宿主寄生体関係)のことに他なりません. つまり, 生体が発病(主に感染症)する仕組みを, ウイルスなどの寄生体の攻撃力と, 宿主の免疫などの防御力のバランス関係で説明しようとしているのです. 砕いて言うと, 発症機転の違いを論じているわけで, 原因の主体に基づき, **中医学では, 「実」とは寄生体のパワーが強くて生じている病態, 「虚」とは主に宿主の免疫・栄養が低下して生じている病態**となります. この図示を試みると, 「実」の方は「寄生体」がVサインをしているのを描き, 「虚」はグッタリとした人を描くことになります(図7).

　ところで, 日本漢方と中医学の「虚」のイメージを比べてみてください. 同じになっているはずです. これで, また両者の混乱が生じるのです. **八綱弁証での虚実は「中医学の解釈」で用いる**ことをお忘れなく.

　次の六経弁証にも関連するので, 虚実の例題を出題します.

例題　次の症例1, 2の虚実を判定せよ.

症例1 日ごろ元気で, 食欲も旺盛. 職場でインフルエンザが大流行. 昨日から悪寒し, 39℃の発熱, 頭痛・咽頭痛もある. 四肢の神経痛もある. 汗は出ていない.

症例2 急性胃腸炎に罹患してから1ヵ月経ち, 嘔吐・下痢はなくなったが, まだ倦怠感があり, 微熱が生じる. 食欲も回復していない. ヤル気も出ない.

回答　症例1 実, 症例2 虚

Key：虚実の意味が日本漢方と中医学で異なる. とくに「実」. 八綱弁証は中医学を使う

▶ 虚実の判別後に使える治療法は？

　さて, 虚実についての論治を解説します. 実証のときは瀉法, すなわち外邪を体外に排出させる方法をとります. これには, 「汗吐下」という3つの有名な治療方法があります. このうち「吐法」に用いる瓜蒂を使う処方はなく, 現在, 用いられることはありません(図8).

　「汗法」と「下法」については, それぞれ, 六経弁証(→ p.197)の「太陽病」「陽明病」で解説します. また, 虚証の論治は, 気血津液弁証(→ p.206)の「気虚」「血虚」「津虚」で解説

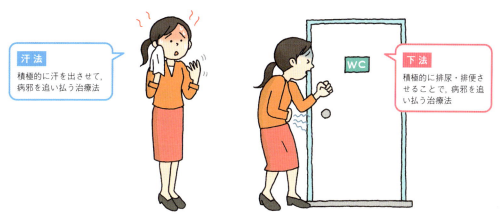

図8　実証の治療
「実証」にあるときには，汗吐下のうち，現在は汗法と下法を用いる．

します．もちろん，慢性・難治性の虚証には臓腑弁証による論治が必要です．

陰陽（いんよう）

　さて，ここまでで3種類の用語「表裏」「寒熱」「虚実」の意味が理解できたと思います．そして，ここからはこの3つを利用して病気を分類するわけです．患者を診察して，「表or裏」「寒or熱」「虚or実」を決定します．たとえば，先述の 例題1 インフルエンザ症例を八綱弁証全体で判定してみてください．「表裏」は，症状が頭痛や関節痛，無汗であることから「表」，「寒熱」は，自覚症状の悪寒が優先されて「寒」，「虚実」はウイルスの毒性の強さによる発症と考えて「実」です．全体で答えは「表寒実」となります．では，このような組合せは全部で何通りあるでしょうか？　簡単な数学ですが，答えは $2^3 = 8$ 通りです．だから，「八綱弁証」なのです．では，「陰陽」というのは何なのでしょうか？

　ここからは三次元の空間座標を考えると理解が進みます（図9）．

　x，y，zの軸に先の3種類の用語を載せます．どの順番でも同じなのですが，仮に，x軸に「表裏」を，y軸に「寒熱」を，z軸に「虚実」を配置することにします．このとき，正負（＋，－）の向きに注意が必要で，正（＋）の側に「表」「熱」「実」を配置します．数学上，空間座標に平面座標のような「象限」という言葉は用いませんが，この空間に8象限（8つに分割された空間）があり，つまり，これが「八綱弁証」になっているというのが理解されると思います．一般に，漢方医学というのは定性的に状態を捉えることが多いのですが，この陰陽を判断するときは，表裏・寒熱・虚実を定量的に捉えることができるものとします．このとき，この空間座標上で患者の病態（すなわち座標）が，$x + y + z > 0$ の領域に存在するものが「陽」，$x + y + z < 0$ の領域にあるものが「陰」としているのです．このように，八綱弁証を利用して，病態を2分割にしてしまうのが「陰陽」です．ちなみに，この座標の

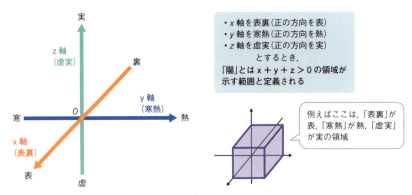

図9 三次元の空間座標で考える八綱弁証の「陰陽」
x軸に表裏（正の方向を「表」），y軸に寒熱（正の方向を「熱」），z軸に虚実（正の方向を「実」）とするとき，「陽」とは，x＋y＋z＞0の領域が示す範囲と定義される．このように，「陰・陽」は，八綱弁証を空間座標で考えると理解しやすい．

　原点からの距離 $\sqrt{(x^2 + y^2 + z^2)}$ は，病状の重症度を示しているものと考えています．

　何のためにこんな考えかたをするのか説明します．この空間座標の原点は，その人の完全な健康状態を意味します．座標（x，y，z）は，病態を示しています．今，原点から病態（x，y，z）に向かう空間ベクトル（x，y，z）を考えます．このベクトルが発病の原因です．すると，ベクトルの加法において，この逆元となるベクトル（−x，−y，−z）の力と方向をもつ薬剤を使えば，その病態を原点（健康な状態）に向かわせることができます．これこそが，本テーマである「くすりの効きどころ」です．つまり，この逆元となるベクトルの性格をもつ生薬・漢方薬が治療薬になるのです．

　そして，『陰陽』として，この空間を2分割したのは，「この両者だけは，治療するときに取り違えるな」と言いたいのだと思います．こんな空間座標の考えかたは『黄帝内経』に記載されていませんが，その登場人物で名医の岐伯なら，「方便として採用しましょう」と言ってくれると思っています．

> **Key**：「陰陽」は八綱弁証を空間座標でとらえると理解が容易となる

　なお，次の六経弁証で登場する用語ですが，太陽病，少陽病，陽明病までは「陽病」であるため「三陽病」といい，後半の太陰病，少陰病，厥陰病は「陰病」となって「三陰病」といわれます．

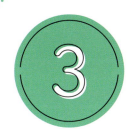

3 六経弁証

　六経弁証に使われる用語の方が，先の八綱弁証（→ p.187）の用語よりも有名であると思われます．理由は，漢方医学のバイブル『傷寒論』にその記載があるからです．

　『傷寒論』のことをバイブルと例えましたが，なかでも『旧約聖書』に位置づけられると考えています．世界史で学んだように，中近東から欧州にかけては，一神教である「ユダヤ教」「キリスト教」「イスラム教」の3宗教がモザイク状に存在しています．これらは，ときには仲が悪く，"暴力沙汰の喧嘩"になることもあります．しかし，いずれの宗教も『旧約聖書』を読むことにおいては共通しています．同様に，わが国の漢方界にも，これまでに記載したように「日本古方」「後世方派」「中医学」「折衷派」などの流派があります（仲は悪くありません）．しかし，どの流派も『旧約聖書』のように『傷寒論』（『金匱要略』も含む）を必ず読んで，崇拝している点では類似しています．

Q 六経弁証はどんな場面で役に立つ？

　さて，「六経弁証」では「六」とあるように，今度は患者を6分類して診断と治療を考えます．この分類された6項目を「病位」とよびます．分類法は**「急性熱性疾患」における自然経過を時間軸でとらえたもの**です．したがって本項目の質問に対する回答は，次のようになります．

　Key：六経弁証は急性熱性疾患の診療に有用である

　まず，六病位の名称，ならびに，『傷寒論』の文中にその定義が記載されている条文番号，その具体的内容を示します（表1）．この表だけで，六病位の弁証についての説明は十分か

表1　六経弁証の各病位と「傷寒論」で定義が示される条文

名称		条文番号	内容（症状，所見）	
太陽病	傷寒	1 & 3	浮脈，緊脈（実脈），頭痛，項部痛，悪寒，<u>無汗</u>	
	中風	2	浮脈，緩脈（虚脈），発熱，悪風，<u>有汗</u>	
少陽病		263	咽頭部乾燥，味覚障害，眩暈	
陽明病		180	便秘	
太陰病		273	下痢，嘔吐，腹部膨満，腹痛	脱水
少陰病		281	沈脈（脈微細），疲労倦怠	
厥陰病		326	口渇，多尿，摂食不良，胸部熱感	

臨床経過では，太陽病の次に少陽病となるが，『傷寒論』では陽明病の記載が先にある．

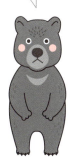

少陽病と陽明病の登場順が病期の経過と逆転しているね

もしれません．しかし，今後『傷寒論』を紐解く方向けに，読解時のポイントをいくつか呈示することにします．

太陽病：太陽は2つある

「六経弁証」が登場する本の題名は『傷寒論』です．したがって，記載は六病位のうち太陽病にあたる「傷寒」という病気に重点が置かれて論じられています．しかし，この太陽病の項目には「中風（ちゅうふう）」という病気についても記載があります（図1）．

1 「傷寒」と「中風」の見分けかた

両者の違いを説明します．**「傷寒」とは急性熱性疾患のうちでも重症のもの**，すなわち，インフルエンザやCOVID-19のような感染症です．傷寒も中風も発病時の症状は類似していますが，「脈証の違い」と「発汗の有無」によって鑑別します（『傷寒論』の第2条と第3条によります）．

このほかの鑑別方法に，「悪寒（おかん）」と「悪風（おふう）」という症状を利用する説もあります．すなわち，悪寒とは「風が吹いていなくとも寒気を感じる」もので「傷寒」を示し（第3条），悪風とは「風が吹くことで，その風にあたって寒気がする」状態で「中風」を示す（第2条）とあります．しかし，条文によっては，それが逆になっているものもあるので，この「悪寒」と「悪風」の違いによる鑑別にあまりこだわらない方がよさそうです．

簡単に言うと，西洋医学的には**体温が39℃を超えるような強毒性ウイルスが原因のときは「傷寒」で，普通風邪のような弱毒性ウイルスのときは「中風」**と認識すればよいと考えます．

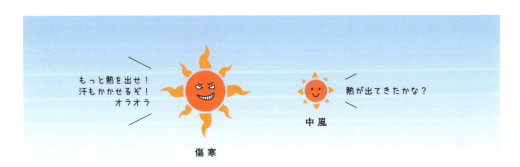
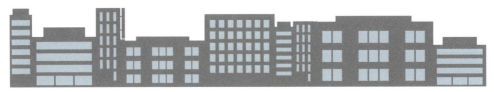

図1　太陽は2つある
太陽病の「太陽」は2つある．急性熱性疾患の罹患初期の症状をもとに，重症の「傷寒」と軽症の「中風」を合わせて「太陽病」とよぶ．

▶「中風」が指し示す意味に注意

少し脱線します．漢方医学では病名「中風」は，全く異なる2つの病気に用いられます．ひとつはこの『傷寒論』で述べている「**普通風邪（common cold）**」で，もうひとつは「**脳卒中（apoplexy）**」のことです．筆者の知る限り，「中風」を普通風邪の意味で用いているのは『傷寒論』とその解説本などで，限定的と思われます．たとえば，同じ張仲景が著したとされる『金匱要略』では「中風」は「脳卒中」の方の意味で使用されています．このことに対して，本間棗軒（1804-1872）による幕末の名著『内科秘録』では，学習者に混乱が生じないように，普通風邪を意味する「中風」の方は「**天行中風**」と「天行」を接頭させ，「脳卒中」の方は，単に「中風」と記載して，明確に両者を区別しています．

📎 **Key**：「中風」という漢方用語は2つの病気の意味をもつ

2 「太陽病」とはどういう症状と所見を示す？

閑話休題．「太陽病」とはどういう症状と所見を示すのでしょうか？

> 「太陽之為病，脈浮，頭項強痛而悪寒」
>
> 『傷寒論』第1条

この程度なら返り点がなくとも，そのまま（白文）の漢文で理解できることと思います．しかも，わかりやすい症状と所見なので，太陽病の弁証は意外と簡単です．「脈浮」は八綱弁証（→ p.187）で述べたように「表証」であることを示しています．また，悪寒がしているので「寒証」です．したがって，八綱弁証の方から読んでこられた方には，論治は「五味が『辛』で，四気が『温・熱』の生薬を使えばよいとわかります．八綱弁証の表（→ p.191 の**表**）に戻って，表内で太字になっている生薬を見てください．そこに，**麻黄**，**桂枝**，**生姜**など，太陽病によく使用される生薬があり，納得されることと思います．ちなみに，後世方が好きな方だと，表の後半に，蘇葉，香附子，防風，升麻などの普通風邪に使用する生薬が登場している点にも納得されることでしょう．

さて，ここまでで使用生薬のおよそ，つまり，論治を絞り込むことはできました．しかし，太陽病の定義だけでは治療漢方薬を最終的に限定することはできません．この先は，付随した，「発汗の有無・咳の有無・脈証」などの症状のバリエーションで最終処方がさまざまに決定されていきます．

▶太陽病の治療方針を決める方法は？

再び，百人一首の比喩で解説します．上の句「君がため…」と読み上げられました．これで，「太陽病」であることがわかったとしましょう．しかし，まだ下の句の札（漢方薬名）を取ることはできません．この続きが「春の野に出でて」か「惜しからざりし」となるかで，

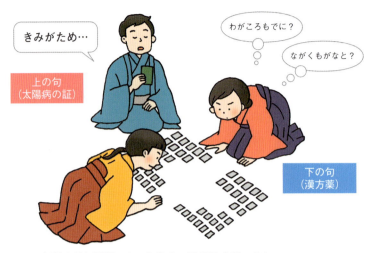

図2 太陽病だと判断できても処方の最終決定はできない

正しい札が変わるからです（図2）．したがって理論的には，処方の最終決定を行う論治のために，太陽病以下のサブディビジョン（subdivision）となる弁証が必要となります．しかしながら，太陽病に使用される薬方は多種多様で，相当細かな分類が可能な"新たな弁証"が要求されます．

それなら，いっそのこと逆行性に，頻用漢方薬の性質を十分に理解して，その薬方の症状に合うかどうかで決定（**方証相対**）する方が実用的となります．以上の経験からでしょうか，一般の漢方医は六病位の決定までを弁証し，その後は，方証相対を利用して，論治（つまり最終処方）を決定しているものと考えます．先述したように，漢方医学は多神教で，お互いの流派を包含して成長していることが，ここでもおわかりいただけると思います．

▶ では，その方証相対に使う方剤は？

次に，太陽病であることが決定されたのち，「方証相対」するときに必要な漢方薬とその特徴を示します．浅田宗伯（あさだそうはく）（1815-1894）の門下生がつくった学習ノート『医学智環（いがくちかん）』を引用し，表を作成したので見てみましょう（表2，表3）．

> 「汗法について論じる」
>
> 　一般的に，病気が表にあって，まだ裏に入っていないときは汗を出させて発散すべきである．風寒が表に留まっておれば，頭痛・発熱して悪寒し，あるいは，項背が強（こわ）ばり，身体疼痛が生じる．ここにおいて，**桂枝湯・麻黄湯**の2剤が有用である．
>
> 　両者の使い分けは，①患者の肌膚が開きて，汗がすでに出ており，脈浮緩なるときは桂枝湯，②皮膚が閉じて汗がなく，邪が関節に迫って疼痛があり，脈浮緊なるときは麻黄湯である．以下（表2，表3）はそれらのバリエーション，変法である．
>
> 　　　　　　　　　　『医学智環』医方第三編，第八課（筆者による現代語訳）

第2部｜くすりの効きどころがわかる　東洋医学の五臓・生命活動のとらえかた

表2　桂枝湯類の使い分け

付帯症状	第一選択剤
項背がこわばる	桂枝加葛根湯
軽い咳・喘鳴がある	桂枝加厚朴杏仁湯
胸の中が詰まって苦しい	桂枝去芍薬湯
少し悪寒がする	桂枝去芍薬加附子湯
発汗が止まず，悪風，手足が引きつれる	桂枝加附子湯
気が下腹部より心下に衝き上げる	桂枝加桂湯
心下（みぞおち，上腹部）が満ちて，微痛する，乏尿	桂枝去桂加茯苓白朮湯
盗汗ののち，身体が疼痛する	新加湯
熱の変動がマラリアのようで，2，3回発熱	桂麻各半湯
再発する	桂枝二麻黄一湯

表3　麻黄湯類の使い分け

付帯症状	第一選択剤
項背が強ばる	葛根湯
上記に加えて嘔気あり	葛根加半夏湯
下痢・咳・汗が出る	葛根黄芩黄連湯
身体の疼痛，煩躁（パニック様）	大青竜湯
喘息様，心下（みぞおち，上腹部）に水気あり	小青竜湯
少陰にあって表証	麻黄附子細辛湯 麻黄附子甘草湯

　太陽病傷寒は八綱弁証の表寒実証に相当しますので，その治療法の基本は汗吐下の「汗法」で病邪を追い出します．つまり，論治に用いられる基本生薬はもちろん「辛」・「温」の生薬です．

　『医学智環』から作成した表（**表2，表3**）にある漢方薬がエキス製剤にすべて存在しているわけではありません．しかし，保険収載されているエキス剤の使い分けだけでも，難しいことと思われます．そんなときは，浅田宗伯よりも，少し先輩の本間棗軒の『内科秘録』を読むと安心します．読んでみましょう．

「太陽病について」

治療についてですが，張仲景は汗の有無によって，桂枝湯と麻黄湯を区別しています．また，脈証の少しの相違点によって，桂枝二越婢一湯（≒桂枝湯＋越婢加朮湯）・桂麻各半湯（＝桂枝湯＋麻黄湯）などを区別します．**常日頃にその規則を知っておく必要はありますが，深くこれに執着する必要はありません．予は汗の有無を論じません．まず「葛根湯」を1日に4〜5回投与し，十分に発汗させることをよしとします．**特殊な場合として，喘急が重症の場合は麻黄湯を投与し，パニック様症状が重症のときは大青竜湯を投与するのが適当と考えています．ちなみに，張仲景は発汗過多を深く戒めましたが，発汗によって亡陽（ショック状態）になる患者は滅多にありません．存分に発汗すれば，邪気が一段と減じて治しやすくなります．（以下略）

『内科秘録』巻の2，傷寒（筆者による現代語訳）

少陽病：傷寒論の記載順序は，自然経過の順序と一部矛盾するところがある

　自然経過では太陽病の次は少陽病になると考えられます．しかし，傷寒論の記載順序では，太陽病の次に陽明病が登場します．このことは，先に示した表の条文番号でも一目瞭然です（→ p.197，表1）．さて，「少陽病」とは具体的にどんな症状・病態なのでしょう．これも『内科秘録』にとてもわかりやすく解説されていますので，現代語訳で示します．治療薬はとにかく**小柴胡湯**です．

> 　少陽病は太陽病に罹患してから3,4日，ときには6,7日に及んで，脈証が漸変し，完全な表証とも診断し難く，また，裏に入ったとすることもできない病態です．つまり，邪気が**半表半裏**の間に稽留している状態です．**寒熱往来**といって，悪寒が1時間ぐらい続き，発熱して自汗が出て，熱は少し減じるのですが，その後また，前のときと同じように悪寒し，発熱も前のときと同様で，昼夜には幾度もこれを繰り返します．その状態は太陽の悪寒発熱と同じではなく，口が苦く，舌上の白苔は漸（やや）厚くなり，飲食は愈（いよいよ）減少し，腹診での**胸脇苦満**や脇下痞鞕，悪心・嘔吐があります．頻回に粘唾を吐き，顔面の色は赤く，両耳が聾（ろう）して，精神は少し恍惚としているように見えます．身体は沈重か煩疼して，気色が悪く，しばらくの間も頭をあげることができなくなります．このほか，咳嗽，口渇，腹痛，眩暈などの諸症状が併発します．このときの治療には**小柴胡湯**を専用するのが適切です．
>
> 　　　　　　　　　　　　　『内科秘録，巻の2，傷寒』（筆者による現代語訳）

📎 **Key**：「少陽病」の重要用語に「半表半裏」「寒熱往来」「胸脇苦満」「小柴胡湯」がある

陽明病：八綱弁証を当てはめて理解する

　「表裏」で考えると，太陽病は「表」，少陽病は「半表半裏」，陽明病以下は「裏」になっています．「寒熱」で考えると，太陽病は「寒」，少陽病は「寒熱往来」，陽明病以下は不定ですが，「熱」が多い状態です．「虚実」では，陽明病までは寄生体の毒性が病態形成の中心であるため「実」です．

　これを再び，x＋y＋zの三次元座標（詳しくはp.195）で考えると，陽明病まではx＋y＋z＞0（正）の状態にあり，すなわち「陽」です．さらに病期が進んだ陽明病は「陰」に近づいていますが，**明らかにまだ陽病**なので「**陽明病**」としているのでしょう．

　一方，太陰病以下（表1）は，完全に「裏」にあり，しかも，体力が消耗し，栄養・免疫が低下し「虚」となっています．したがって，完全にx＋y＋z＜0（負）となり，「陰」の状

態にあります．以上のことから，陽明病までを「三陽病」太陰病以下を「三陰病」と2つに分けることもあります．繰り返しますが，「この陰陽だけは間違えるな！」という先人の警告なのでしょう．

📎 **Key**：六経弁証と八綱弁証はクロスする

陽明病以下は「脱水（dehydration）」の治療方法と考える

『傷寒論』第181条に「太陽病の状態で，発汗したり，下痢をしたり，利尿がついたりすると，水分が消失し（＝脱水となり），このために消化管内が乾燥状態となって陽明病に移行します」（筆者による現代語訳）とあります．当然ながら，『傷寒論』の時代には輸液療法がありません．したがって，簡単に言うと，**陽明病以下を分類するのは輸液のない時代の「脱水対処法」**と考えられます．

ところで，この陽明病のときにはまだ実証なので，汗吐下の「下法」，すなわち，**大承気湯**，**調胃承気湯**などの**大黄・芒硝を含有する下剤**によって治療します．「ちょっと待って！脱水状態に下剤をかけると，下痢をして脱水が増悪して危険ではないか」と考えるでしょう．しかし，これは輸液療法ができるわれわれ現代人の発想です．古代では，便秘による腹部膨満で飲水すら困難なときには，少しでも排便させて腹圧を低下させることで経口的水分摂取を可能にできないか，と考えているのです．極論すると，生死を賭けた「一か八か」の治療法なのです．著者の張仲景もそのことは十分に認識しており，下法によって一度でも排便があれば，すぐに下法を中止するように注意しています（詳しくは『傷寒論』第212条，第213条などの記載を直接お読みください）．

なお，本間棗軒が『内科秘録』で，後世方の弱点を引用しながら，「下法をかけるタイミング」の重要性を記載しています．

> （前略）…．つまり，疫（流行性感染性疾患）で腹部が膨満状態にあっても，緩慢に治療してしまい，**下剤投与の時機を失して見殺しにする**のです．これは後世学の欠点です．
> 『内科秘録』医学（筆者による現代語訳）

点滴のない時代の医療は大変だったことでしょう．

しかし，逆を考えてみましょう．点滴ができる現代では，『傷寒論』の陽明病の病態・治療は必須ではないことになります．初学者は軽く読むだけでよいかもしれません．

📎 **Key**：陽明病以下は輸液のない時代の「脱水治療法」

各病位の代表的治療生薬を先に把握する

　ここでは筆者の考えで代表的生薬の選定をしていますが（**表4**），初めて『傷寒論』を読む方には絶対に助けになると思います．この表について，注意事項が3つあります．

1 人参湯が見つからない?!

　太陰病に記載した「人参湯」は，『傷寒論』の太陰病の項目にはなく，厥陰病の次の項目である「**霍乱病**」のところに記載があります（『傷寒論』は厥陰病で終わりなのではありません！）．霍乱病とは，嘔吐・下痢のある急性胃腸炎のことです．しかし，六経弁証で考えれば間違いなく「太陰病」の薬剤です．なお，人参湯は「理中丸」と記載されています．詳しくは髙山宏世著『傷寒論を読もう』[1]をお読みください．

> 📎 **Key**：人参湯は太陽病から厥陰病まで読んでも登場しない

2 「太陽病の傷寒」と「少陽病」の病期の境界ではどうする?!

　表（**表4**）の最右列にあるように，境界が接した病位を治すためには，たいてい，各代表生薬が両方とも配合された漢方薬が存在しています．ところで，表で見ると「中風」が介在するために不明瞭になっているのですが，実は「太陽病の傷寒」と「少陽病」とは，自然経過で境界は接します．すると，この境界領域に使用する漢方薬が存在していてもよさそうです．しかし，**『傷寒論』には「傷寒の代表生薬である麻黄」と「少陽病の柴胡」が両方とも配合されている漢方薬は存在しません**．

表4　六経弁証の各病位に使われる代表的な生薬・漢方薬

名称		生薬	代表的漢方薬	境界領域に使用
太陽病	傷寒	麻黄	麻黄湯	―
				桂麻各半湯
	中風	桂皮	桂枝湯	
				柴胡桂枝湯
少陽病		柴胡	小柴胡湯	
				大柴胡湯
陽明病		大黄	大承気湯，調胃承気湯	
				桂枝加芍薬大黄湯
太陰病		人参，芍薬	人参湯，桂枝加芍薬湯，小建中湯	
				―
少陰病		附子	真武湯	麻黄附子細辛湯
厥陰病		とくになし	茯苓四逆湯（≒人参湯＋真武湯）	―

第2部｜くすりの効きどころがわかる　東洋医学の五臓・生命活動のとらえかた

　ちなみに，エキス製剤ではじめから「麻黄＋柴胡」の配合を有しているのは，浅田家方の「85 神秘湯」だけです．また，近年 COVID-19 が流行して，葛根湯と小柴胡湯加桔梗石膏を併用し，江戸後期から明治期に活躍した浅田宗伯による柴葛解肌湯の類似薬をつくり使用することが多くなっていますが，この合方にも「麻黄＋柴胡」のかたちが配合されることになります．以上，何か時代の必要性によって，名医の浅田宗伯が気づいた配合なのでしょう．

📎 **Key**：古方に「柴胡＋麻黄」の配合はないが，浅田宗伯はこれを好んで使用している

3 いきなり少陰病で始まることもある？！

　表（**表4**）のなかで，少陰病の行の最右列にある**麻黄附子細辛湯**を見てください．名前のとおり麻黄（太陽病傷寒の治療に用いられる生薬）を含む方剤です．太陽病は少陰病と境界が接しているわけではありませんが，発病の初期，すなわち本来は「太陽病」に相当する時期に，「疲労倦怠」が激しく，浮脈ではなく「沈脈（脈微細）」になっていることがあります．これはつまり，病状の内容は「少陰病」で，いきなりこの病位で発病していることになります．このことを専門用語では「**直中の少陰**」といいます．

　発症の早期で外邪は表証にあるため太陽病の「麻黄」を使うこととなり，症状からは少陰病の「附子」となるので，両方を同時に配合して麻黄附子細辛湯はできたのでしょう．なお，本剤は，高齢者に使用される漢方薬と考えがちですが，実は少陰病は，現代では超多忙な若い労働者によくみられる病態です．

📎 **Key**：いきなり少陰病で発病することを「直中の少陰」という

厥陰病：厥陰病は役に立つかな？

　厥陰病の知識は現代の診療現場で役に立つか？ …というのも，厥陰病は現代医学では**ショック状態**にあるものと考えられます．そして，『傷寒論』の記載を読み解くと，エンドトキシンショック，循環血液量減少性ショックの両方が考えられる記載となっています．これらは難治性の病態で，現代では漢方薬だけで対応することはありえないと思われます．

　ただし，太陰病と少陰病を同時に治療する目的で使われる「人参＋附子」の配合になる茯苓四逆湯は，ある程度は血圧上昇などに有用なのではないかと想像します．なお，霜焼けや冷え性によく使う当帰四逆加呉茱萸生姜湯が厥陰病のところに登場します．この事情はbeyond my understanding で，うまく説明できません．

引用文献
1) 高山宏世：傷寒論を読もう，p.444，東洋学術出版社，2008.

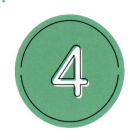

4 気血津液弁証

前の六経弁証（→ p.197）は，カゼなどの「急性熱性疾患」の治療に有用と解説しました．つまり，外邪はまだ侵入して間のない，主に「表」の弁証でした．そして，総論で予告したように，この次の臓腑弁証は内臓，すなわち「裏」の証を論ずるので「慢性・難治性疾患」に有用です．となると，気血津液弁証が役立つ場面は，それらの中間ぐらいの「**亜急性疾患**」と予想され，それで正解と考えています．しかし，そればかりではありません．

Q 気血津液弁証は実際のところどんな場面で役に立つ？

筆者は，「**慢性に再発する急性発作性疾患**」の診療をとくに得意とするのが気血津液弁証**である**と考えています．

たとえば，「月経前緊張症（PMS）」を考えてみましょう．この患者さんでは，月経周期のうち，月経発来までの数日間だけ別人のように発作的に不調となります．しかし，経血がみられると毎回すぐに復元していきます．そして，月経周期とともに慢性的に発作を繰り返します．このほかには，PMSほど周期は一定していませんが，「眩暈発作」「パニック発作（過換気症候群）」「片頭痛発作」「ぎっくり腰」「原因不明の腹痛」なども，急性発作が慢性に繰り返し生じる疾患で，これらの疾患群が気血津液弁証の得意とするところと考えます．

> 📎 **Key**：「気血津液弁証」は，急性発作を繰り返す慢性疾患に役に立つ

気血津液弁証に必要な知識

この弁証は，身体が「気（き）」「血（けつ）」「津液（しんえき）」の3要素で構成されていると考えることから始まります．ところで，用語上の注意として，日本漢方では「津液」を「水（すい）」と称することを好み，こちらで用語をつくっています．また，「血」と「津液＝水」が合わさって「陰」といいますが，血：水の構成比は1：1とは限りません．後述の「陰虚」という用語は「水」が単独，もしくは，大半を占めて不足した病態に使うことが普通です．したがって，このときは厳密には「津虚」とするべきです．実際，「津虚」という用語もあるのですが，古典の多くでは「津虚」と記載せず，通常は「陰虚」となっています．ちなみに，**ここで使用される用語の「陰」は，八綱弁証の陰陽の「陰」とは異なる**もので，これも混乱しやすい事項です．

気血津液弁証における異常状態の概略

気・血・津液の3要素には，以下の2大原則（①，②）と，3つの異常状態（a，b，c）があります（図1）．

> **原則①：体内に一定量が必要である**
> 　a）<u>不足（虚）</u>すると病態が発生する
> 　　病態名称：気虚，血虚，陰虚（津虚）
>
> **原則②：体内を一定方向に流れている**
> これに2種類の異常状態が発生する．
> 　b）流れが，どこかで<u>堰き止められる</u>
> 　　病態名称：気鬱，瘀血，水毒
> 　c）流れが，<u>逆流する</u>
> 　　病態名称：気逆（「血逆」，「水逆」はあまり使わない）

さて，八綱弁証では，表裏，寒熱，虚実とは何であるかを先に解説してから，病態の説明を行いました．これは西洋医学の学習法と同じで，解剖生理学を学んでから病理学を学ぶという形式です．しかし，この気血津液弁証においては，**「"気"とは何か？」を初めに考えるのはよくありません**．これだけで学会でも議論百出，とても筆者の能力で簡潔に説明することなどできません．

では，どうするのかというと，気には有名な「気虚」「気鬱」「気逆」という病態がありますので，こちらを先に勉強するとよいでしょう．なぜかというと，これらの病態について

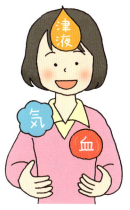

図1　身体は気血津液で構成されている
気・血・津液はそれぞれ一定量が必要で，体内を巡回している．「津液」は「水」とも表現される．日本漢方は「水」という呼称を好んで用いる．「血」＋「津液」で「陰」なのだが，「陰虚」とあれば，ほぼ「脱水」を意味する．

は，どの漢方医の講演を聞いてもだいたい同じイメージができあがるからです．そこで，それらの西洋医学的な病態を自分なりに定義し，そこにおける「気」とは何かを症例から自分で学習していくのです．このためには，寺澤捷年によってつくられた各病態の「スコア」（詳しくは『症例から学ぶ和漢診療学』[1]を参照してください）がきわめて有用です．つまり，**「気」の弁証では「病理学を学んでから，気の生理学を学ぶ」，これが現代医学を知る医療者にとって最も簡単な学習方法**と考えます．具体的な各病態の解説は，筆者のイメージを無理に押しつけるわけではありませんが，各項目で紹介します．

> **Key**：気のイメージは患者から学ぶのが近道

なお，医師は問診で病態の的を絞ったのち，漢方の身体所見を行っています．八綱弁証，六経弁証では脈診が飛び抜けて有用でしたが，この気血津液弁証では，すべての漢方診察が平等に有用です．ただし，漢方診察の詳細は本書では割愛します．

> **Key**：脈診・舌診・腹診は気血津液弁証でとても大切

気虚（ききょ）

気虚とは，語義では「『気』が不足した状態」です．したがって，ここで使う「虚」の意味は，『黄帝内経』の調経論第 62 にある文章，「有者為実，無者為虚（有れば実，無ければ虚）」を引用していることになります．気虚スコア[1]からの具体的なイメージは，「無気力」「易感染」「食欲低下」「体力低下」というものになります．ここから筆者が類推する気虚における「気」のイメージとは，西洋医学用語の，**活力**（vitality），**免疫**（immunity），**栄養**（nutrition）になっています．そして，この 3 者がどのようなバランスで不足しても「気虚」と判断してよいと考えています．すなわち，単独で「活力」だけが不足すれば，西洋医学のイメージは**うつ病**であり，「免疫」が不足すれば**易感染**に，「栄養」が不足すれば**栄養失調**となります（**図2**）．筆者はこれら集合図（ベン図）のどこにあっても，すべて気虚として診断し，それを治す「補気剤」を使用しています．

▶ 気虚の治療

気虚の論治（治療）には，何と言っても，生薬の**人参**（**図3**）が使用されます．長沢道寿（？ - 1637）による『増補能毒』から，「人参」の冒頭部分を現代語訳（筆者訳）で読んでみましょう．

> **人参**（上巻の壱）
> 味甘く，微温．手の大陰肺経に入る．どんな病気であっても，気虚であればすべてに用います．脾胃を温めて，胃の気を昇らせます．（以下略）

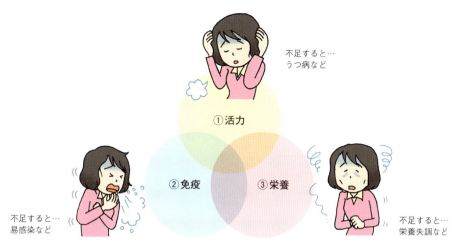

図2 「気虚」のときに意味する「気」とは？
気虚の「気」は，①活力，②免疫，③栄養を表し，これらがどのバランスで低下しても気虚となる．

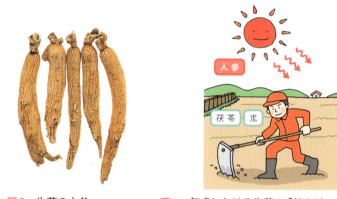

図3 生薬の人参
（画像提供：株式会社ツムラ）

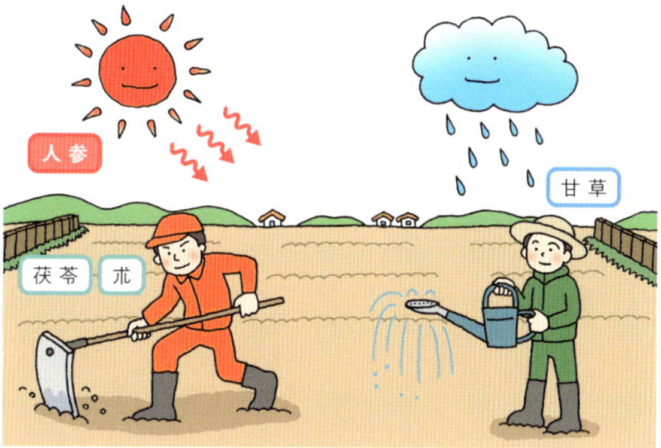

図4 気虚における生薬の「効きどころ」
農作業に喩えると理解しやすい．人参は太陽．白朮・蒼朮・茯苓で耕し，甘草で水を撒く．

　「気虚」のことを，『増補能毒』の原文では「気が尽きた」と表現しています．
　この気虚に使われる人参に，黄耆（オウギ），白朮（ビャクジュツ），蒼朮（ソウジュツ），茯苓（ブクリョウ），甘草（カンゾウ）などを併用し，作用を増強します．今回は「くすりの効きどころ」というのが本書のテーマですので，これら併用薬も解説しましょう．まず，黄耆は身体から気が漏れないようにするはたらきを期待して用います．このほかの生薬の「効きどころ」については，岡本一抱（おかもといっぽう）『和語本草綱目（わごほんぞうこうもく）（広益本草大成（こうえきほんぞうたいせい））』か農作業の比喩を用いて解説しています（図4）．これらが配合される漢方薬では，**補中益気湯（ほちゅうえっきとう），四君子湯（しくんしとう），六君子湯（りっくんしとう）** が有名です．

🔑 **Key**：気虚の「気」は，活力（vitality），免疫（immunity），栄養（nutrition）

　蛇足かもしれませんが，「気虚」がイメージしづらいときは，弁証にこだわらず，「方証相対」（→ p.182）の手法で学習しても問題ありません．気虚の代表薬剤である補中益気湯の添付文書（ツムラ補中益気湯エキス顆粒）から，「効能又は効果」の前文を読んでみましょう．

「消化機能が衰え，四肢倦怠感著しい虚弱体質者の諸症」とあります．この文章で理解が進んだのではありませんか．

▶ 補中益気湯 or 六君子湯

ところで，気虚の治療ではしばしば，補中益気湯を使うか，六君子湯にするかを悩みます．このとき，長沢道寿『医方口訣集』内「上-9，六君子湯」の次の記載が参考になります．

> **予の口訣**（4項目中の1番）
> 一般的に諸病において，誤薬したり，治療で壊病になったり，食欲低下など，「脾胃が調和していない（すなわち，消化器症状がある）」場合には，まず「六君子湯」を投与します．あるいは，炮姜・木香を加えたり，附子・肉桂を加えたりして，脾胃をしっかりとした状態にします．その後に「補中益気湯」などを，その特徴に従って投与します．
> 『医方口訣集』上-9「六君子湯」（筆者による現代語訳）

気鬱（きうつ）

気鬱とは，語義では「気が鬱滞した状態」です．ただし，この言葉に初学者の陥穽があります．つまり，字面に引っ張られて「気鬱とはうつ病（depression）である」と思い込んでしまうことです．気鬱スコア[1]の項目をみると確かにうつ病に該当する項目もあります．しかし逆に，日常によく遭遇するうつ病患者の現病歴を気鬱スコアに当てはめても，気鬱の基準には該当しないのです．前項で紹介したように，西洋医学でいう「うつ病」は活力（vitality）が低下する病態のため，むしろ気虚スコアに該当するのです．

では，気鬱スコアのイメージは何かというと，大半の項目は，喉のつかえ感，胸のつまった感じ，季肋部のつかえ感，腹部膨満感，排ガスが多い，曖気（げっぷ），腹部の鼓音

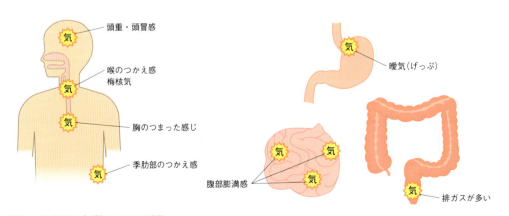

図5　代表的な気鬱スコアの所見
気鬱での「気」はgasやairといった気体を指す．

など，体内の気体（gas）貯留による症状を指します（図5）．すなわち，**気鬱の「気」は，活力（vitality）ではなく「気体（gas）」の意味**と類推されるのです．この字による誤解を避けるため，気鬱を「気滞」と表現する書物もあります．

▶ 気鬱の治療

気鬱の治療には，生薬では**半夏**，**厚朴**，**紫蘇**，**香附子**などが頻用されます．代表的漢方薬には**半夏厚朴湯**と**香蘇散**があります．

📎 **Key**：気鬱の「気」は，gas（気体）

気逆（きぎゃく）

気逆とは，語義では「気が逆流した状態」です．気逆スコア[1]の症状には，自律神経である交感神経と副交感神経のはたらきが逆転したような症状が列挙されています．したがって，**気逆の「気」は「自律神経（autonomic nerve）の作用」を意味する**と考えられます．気逆には，西洋医学でいう「パニック」「ホットフラッシュ」などが含まれます．とくに"発作的な発症"が特徴としてあげられ，漢方では「奔豚気（ほんとんき）」という用語もあります．

▶ 気逆の治療

気逆の治療には，**苓桂朮甘湯**，**甘麦大棗湯**，**桂枝加竜骨牡蛎湯**が有用で，生薬では**桂皮**，**大棗**，**甘草**，**竜骨**，**牡蛎**が使用されます．とくに発作時には甘草を大量に使用して，急激に迫る症状を治療します．そして，「薬の効かせどころ」として重要なのは，**精神的発作に用いるときは「桂皮＋甘草」の配合を前面にし，ここに「人参を加えない」こと**です．

📎 **Key**：気逆の「気」は自律神経の作用

血虚（けっきょ）

血虚とは，語義では「血が不足した状態」を指します．血虚は先述した気鬱と異なり，早合点して「血」を「血液（blood）」ととらえて，「血虚とは，西洋医学の貧血（anemia）だ」と考えても大きな誤りではありません．数学概念を使って言えば，西洋医学の「貧血」は漢方医学「血虚」の真部分集合（図6）だからです．

▶ 血虚としての貧血

貧血の原因には，鉄・ビタミンB$_{12}$・葉酸などの欠乏による栄養性のほかに，骨髄性や出血性があります．そして，この診断が確定しないと西洋医学では治療が始められません．

しかし漢方医学では，どんな貧血でも血虚と考え，漢方治療を開始して問題ありません．この理由で，総論（→ p.180）で述べた「西洋医学的弁証」がきわめて有用となるのです．血算（CBC）のデータ上，赤血球数，Hb（ヘモグロビン濃度），Ht（ヘマトクリット値）などが基準値の下限を割れば，「血虚」と弁証してよいと考えます．

▶ 血虚ではあるが貧血ではない病態とは？

さて，集合図（図6 に示したベン図）における，血虚と貧血の間隙の部分（すなわち，血虚であって貧血でない集合）が何に相当するかを考えます．筆者は，この多くは**筋肉（muscle）の異常**と考えています．筋肉には，骨格筋，心筋，平滑筋がありますが，このすべてに相当します．病名としては，サルコペニア（sarcopenia），心不全，嚥下障害，尿失禁などが該当します．

以上より，**血虚の「血」は「血液」と「筋肉」を意味している**こととなり，発生学では中胚葉（mesoderm）由来の組織を意味します．ただし，八綱弁証の「半表半裏」（→ p.188）とは少し異なり，血虚の他の症状には，皮膚の枯燥，髪の毛の異常など，外胚葉系の組織にまつわる症状もあり，完全に一致するものではありません．

> **Key**：「西洋医学の貧血，ならば，東洋医学の血虚」は成立する

▶ 血虚の治療

血虚の治療では，四物湯に配合される生薬のすべてが基本剤です．つまり，**当帰**，**芍薬**，

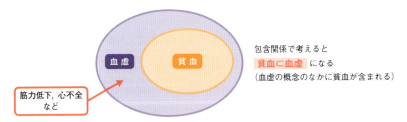

図6 血虚と，西洋医学の「貧血」
西洋医学概念の貧血（anemia）と血虚は少し違うとされるが，血算・血液生化学検査でRBC（赤血球数），Hb（ヘモグロビン濃度），Ht（ヘマトクリット値），WBC（白血球数），Plt（血小板数）のどれかが下限を割っていれば，臨床上は血虚治療剤である補血剤（四物湯類）の適応となる．

表1 代表的な血虚治療剤（補血剤）とその特徴

生薬	特徴	含まれる方剤
当帰	軽い補血作用＋「気」も調える	四物湯
川芎	頭痛も治る．長期に使うと元気がなくなる	
地黄	血＋水を補う，つまり滋陰作用が強い	
芍薬	血を漏らさないようにして，流れさせる	

川芎，地黄を用います（**表1**）．このうち地黄は胃腸障害をきたす副作用を有し，注意が必要です．ただし，配合組成に地黄と同時に甘草が含まれると，この副作用が軽減・消失すると筆者は考えています．

瘀血（おけつ）

瘀血の「瘀」は「痣（あざ）・皮下出血」のことです．したがって，瘀血を語義で考えると「打撲後の内出血したような流れのない滞留した"血"」を意味します．すなわち**瘀血の「血」は「血液（blood）」そのもの**で，**西洋医学的には血流鬱滞のこと**です．しかも，血管外でも，動脈・静脈・毛細血管などの血管内でも，流れが欝滞すれば瘀血となります．なお，東洋医学の血は「赤い液体成分」と定義されています．しかし，やや黄色調のリンパ液，つまり，**リンパ流の鬱滞**（lymph stasis）も包含されていると筆者は考えています．

▶ 瘀血とリンパ液の鬱滞

瘀血は「腹診」で左右の下腹部を臍下に向けて圧迫した際に，疼痛や不快感が生じることを根拠に確定的な弁証ができます．この所見が生じる理由を，筆者は腸間膜（mesentery）内での鬱血が原因というよりは，むしろ，リンパ液の鬱滞によるものではないかと考えています．

少し解説します．前述した瘀血でみられる所見（圧迫による疼痛や不快感）は，腸間膜の管内の内容物を乳び槽（腹部の奥にあり，下肢や腸からのリンパ管も合流するリンパ液の集合部）や門脈根部に向けて圧することで発生しているものと考えています．この圧迫診察手技を何回も繰り返すと，循環が改善するためか瘀血は消失していきます．しかし，そればかりではなく，同時に，下肢に冷えがあった場合はそれも改善していきます．もし，このマッサージのような手技が腸間膜血流だけを改善するのであるなら，繰り返したとしても門脈系の血流が改善するだけで，下肢の循環にまで影響は及ぼすとは考えられないため，リンパ液との関連性が考慮されます．さらに，傍証として「美食の過食」は瘀血の原因とされていますが，要するに，高脂肪食によって腸管から吸収されたカイロミクロンが腸間膜のリンパ管内に増えると欝滞し，瘀血を発生するからではないかとも考えています．

🔑 **Key**：瘀血の原因は血流鬱滞とリンパ流鬱滞と両方が考えられる

▶ 瘀血の治療

瘀血の代表的治療生薬には，**芍薬**のほか，**牡丹皮**，**桃仁**，**紅花**，**大黄**があります（**表2**）．なお，芍薬は補血（**表1**）にも駆瘀血にも作用します．

治療に用いられる漢方薬では**桂枝茯苓丸**が基本剤で，便秘を伴うときは**桃核承気湯**，**通導散**，**大黄牡丹皮湯**などが使用され，腹診所見で使い分けをします．これら生薬と漢方薬の

表2　代表的な瘀血治療剤（駆瘀血剤）とその特徴

生薬	特徴	含まれる方剤
芍薬 （シャクヤク）	血を漏らさないようにして，流れさせる	桂枝茯苓丸 （けいしぶくりょうがん）
桃仁 （トウニン）	強力な駆瘀血作用，下剤にもなる	
牡丹皮 （ボタンピ）	頭痛，腰痛，無月経，不正出血に有用	
紅花 （コウカ）	腹痛，腫痛に有用，男女どちらにも有用	通導散 （つうどうさん）
大黄 （ダイオウ）	強力な下剤作用，向精神薬としても働く	

ことを**駆瘀血剤**といいます．なお，駆瘀血剤には桂皮配合の漢方薬が多いですが，その理由は温かい方が流体は流れやすいという，流体力学（rheology）の観点からである，と『和語本草綱目』に記載されています．これも「桂皮の効かせどころ」として覚えておいてください．

水毒（すいどく）

　水毒とは，語義では「水が滞留している状態」で，「水滞」も同じ意味です．この「水」は純粋に H_2O でよいと思います．「水」は堰き止められると，流れの手前の場所には溢れるように存在し，先の方には水が行かず枯渇します．川の流れで例えれば，流れが堰き止められたダムより上流では水は多く，下流では少なくなります（図7）．

　水があふれれば，西洋医学的には「浮腫（edema）」です．もちろん，全身に生じる浮腫は水毒です．しかし，脳浮腫，胸水，腹水，肺水腫のように局所的な浮腫も，水の滞留なので水毒になります．古典の『金匱要略』では，全身性浮腫を「水気病」（第13章）の項目で扱い，局所的浮腫を「痰飲」（第11章）で記載しています．

　さて，頓智（とんち）話のようですが，**熱中症は水毒**です．なぜなら，全身は発汗により「脱水（後述する陰虚）」の状態ですが，頭蓋の中だけは水が溢れる「脳浮腫」になって，頭がボーッとしています．つまり，**全身での水の分布バランス異常**があるため「水毒」なのです．

▶ 水毒の治療

　論治（治療生薬）では，**茯苓**（ブクリョウ），**猪苓**（チョレイ），**沢瀉**（タクシャ），**白朮**（ビャクジュツ），**蒼朮**（ソウジュツ）が頻用されます（表3）．

　漢方薬では，**五苓散**（ごれいさん），**苓桂朮甘湯**（りょうけいじゅつかんとう），**二陳湯**（にちんとう）が有用です．先述したように熱中症で頭がふわーっとしたときには五苓散が有用です．ちなみに，苓桂朮甘湯は，水毒の治療のみならず，先述の気逆治療薬の「桂皮＋甘草」を配合しています．つまり，苓桂朮甘湯は，水毒と気逆の両方の治療効果で眩暈に有用になると考えています．

📎 **Key**：水毒は体内水分のバランス異常

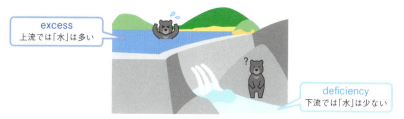

図7　水毒のイメージ
全身の浮腫，あるいは脱水とは異なり，水毒は体内にある「水」の分布異常を表す．

表3　代表的な利水剤の特徴と注意点

生薬	特徴	注意点
茯苓（ブクリョウ）	消渇※の口渇にも適する	降下作用が強い．昇提作用（升麻（ショウマ））に抗う
朮（ジュツ）	補気作用もある（とくに白朮）	蒼朮は，利水＞補気．発汗効果も
猪苓（チョレイ）	膀胱水底の邪水を除去	利尿効果としては，猪苓＞沢瀉
沢瀉（タクシャ）	膀胱表面の邪水を除去	（本文にて両者の違いを解説）
（桂皮（ケイヒ））	実際は利水剤ではない	（温かい方が，液体は流れやすい）

五苓散に配合される利水剤にはそれぞれ特性がある．桂皮は利水剤ではない．駆瘀血剤の桂枝茯苓丸に配合されるのと同じ理由．
※　消渇とは西洋医学でいう糖尿病と考えられる

　この項の最後に「猪苓」の特性を『広益本草大成』で読んで，効きどころの違いを知りましょう．

> 　猪苓と沢瀉の2剤の違いについて述べると，猪苓は黒色，実であって，膀胱の水底に達して，水底の邪水を逐うことができます．一方，沢瀉は水面に浮いて溢れている邪水を除去します．たとえば，八味地黄丸に茯苓と沢瀉は配合されていますが，猪苓は使用されていません．この理由は，猪苓が水裏に達して，水底の邪水を完全に駆逐することを恐れているからです．つまり，猪苓を用いて水底の邪水を駆逐すれば，反って，真水の不足が生じ，「腎虚が，ますます悪化する」と考えたのでしょう．
> 　　　　　　　　　　　　　　　　　　　　　　『広益本草大成』（筆者による現代語訳）

陰虚（いんきょ）

　ここでの「陰」とは「血＋水」を指しますが，先述したように，古典で「陰虚」とあれば水の方が大半で，その不足状態です．この西洋医学的病態は簡単で，**「脱水（dehydration）」と完全に同義語**です．細かいことを言えば，細胞内脱水も細胞外脱水も，すべての脱水を

包括しています．また，脱水は重症になると発熱し「脱水熱(dehydration fever)」を生じます．漢方でもこのことは認識しており，陰虚による熱のことを「虚熱」という用語で表現します．陰虚の要点は**水毒と異なり，全身に水がありません**．

> 📎 **Key**：陰虚⇔脱水

▶ 陰虚の治療

　点滴のない時代に脱水を治療する方法として，熱性疾患（陽明病）のときには「**大黄＋芒硝**」という下剤を用いていたと紹介しました（→ p.203）．便秘でないときは，**麦門冬，五味子，瓜呂仁**が頻用されます．治療に使われる有名な漢方薬では，**麦門冬湯**で肺内の脱水を治します．このほか，「陰」を「滋す」（「滋す」とは「潤す」の意味）という目的で，**滋陰至宝湯，滋陰降火湯**を用います．この2剤は「陰」本来の意味である「水と血」の両方を増やす効果があります．すなわち，麦門冬に加えて補血剤（四物湯）の生薬が2～3剤配合された構成になっています．

　さらに，夏の暑い日に元気がなく（＝気虚），脱水（＝陰虚）にもなったとき，つまり，「気津両虚」に使用する漢方薬に**清暑益気湯**があります．ここまでの復習ですが，清暑益気湯には「人参・黄耆・蒼朮・甘草」と「麦門冬・五味子」が配合されています．これら生薬の「効きどころ」がわかると，全体が見えてきたのではないでしょうか．

引用文献
1) 寺澤捷年：症例から学ぶ和漢診療学 第3版，医学書院，2012.

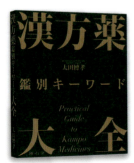

漢方処方歴50年の医師が贈る，処方鑑別の集大成

漢方薬 鑑別キーワード大全

太田 博孝 著

- AB判　230頁
- 定価 6,600円（本体6,000円＋税10%）
- ISBN 978-4-525-47181-1
- 2023年5月発行

詳しくはWebで

南山堂　〒113-0034 東京都文京区湯島4-1-11
TEL 03-5689-7855　FAX 03-5689-7857（営業）
URL　https://www.nanzando.com
E-mail　eigyo_bu@nanzando.com

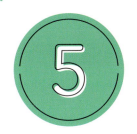

臓腑弁証：総論

五臓六腑とは

「五臓六腑」という単語はお聞きになったことがあるでしょう．五臓とは「**肝臓・心臓・脾臓・肺臓・腎臓**」，六腑とは「**胆嚢・小腸・胃・大腸・膀胱・三焦**」です．それぞれの臓器はほとんど解剖学的な臓器と一致せず（三焦やあとに登場する心包は実体すらないとされています），身体の機能を哲学的ともいえる表現で大きく5つに分別して，それぞれに臓器名を冠しただけであるという事実が，わかりにくい主な原因です．

「五臓六腑」は，食べ物や空気から「気」「血」「津液」（「津液」は日本漢方で「水」とよぶことが多いです．本書では以降，どちらの単語を使っていても同義です）を作ったり運んだり貯蔵したりする**生命活動の各過程を象徴的に表現したもの**といえます．食べ物や飲み物の栄養が気や血に変わる過程をたどると，まずは六腑が消化・吸収・移送・貯蔵・余剰物の排出を行い，その栄養（漢方では「水穀の精微」＝「精微物質」とよびます）を五臓が受け取って，六腑に次の段階を行う指示を与えつつ，気・血・津液を生むのが生命活動であると漢方では定義しているのです．人が生きるために必要な気血水を生成し，貯蔵する役割のある「五臓」に対し，「六腑」は，食べものを運搬しつつ変性させ消化吸収し，残ったカスを排泄することに特化した，食べもの（水分も含む）が通り抜ける道と考えましょう．

五行論の一部としての五臓

「五臓」で表現されるのは，漢方で用いられる**五行説**に生命活動の理屈を対応させるためです．木，火，土，金，水にそれぞれ対応する季節が，春，夏，土用（長夏），秋，冬とされているように，方位については，東，南，中央，西，北で，気については，風，暑，湿，燥，寒です．臓でいえば，それぞれ肝，心，脾，肺，腎が対応します．なので「肝」は春や風に影響を受けやすいとされています（表1）．

筆者は，身体を窪地の孤立地形と例えて捉えています（図1）．その地形専用の太陽（「火」そのもので「心」の役割）が照らす窪地の斜面に沿って，一番底に「水」をたたえた「腎」の湖があって，その上に農耕に適した「土」である「脾」があり，山の中腹辺りには「木」が生い茂る「肝」があり，上に行くにしたがって乾燥するため「火事」が起こりやすい「心」（私はこの部分の「心」は，実質「心包」と解釈しています）の帯状地帯が存在し，頂上近くは植生のない岩場（土よりは「金属」に近い物質が満ちる地帯）の「肺」があるというモデルを「五

表1　五行の色体表

五行	木	火	土	金	水	症状
五臓	肝	心	脾	肺	腎	各論参照
五腑	胆	小腸	胃	大腸	膀胱	各論参照
五官	目	舌	口	鼻	耳	五臓の病変等が現れる感覚器
五充	筋	血脈	肌肉	皮毛	骨	五臓の病変等が現れる運動器付属器
五華	爪	面色	唇	体毛	髪	五臓から栄養が悪いと異常をだす
五季	春	夏	土用	秋	冬	季節で五臓が活発になりやすい
五方	東	南	中央	西	北	季節ごとに順風が吹く
五色	青	赤	黄	白	黒	主に顔色を診る
五気	風	暑	湿	燥	寒	五臓が弱っているときに嫌う気候
五味	酸	苦	甘	辛	鹹（しょっぱい）	五臓の要求する味
五香	生臭い	焦臭い	香ばし臭	魚生臭	腐敗臭	病人の体臭，口臭
五液	泪	汗	涎	涕（はなみず）	唾	五臓が痛んだとき過剰または減少
五役	色	臭	味	声	液	五臓の持つ役割
五志	怒	喜	思	憂	恐	臓腑の病の際，発する感情
五穀	麦	黍	粟	稲	豆	五臓の食用及び薬用になる穀物
五果	すもも	杏	なつめ	桃	栗	五臓の食用及び薬用になる果実

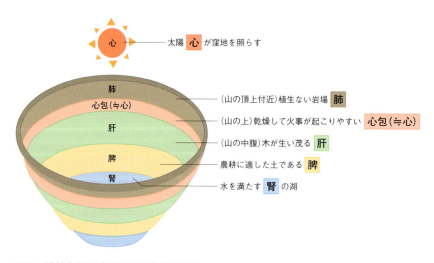

図1　臓腑弁証で表現される身体モデル

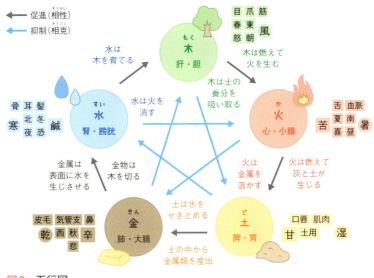

図2　五行図

臓」で表現する身体の象徴と考えて，漢方薬のはたらきなどを解釈しています（図1）．

　詳しくは「脾」や「腎」の各論で述べますが，大地の養分は「脾」や「腎」の「精」に該当（先ほど出てきた「水穀の精微」の「精」は「後天の精」とよばれ「脾」の作る「精」です）します．また，太陽からのエネルギーが「心」の「陽気」に該当します．「気」「血」を体の内部から「肝」の発散力（正確には「疎泄」力）を用いて体の隅々まで配り，発汗における外に向かう力，排尿の際の外に向かう力，射精時の外に向かう力も「肝」が提供しています．出放題にならないように，「肝」の外向きの力に拮抗して発汗において「肺」が，排尿や射精において「腎」が調節を行うとされています．

　この五行説をうまく使うと，一見すると不定愁訴にしか聞こえない訴えを分析して，適切な漢方薬を選ぶのに役立ちます．五臓を五角形に配置して（図2），「**相生**：矢印手前の臓が高まると矢印の先の臓も活発化し，手前が落ちると先も機能低下する」「**相克**：矢印手前の臓が高まると矢印の先の臓は抑制され，手前が落ちると先は抑えが効かず暴走する」の関連性のなかからいろんな漢方的治療方針が見えてくるのです．

　各論で，そのさわりをいくつか紹介します．

　なお，中医学的な弁証（病態の漢方学的分析）で用いられる四字熟語（二文字・三文字のものもありますが）を解説中に多く記載してみました．今後，中医学の講演を聴講なさるときに役立つかと考えて意図的に列挙してあります．熟語の記憶より，弁証の流れの把握の方が近い将来に役立つので，そちらに時間を使っていただきますよう，この場を借りてお願いしておきます．

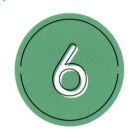

6 臓腑弁証：肝

「肝」は「将軍」：謀慮出ず

　漢方における肝は，西洋医学の肝臓と作用がまったく異なっています．官位は「将軍」とされ，気の流れを順調に整える役割，たとえば軍のなかで多数の兵士を必要なとき必要な場所に必要な武器を携えて派遣して，必要な戦果をあげる仕事をしています．結果的に感情が調節されますし，自律神経系で調整される身体機能が順調になるのです．「肝」は将軍として色々な計画（謀慮）を立て病邪に立ち向かいます．身体を整えて病邪に対する守りを固めるイメージです（図1）．

肝の機能

　「木」は樹木の性質に例えられます．大地（「脾」＝消化管）の水分・養分を吸い上げて，太陽（「火」＝心）に照らされその方向に育ち，空に向かって枝葉を広げ伸ばす姿をイメージしてください．「暢達する」つまり「伸びやかさを保つ」ことが「肝」の最も大切な役割と言っても過言ではありません（図2）．

1 疎泄を主る

　疎泄とは，目的と必要性に応じて体全体に気，血，津液を配分し，必要量を順調に巡らせる機能を指します．目的に応じて，必要なところに必要なだけ配分する調節機能を担っています（図3）．

2 肝は，血を蔵す

　「血を蔵す」とは血の貯蔵というより，体各部への血液量を調節する作用と捉えた方がよいでしょう．肝血が不足する状態が，ほぼ「血虚」とイコールです．「人が体を休めているとき，血は肝に帰り，人が活動するときに血は肝から出て，必要とされている場所に赴く」と表現されています．一種の疎泄で交通整理的な作用を伴った感じでしょうか（図4）．

3 その他の肝のはたらき

　ここから先では，「肝」の失調で異常が起こりやすい身体の部分の紹介も兼ねます（表）．

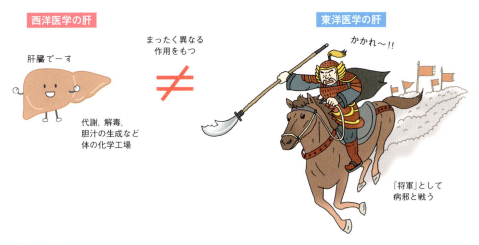

図1 「肝」のイメージ

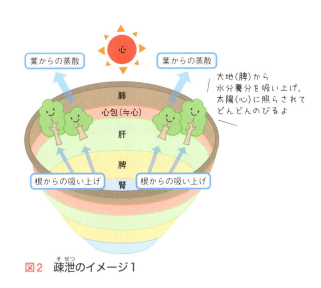

図2 疎泄のイメージ1

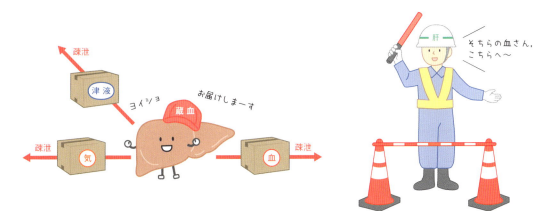

図3 疎泄のイメージ2

図4 血を蔵すのイメージ

▶ 肝は，筋をつかさどる

ここでいう「筋」は「スジ」と発音し，「筋紡錘」のことです．筋の収縮弛緩のタイミングの調節をしているのだと考えてください．

▶ 肝の華は爪にある

爪は艶がありピンク色だと「肝」が元気だとみなされます．肝血不足では，爪に異常が起こりやすいとされます．

▶ 肝は，目に開竅する

過剰な興奮での目の充血や精神疾患患者の独特な眼光など，「肝」の疎泄作用の失調で気の流れが異常になると目の変化が観察されることが多いということです．また，目からの情報が望ましくないことで「肝」が失調するという変化もしばしば起こります．

▶ 肝は，情志「怒」と関係が深い

怒りの気持ちが精神失調や自律神経障害を招来しやすいと解釈すればよいと考えます．

▶ 肝は，「胆」と裏表の関係にある

五臓所属の臓「肝」に応対する六腑に属する腑が「胆」で，官位は「中正の官（＝裁判官）」．決断出ず「肝」が行動を起こす際に決断力を発揮する腑とされます．

• 決断をつかさどる

肝が精神を安定させ，胆は物事の決断を下し，協調して精神活動を正常化させることができます．

• 胆汁を貯蔵・分泌する（西洋医学とまったく同じです）

肝によってつくられた胆汁は胆で貯蔵され，正常に分泌されると消化機能が安定して，効率よく得られた栄養が全身を益するとされます．

漢方では「温胆湯」といい，胆を強めることで不安感や恐怖心，不眠などを改善する漢方薬があります．エキス剤では竹筎温胆湯を用います．

また経絡に肝経とよばれる部分があって，「肝」の失調によってその経絡沿いに異常を生じることが多いです．

肝経とは，体表では（足の第 1 趾〜足の内側〜陰部〜下腹部）を指します（図 5）．

激しい陰嚢痛が当帰四逆加呉茱萸生姜湯で緩解した症例の経験があります．

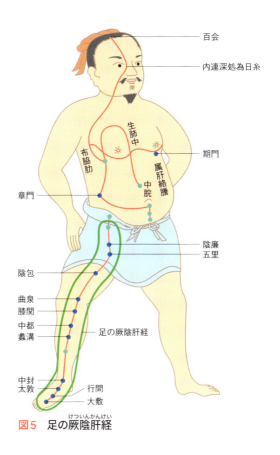

図5 足の厥陰肝経(けついんかんけい)

肝の異常

気の暢達(ちょうたつ)(伸びやかに)の失調とほぼ同義で,原因は大きく分けて以下の2パターンです.

1 交通渋滞のように流れが悪くなって滞る場合

上昇方向への気の移動力が不足することが多く,必要な物を上昇させられずに,眩暈やふらつき,倦怠感を起こすことが多いです.気の流れが悪くなって,気が悶々とする気の鬱結が起きます.気機鬱結により血行も悪くなると生理不順を生じたりしますし,津液の流れが悪くなって漢方特有の病理物質「痰飲(たんいん)(粘度の増したコロイド液のイメージ.卵白が熱せられても冷やされても白く濁って可動性が落ちる状態を思い浮かべてください)」や「湿蘊(しつうん)(あまりに濃い霧で,その中を進むのに抵抗を感じるイメージ)」を生じると,経絡が塞がれたりして,のどが詰まった感じ(梅核気(ばいかくき))が生じたり,胃重感が発生します.

肝の疎泄機能は,脾胃(消化機能)の気の昇降(ここでは吸収されたものの上昇のみならず,濁とよばれる吸収された後の食物のカスを下に追いやる下降「降濁」にも影響します)を助けています.肝の異常で,肝と脾の連携が乱れた状態を「肝脾不和(かんぴふわ)」といい,胃重感を起こすとともに,吸収の流れが押し戻されると下痢になりますが,降濁するべき物が降りないと逆に便秘や腹満感,さらには嘔気,ゲップを起こします.

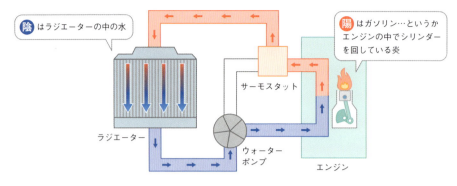

図6 「陰」と「陽」のイメージ

2 肝気が煽られて暢達ではなく激しい動きに陥った場合

肝気が邪熱〔ウイルス疾患などでの実際の発熱や，過度の精神刺激（あまりに激しい怒りを感じたときや極度の抑鬱）〕で熱せられたり（＝肝火上炎），のちほど述べる「腎」にあるべき潤いである「陰分＝腎陰」の不足でラジエーターの水不足のオーバーヒート（図6）で煽られる（＝肝陽上亢）と，顔や目が赤く，時に目頭が腫れて痛むなどの目の周辺を中心とした顔色の赤い異常が生じるほか，やたら怒りっぽくなったり入眠障害などの精神的病理現象や高血圧が発生します．

肝の治療―実証

実証（本来は存在してはならない「邪」の実在でトラブルのある状態）の原因は大きく2つあって，①滞りを原因とする病態（巡りの悪さが機能障害を来す場合）と，②生体機能が異常亢進した病態があります．

1 滞りが原因
▶ 肝気鬱結

専門用語では疏肝理気という治療法を用います．肝気を疏し，気を理めるという意味で，気の巡りをよくし，精神的にリラックスさせ，感情を晴れやかにするとともに，自律神経の機能を回復させることです．

生薬としては，柴胡，青皮（ミカンの未成熟果皮　保険収載の薬では陳皮），香附子，延胡索などを用います．

古典でよく登場するのは，胸部に症状が目立つときに，逍遙散合温胆湯（エキス剤では加味逍遙散＋竹茹温胆湯で代用），柴胡疏肝散（四逆散＋香蘇散 or 平胃散で代用）です．

婦人科的なトラブルが合併したら，言うことがしょっちゅう変わる人に加味逍遙散，言

第2部｜くすりの効きどころがわかる　東洋医学の五臓・生命活動のとらえかた

うことがずっと同じでしつこい人に女神散を用います．

喉につっかえ感（有名な梅核気または咽中炙臠）があれば半夏厚朴湯．

肝脾不和があるときは，食欲の低下が目立つなら痛瀉要方（エキス剤として六君子湯＋半夏厚朴湯），心窩部痛が目立つなら胸部症状の所にも出てきた柴胡疏肝散（四逆散＋平胃散）でジトっとした水滞を感じたら，上記の平胃散を，五苓散が合方された胃苓湯に替えてみてください．

▶ 肝血瘀滞

長期化して血の巡りの悪さ（瘀血）も伴って舌下静脈が赤黒く怒張し顔色も青黒なり，夜間に強くなる疝痛を感じていたら，血府逐瘀湯（四逆散＋疎経活血湯で代用）．

▶ 寒滞肝経

寒邪が肝経に侵入し，肝の疏泄機能が失調…あまりに冷えて自律神経的な動きも止まってしまった状態をイメージしてください．強い痛みが主に下腹部や男性なら睾丸，女性なら月経期に下腹部激痛（前述した経絡「肝経」のエリアです）が起こります．症状が軽ければ温経湯，強めなら当帰四逆加呉茱萸生姜湯などを用います．

② 生体機能が異常亢進した病態

▶ 肝火上炎

激怒で理性が燃え上がって焦げたような状態や，肝気鬱結がかなり長く続い（サイドブレーキをかけたままアクセルを床まで踏み込んで走り続けた後に起こりそうなことを想像してみてください）て熱を生じ，炎（肝火）が上がった状態です．肝火が上逆（火は必ず上に上ります．気を鎮めるの逆方向なので「上逆」と称します）して，顔面紅潮・目の充血・眩暈や耳鳴り・高血圧などの症候に，舌が過剰に紅で黄色い舌苔がみられます．

治療法は，清肝瀉火（肝によってもたらされた熱を冷やす）で，生薬としては，肝火を瀉す（肝によってもたらされた火を消す）龍胆，清肝作用（肝の熱を冷やす）のある黄芩，山梔子などを用います．

処方としては，一貫堂（森道伯，1867 ～ 1931 年）の龍胆瀉肝湯が代表的です．黄連解毒湯や三黄瀉心湯なども用いられます．

▶ 肝火犯肺

肝火が顔まで届かず，肺に侵入した状態です．肺が乾燥し，気逆（気の逆流）を起こし，激しい咳をします．

古典でよく登場するのは，瀉白散や咳血方です（エキス剤では黄連解毒湯＋麦門冬湯で代用）．

▶▶ 肝風内動

比較的激しい眩暈や頭痛，四肢の痙攣やときに麻痺，頸の後方のこわばり，重症だと意識障害も起こし，脳血管障害の可能性もあります．漢方的な加療を行うには，脳神経外科にて危険ではないことを除外診断してもらうことが必須の前提条件です．治方は，平肝熄風（肝を平穏にし，風を熄ませる）とよばれます．

生薬としては，天麻，釣藤鈎などの熄風薬，および菊花，龍骨，牡蛎などの平肝潜陽薬，地黄，阿膠などの育陰潜陽薬，黄連，黄芩，大黄，山梔子などの清熱解毒薬が用いられます．処方としては，釣藤散，抑肝散を用います．

▶▶ 肝経湿熱

西洋医学的には肝炎や胆嚢炎です．漢方的には湿熱の邪が肝経に滞って，脇痛，口苦，黄疸，倦怠感などの症状がある状態を指します．処方は，茵蔯蒿湯，大柴胡湯などを用います．

肝の治療 ─ 虚証

虚証〔本来は十分に存在すべき必要物の不足（＝虚）でトラブルのある状態〕の場合，不足している物は大きく2つ，①津液や血の不足と，②陽気の不足があげられます．

1 津液や血の不足
▶▶ 肝陽上亢

邪熱で直接肝気が焙られて燃え上がる肝火上炎に対して，ラジエーターの水不足での加熱という若干消極的に肝気が炙られて起こる病態を肝陽上亢とよびます．

肝腎の陰液（ラジエーター内の不凍液含有水）が不足して，肝陽（エンジンの熱）を制御できなくなると相対的に肝陽が亢進（オーバーヒート）し，陽気（焼けついたエンジンの熱）が上方に浮動（上亢）します．

症状としては，頭が膨張したような違和感があって痛む，光が過剰にまぶしく感じたり目がかすむことがあります．悪心，軽い耳鳴り，不眠などが起こります．口舌は乾燥傾向で縁が紅色であることが多いです．

生薬は，釣藤鈎，天麻，芍薬などの平肝薬，生地黄，枸杞子，天門冬，麦門冬などの滋陰剤（津液を補い，潤す作用がある薬），牡蛎などの潜陽薬（肝陽上亢を鎮める薬物で，脳や自律神経の興奮を鎮める）が用いられます．

処方としては，陽気が強いときは，天麻釣藤飲（エキス製剤では，釣藤散と大柴胡湯を合方）します．陰虚が強い場合は，杞菊地黄丸（エキス剤では，六味丸＋釣藤散で代用）があります．

第2部｜くすりの効きどころがわかる　東洋医学の五臓・生命活動のとらえかた

表1　肝血虚の症状

❶筋肉や皮膚，髪の毛のトラブル

　四肢筋力低下や痺れ・引きつりがでます．髪はパサついて抜けやすくなり，皮膚は乾燥・錯雑な感じになり痒みがでて，爪は脆く艶のない状態に陥ります．総じて「風」とよばれる因子が悪さをする状態とされ，この状態は特に血虚生風とも表現されます．

　治療としては，四物湯か十全大補湯に筋肉トラブルなら疏経活血湯か大防風湯，皮膚や爪・髪のトラブルなら当帰飲子や六味丸が併用されます．

❷目のトラブル

　目が乾燥してショボショボしたり，かすむこともあります．

　処方としては，四物湯に枸杞子，菊花，車前子の入った薬を併用します．決明子という生薬が最も適していますが，保険収載されている薬には含まれていません．

❸肝の機能である血の貯蔵庫である血海が枯渇傾向になったトラブル

　生理が遅くなったり，経血量が少なくなったりします．

　処方は，小栄煎（エキス剤としては，六味丸＋当帰芍薬散か十全大補湯）を用います．

表2　肝血虚が遷延して他の臓を巻き込んだとき

❶心肝血虚（しんかんけつきょ）

　肝血虚に心血虚をあわせもつ病態で，症状は，肝血虚の症状に加えて不眠，多夢，断眠（途中覚醒），動悸などの症状が加わります．治療は，加味帰脾湯，酸棗仁湯，温経湯を用います．

❷肝腎陰虚（かんじんいんきょ）

　長期化した肝血不足で腎への栄養供給が傷害されると，腎陰虚（腎陰の不足）に陥ります．「腎」の項目でも，この症候は再び紹介します．

　症状は，肝血虚の症候のほかに腰痛，下肢倦怠感や易疲労感，歯や髪が抜けやすいなどの症状を伴います．処方は，左帰丸・左帰飲で，六味丸か八味地黄丸で代用します．

❸肝陰虚（かんいんきょ）

　肝血虚が進み，体全体の陰液が不足した状態で，言うならば肝全身陰虚の状態です．相対的に優勢になった陽気が上に回り，熱の症候（虚熱：冷やし潤わせる「陰」の不足で「熱」のようにみえることを意味します）がみられます．弱くはっきりしない肝陽上亢の状態になります．

　処方は，一貫煎（エキス剤では，滋陰降火湯，柴胡清肝湯，温清飲などで代用）を用います．

▶ 肝血虚

　肝血が不足する病態で，滋養作用（栄養を与える作用）が低下し，全身の各所で局所的な栄養失調を起こしたような症状になります（**表1**）．

　肝血虚が遷延して，他の臓器を巻き込むことも多くなると**表2**のようになります．

2 陽気の不足

▶ 肝陽虚

　肝気のみならず「気」には陽としての性質がありエネルギーとして働きます．それが不足すると，いわば熱源不足で，体内に「寒」を生じます．肝は，全身にのびやかに広がる気の巡りをつかさどるため，全身各所の機能低下をもたらします．

　症状としては，手足を主体とした身体各所の冷え，倦怠感，不妊などです．

薬局　2024　Vol.75, No.11　1835　｜　**227**

処方は，暖肝煎（当帰四逆加呉茱萸生姜湯で代用）や温経湯を用います．肝を温めて伸びやかに開く作用をもった生薬である黄耆（オウギ）や呉茱萸（ゴシュユ）を含む薬が有効です．補中益気湯（はちゅうえっきとう）も試してみてよいでしょう．

肝の養生

　黄帝内経（こうていだいけい）の四気調神大論（しきちょうしんたいろん）に，「肝」は，「発生」の季節である「春」に負担が増えるとあります．「肝」の失調＝精神失調という一対一対応ではありませんが，鬱（うつ）病にせよ社会適応障害にせよ春に状態が不安定になることはよく経験されます．

　養生法としては肝気を酷使したり病的に強めたりしないように，若干の夜更かしはよいが朝は早く起きてゆったりと散歩して，髪の結びをほぐした状態で体をのびのびと動かすのがよいとされています．体や頭を締め付けず，ゆったりと動くことでストレスを発散し，気分を伸びやかに保つことが目標なのだと思われます．これを怠ると夏に寒性の病にかかりやすいそうです．精神的な領域から急に外れた記載になっていますが，「発生」の時期にゆったりと大気と朝日の熱を取り込んで，体内の「陽気」を育てておきましょうという意味だと筆者は解釈しています．

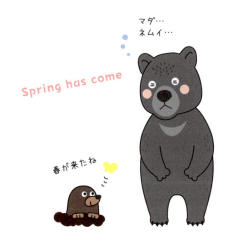

7 臓腑弁証：心

「心」:「君主」 神明出ず

　漢方における心は，循環の原動力としてのポンプ役（＝いわゆる西洋医学で考える心臓）と意識や精神活動を営む「こころ」（＝脳）の2つの作用を併せたような存在です．官位は「君主」です．「神明出ず」「神を蔵す」とされ，すべての作用や反応の司令塔たる仕事をしています．動きの発端の位置を占めていると考えましょう．調節・調整などが必要なステップの前段階です．とにかく心は君主に例えられ，精神活動をする中心となります．

　あくまで私見ですが，筆者は「心」の機能のなかで，「しんぞう」の領域を六腑に所属する「心包」と捉え，「こころ」の領域をいわゆる五臓の「心」と捉えて理解しています．

心の機能

　心の機能は，「火」（≒太陽）の性質に例えられます．湖（「腎」＝命の水の根源）から蒸発させて重い水を高みに運び，大地（「脾」＝消化管）に雨を降らせるという命の巡りのイグニッションは，この「火」≒太陽から始まっていると言えます．木（「肝」＝疎泄機能の大元）に光合成を起こさせ伸びる方向を指し示し，ほどよい暢達をもたらすのも，太陽（「火」＝心）あっての作用と言えます（図1）．

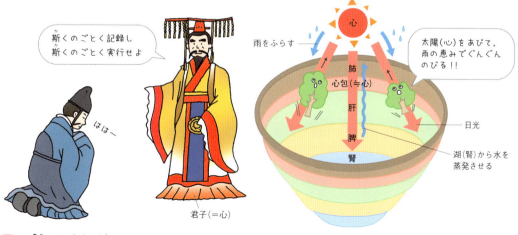

図1　「心」のイメージ

▶ 神明を主る＝神志（精神活動）をつかさどる

神は，生命活動・精神活動を指しています．すべての生命活動は「心」によって統率されているということです．臓腑のなかで最も重要な位置を占めているとされているのです．思考，判断，認識，記憶，睡眠などは五臓の「心」の働きとして捉えられます（一部は肝，腎などの影響もあります）．

以下は，「心」の失調で異常が起こりやすい身体の部分の紹介も兼ねます．

▶ 心は，血脈をつかさどる

「血脈」は循環器官そのものです．血脈の運行は心気によって推進されると表現されます．血流は心臓のポンプ機能作られた血液の動きであることを漢方的に表現するとこうなります．筆者のなかでは「心包」そのものです．

▶ 心の華は面にある

正確には「面色」で顔色そのものです．「心」を血流の象徴と捉える立場でも，精神活動に象徴と捉える立場からも，ほどよいピンクの顔色が健康的で，過剰に赤い場合や蒼白なのが異常であることに異論はないと考えます．

▶ 心は，舌に開竅する

心（ほぼ精神活動の象徴と捉える立場）の病症は舌の変化と比較的密接な関係があり，心の変化が舌の変化に現れやすいことに古人が気づいたのでしょう．特に舌の先に「心」の状態が反映されます．舌の痛みや糜爛，舌が硬直して発語に支障をきたすような症例に，「心」と関連しているものが多くあります．舌痛症において精神疾患の占める割合が高いという印象は比較的大勢の方がおもちなのではないでしょうか．

▶ 心液は，汗

心機能の低下や心情の不安定により，しばしば異常発汗が起こります．ちなみに肝液は涙（正確には泪）でしたが，目に関係が深いと述べた段階で想像の範囲内と考え，「肝」の項目では記載を省略しました．

▶ 心は，情志「喜」と関係が深い

喜びの気持ちがこころをときめかし，精神活動を高揚させることに異存はないでしょう．「笑い」が免疫（これは「心」の範疇ではありませんが）を上げるとの報告も多々あります．過度の「喜」で精神障害を起こした症例が小説の「儒林外史」（中国，18世紀，呉敬梓）に記されています．過ぎたるは及ばざるがごとしの原則は神羅万象共通のようです．脅して気絶させて，意識が戻ったら治っていたという後日談がついていて，「喜」の相克の情志「恐」を高

めて過剰な「喜」で起こった病状を抑え込んだ成功例として紹介されることが多い逸話です．

▶ 心は，「小腸」と裏表の関係にある

五臓所属の臓「心」に応対する六腑に属する腑が「小腸」で，官位は「受盛の官＝徴収の官」，「化物出ず」とされ，税金を徴収しては予算に変化させて分配する役人に例えられます．胃が消化し脾が吸収した飲食物の残渣から身体に役立つ物を吸収し，不要なもののうち，水分を膀胱へ，固形のカスを大腸に送り，それぞれを小便・大便とします．

- 受盛と化物をつかさどる

胃で消化が始まった飲食物を受け入れる（受盛）作業を行ったうえでさらに消化（化物）して行くはたらきをもつという意味で西洋医学とあまり差異はありません．

- 清濁の分泌と分別をする

カラダに必要なもの（清）と不要なもの（濁）に分けることをいいます．飲食物は，水穀の精微（カラダに必要な栄養素）と不要なものに分けて，残りのカスを大腸に送ります．一部，尿の生成と関連しています．

「心」に不調が「小腸」に及んでこの尿を作るはたらきに失調が生じて，残尿感や頻尿や排尿時の灼熱感などが出た場合に用いられるのが「清心蓮子飲」です．

また，経絡の心経は体表では（腋窩〜上腕内側〜前腕尺側〜豆骨の橋〜小指内側）を指します（図2）．小指をやたら痛がる人が，向精神薬の内服でその痛みがとれた症例があります．

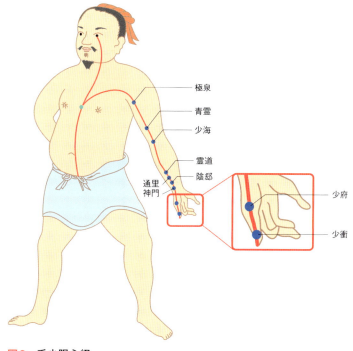

図2　手少陽心経

心に目立つ性質

1 心は特に陰と陽のバランスが大切である

　昼に覚醒状態を保ち（「陽」の状態），夜に睡眠状態を保つ（「陰」の状態）が毎日滞りなく繰り返されるのが正常の生活リズム（図3）です．「陰」「陽」のバランスとその交代が他の臓より大切なのがおわかりいただけるでしょう．

▶ **心陽不足**

　「心臓のポンプ作用」を果たす心陽が不足すると，身体が温煦作用（温める作用）を受けられなくなって体が冷えます．心不全状態や血行障害に陥ります．

　「大脳の活動」を果たす心陽（心神ともよびます）が不足すると，意識レベルが下がり，精神・思考活動が減退し，抑鬱状態になりやすくなります．精神疲労，反応低下，健忘，計算力の低下，傾眠などが現れます．

▶ **心陽亢進**

　「心臓のポンプ作用」を果たす心陽が亢進すると，動悸や不整脈が生じます．

　「大脳の活動」を果たす心陽が亢進すると，心火亢進とよばれ，不眠，多夢などの興奮状態になります．逆方向に相生して肝気を煽ってさらに精神状態が悪化することもありえます．

▶ **心陰不足**

　心陰は後述する心腎相交の機能で腎から譲り受けて心に存在する陰成分です．2つの意味合いがあります．

　ひとつは心の陽気の勢いを維持するための燃料としての陰です（これは「心血」とよばれることの方が多いです．冠動脈内の血液のイメージ）．燃料としての心陰が不足すると，動悸や不整脈（軽い狭心症を思い起こしてください）をきたします．

　もうひとつは，心の平静を保つ冷却水としての陰です．「頭を冷やす」のはまさに心陰のなせる業でしょう．冷却水としての心陰が不足すると，不安感や煩躁感（胸中の熱と不安

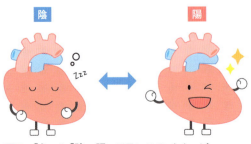

図3　「心」の「陰・陽」バランスのイメージ

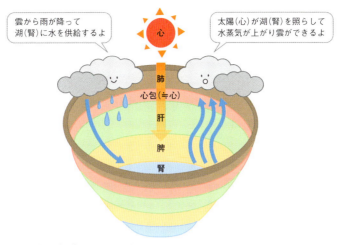

図4　心腎相交のイメージ

で手足を固定しておけない状態です．下肢静止不能症候群に「心」の加療を考慮することがよくあります）が発生し睡眠障害をもたらします．

2 心腎相交という腎との密接な関係が存在する

　心は，陽の代表として「火」の性質をもち，腎は，陰の代表として「水」の性質をもっていて，互いに反対の性質をもつと同時に互いを育てる関係になっています．この互助関係を心腎相交と言います．太陽（＝心）が真上から窪地の底の湖（＝腎）を照らして効果的に水蒸気が真上に立ち上り，太陽（＝心）のおかげでできた雲からの雨がまた湖（＝腎）に水を供給するさまを想像してみて下さい（図4）．この関係のトラブルが心腎不交で，腎陰（生体の各臓器・組織器官を滋養・滋潤する作用）が「心」までもたらされず，心陰が不足した結果の相対的な心陽亢進の症状である不眠や不安感が起こります．

　「心」を太陽と例えているので「陽」の塊のようなイメージでしょうが，「心は特に陰と陽のバランスが大切である」の項で述べたように，太陽が沈んで夜を迎えている状態が「心」の「陰」状態です．雲（まさに腎から譲り受けて心に影響する陰成分）に隠されている状態と捉えるのもあり…かと考えます．

心の異常

　西洋医学の心臓の機能としての循環のポンプ役である「しんぞう」としての異常と，意識や精神活動，つまり西洋医学で言えば，脳のはたらき，「こころ」に関係する部分の異常に分かれるはず（図5）ですが，区別しなくても理解できることが多いです．

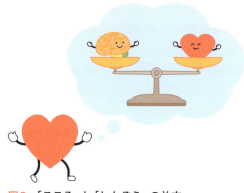

図5 「こころ」と「しんぞう」の並立

心の治療

▶ 心気虚

生薬としては，心気を補う，遠志，五味子，茯苓，炙甘草，人参，黄耆を用います．

- 「しんぞう」心気の不足：動悸，息切れ，全身倦怠感．
  エキス剤としては，炙甘草湯（別名は復脈湯）を用いることが多いです．

- 「こころ」心気の不足：全身倦怠感，精神疲労，疲れるとこれらの症状が増強．
  エキス剤としては，人参養栄湯を頻用しています．

▶ 心陽虚

生薬としては，桂枝，桂皮，附子，薤白（ラッキョウです．保険収載漢方には含まれていません），乾姜を用います．この項目は「しんぞう」「こころ」の区別は不要です．

- 心陽の不足：心気虚の症状に四肢厥冷（手足の冷え）や，暑くもないのに自汗（不快な汗）があって結果的に冷えるという症状（「四逆」と称される状態です）が加わります．
  エキス剤としては，桂枝加（苓）朮附湯，八味丸，柴胡桂枝乾姜湯を用います．

▶ 心陰虚

生薬としては，竜眼肉，酸棗仁，丹参（人参でも可），百合（ユリ），麦門冬，小麦，阿膠を用います．

- 「しんぞう」心陰の不足：動悸，不整脈
  「こころ」にも有効なので天王補心丹がよいのですが，保険収載されていません．
  エキス剤としては，酸棗仁湯＋六味丸＋黄連解毒湯を加減して合方しています．

- 「こころ」心陰の不足：心気の不足症状に虚熱症状が伴います．不眠などの心気虚の症状に，手足や顔面の若干の熱感，盗汗（寝汗）が自覚され，たいてい舌の先端が赤くなっています．
  エキス剤は，酸棗仁湯，甘麦大棗湯，滋陰至宝湯を用います．

第2部 | くすりの効きどころがわかる　東洋医学の五臓・生命活動のとらえかた

▶▶ 心血虚

　生薬は，（熟）地黄，丹参（人参でも可），当帰，芍薬．

　余談ですが，日本では使えない動物生薬として紫河車を中医学では用います．実はこれ，胎盤です．更年期の「こころ」の症状にプラセンタ注射というのは漢方的に正しいのではないかと考えています．この項目は「しんぞう」「こころ」の区別は不要です．

　不眠・多夢，意識散漫，健忘的状態，不安症，驚きやすくなり，頭がフラフラした眩暈〜浮動感を生じて，結果的に動悸を訴えることが多くなります．舌は色が淡になります．エキス剤としては，四物湯，帰脾湯，加味帰脾湯を用います．

▶▶ 心火上炎

　以前はあまり見ない症例でしたがCOVID-19感染者で数例経験しましたので紹介します．

　大半は救急搬送されていましたが，発熱がはっきりしない高齢者の来院がありました．

　生薬としては，黄連，黄芩，黄柏，山梔子，木通，生地黄，牡丹皮，大黄，連翹などで，基本冷やす生薬です．結構な比率で死の転帰をたどる危険な病態で，昔は高価な犀角（サイの角）や牛黄（牛の胆石）などが含まれた安宮牛黄丸や牛黄清心丸が用いられていました〔後述の「熱入心包」（→ p.261）も参照〕．

　心に邪熱が入り（この場合，心筋炎でなく脳炎と考えてください），血熱が発生．顔面は赤くのぼせた感じになり，心煩（落ち着きなく延々寝返りを打ちながら譫語を発する感じ）になる患者さんが多い印象でした．昼は何かにつけて焦り，夜は不眠という行動パターンも経験されます．口は乾燥するのに水は飲みたくないという訴えも散見されました．口内炎がよくみられます．

　エキス剤は，黄連解毒湯，荊芥連翹湯，一貫堂の龍胆瀉肝湯を用います．保険診療上は禁句でしょうが，通常用量では足りませんでした．症状が軽くなってきたら加味帰脾湯，清心蓮子飲に替えて継続します．

　入院を受け入れていただける病院が一つもなかったので，連日点滴しながら，ご家族には覚悟を決めてもらいながら関わるしかなかった恐ろしい経験でした．

▶▶ 心血瘀阻

　瘀血（中医学では血瘀：血の巡りが悪い鬱血に近い状態）が非常に高度な場合，心血の巡りが悪くなり心を養うことができなくなり，動悸や不安を生じます．血も動かないので気も動かなくなり，胸が苦しくなったり胸痛を自覚したりします．

　血府逐瘀湯が用いられます．

　エキス製剤としては四逆散＋疎経活血湯で代用できます．

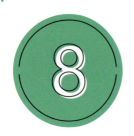

8 臓腑弁証：脾

「脾」：「倉廩の官」≒財務大臣＋農林水産大臣　五味出ず

　漢方における脾は，西洋医学の脾臓（英語でspleen，独語でMilz）とは縁もゆかりもありません．江戸時代まで「脾」は消化機能を表す言葉でしたが，ある翻訳者がドイツ語のMilzを日本語に訳す際に，他を訳し終わった後で臓を表す漢字として余っていた「脾」（消化機能の総合的な象徴を表す文字ですから特定の臓器に使われずに残っていて当然でした）を無理やり当ててしまったのが諸悪の根源なのです．漢方では，「脾」は，「胃」とともに，消化吸収に関するはたらきを担っていると扱われます．脾・胃は食料倉庫の役人に例えられ，飲食物の消化をし，五臓に五味として栄養を分配します（図1）．

脾の機能

　「土」の性質に例えられます．「土」として「水＝腎」を毛管現象で自らに吸い上げて「木＝肝」の土台となって支えつつ水を木に与える橋渡しをしています．「土」のなかのバクテリアが有機物を分解して栄養素として自然界に還元している様子は，まさに「脾＝消化器機能」に例えて然るべきでしょう（図2）．

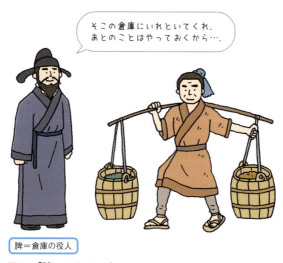

図1　「脾」のイメージ

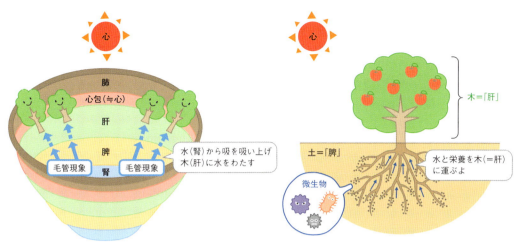

図2 「脾」の腐熟・運化のイメージ

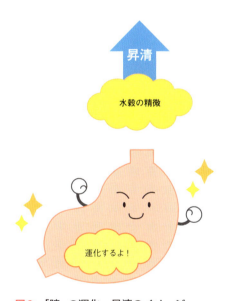

図3 「脾」の運化・昇清のイメージ

1 運化と昇清を主る（図3）

▶ 運 化

　すべての生命活動は「脾」によって外界から得られた栄養で為されます．口から摂取された飲食物は胃に受納されたあと，脾との共同作業によって消化（腐熟とも称する）され，飲食物のなかの微細な栄養物質（中医学では「水穀の精微」とよびます）と水が「脾」のはたらきで吸収されます．飲食物を**運**んで**変化**させているということです．「土」のなかのバクテリアの仕事がこれです．

▶ 昇清

　脾で吸収された「水穀の精微」と「水」は，脾の昇清作用（必要な**清**い物質を上に運ぶ＝**昇**らせる）で，「木」である「肝」，さらにその上の「金」である「肺」にまで持ち上げられます．「肺」では気化作用（酸素を取り込んで）があって，運ばれてきた「水穀の精微」から「気」「血」が作られるとされています．

　昇清の一部は「肺」の項目で説明すべきでしょうが，脾によって飲食物から吸収された栄養素は他の臓（主に「肺」）との共同作業で「気」「血」となり，さらに脾以外の心，肺，肝，腎の臓器の共同作業によって，全身に配られるという性質上，複数の臓の説明で重なった記述が出てきてしまうのは致し方ないことなのです．

　もう一度まとめて述べますと，水穀の精微は，肺からの清気（ほぼ酸素と同義）と結合して気となって，心の推動作用，肺の宣散（発散・散布といった外に向かわせるパワー）と粛降（下に向かわせるパワー）によって，さらに肝の疎泄作用（気を巡らせる作用）によって全身に配られます．さらに脾が，よくこの機能を果たすためには，腎陽の温める作用の手助けが必要です．

　脾によって飲食物から吸収された「水穀の精微」と「水」は，五臓すべての共同作業によって，気や血や津液として全身に配られるのです．

●

　以上のように「脾」は，「気・血・津液（日本漢方では「水」）」全体の補充や運行に欠かせない臓器です．「脾」は，この世に生まれてから「生命力」を補充する重要な臓器であり，「後天の本」つまり「生まれた後に後天的に自分で日々摂取・作成して補充する生命力を製造する本社」と言われています（図4）．

　後で登場する「腎」が，「先天の本」つまり「親から頂いて生まれながらにして，もたせてもらった生命力を管理する本社」とよばれています．

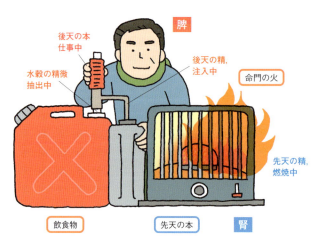

図4　「後天の本」のイメージ

ここでは脾のはたらきとともに，「脾」の失調で異常が起こりやすい身体の部分の紹介も兼ねます．

▶▶ 脾は，肌肉をつかさどる

「肌肉」の「肉」が筋肉のことです．肝ででてきた「筋」とは異なります．「肌」は真皮〜皮下組織・皮下脂肪を表します．栄養状態が現れやすい部分と言えます．表面のごくわずかの表皮は「肺」がつかさどります．

▶▶ 脾の華は唇にある

口は「脾」の上端ですから，その部分に「脾」の調子が現れるのは当然でしょう．

▶▶ 脾は，口に開竅する

口腔内も唇と連続した「脾」の上端ですから，上に同じです．

▶▶ 脾液は，涎

いわゆる「よだれ」です．口腔内分泌物を表す単語として今は「唾液」しか使われていませんが，この「唾」は「なまつば」と言いますか粘っこい口腔内分泌物のことで，これは「腎」に属します．「涎＝よだれ」は好物を見たときに口の中にわいてくるサラサラした唾液のことで，食欲と直結していますので，脾と関連ありとされています．

▶▶ 脾は，情志「思」と関係が深い

ここで言う「思」は「思い悩む」ことを意味します．悩み的な考えごとが多くなると，食欲がなくなることは誰しも経験があるはずでしょう．「悲」としてある教科書もありますが，後述する肺の情志とごっちゃになりそうなので「思」を採用しました．

▶▶ 脾は，「胃」と裏表の関係にある

五臓所属の臓「脾」に応対する六腑に属する腑が「胃」で，官位はこれも「財務大臣」．

• 水穀の受納と腐熟をつかさどる

飲食物を最初に胃で受け入れ（受納），どろどろに（腐熟）なるまでの過程を受け持っています．

• 通降をつかさどる

通降とは，通る力と降ろす力のことをいいます．飲食物が胃でのステップを終えたあと，降ろす力によって，小腸・大腸へと運んでいきます．

▶▶ 脾は，血を統禦する

「統血作用」といって血液が血管外に漏れ出さないようにする作用もあります．高齢者の

老人性紫斑が「脾」の力を補う「六君子湯」で改善することを経験します．一般的には「帰脾湯」を用いることが多いです．漏れださないように表面強度を保つことを「固摂作用」とよび「気」の仕事のひとつです．「気」の材料になる「水穀の精微」吸収・運搬の多くを担う「脾」の機能が落ちると，漏れ出るという現象が起こりそうではあります．「脾」が特に「血」が漏れ出るのを抑えることに関与している理由は，筆者には調べ切れていません．

なお，別の「固摂作用」が「腎」の項で出てきます（→ p.258）．

▶▶ 「脾」は，湿を憎む

過剰な飲水や空腹感を伴わない義務的な飲食は「脾」の力を損ないます．食生活をはじめとする生活習慣を正しくもち，「脾」に負担を掛けないようにして，生命力の補充を阻害しないようにすることが食養生の基本です．ヨガでも最も嫌われる不摂生が「過食」だそうです．

▶▶ 「脾」は，「肝」の子

「肝」の項目で記した「肝の疎泄機能は，脾胃（消化機能）の気の昇降を助けています」を思い出してください（→ p.220）．感情的ストレスで「怒」が発生すると肝の異常が起こります．「肝」が不要な亢進に陥ると「相克」で「脾」の機能は低下します．そうなると肝と脾の連携が乱れた「肝脾不和」に陥るのですが，しばしば経験される病態なので「木克土」（図5）という「過剰な肝気は脾気を克する」という独立した単語すらあります．ストレスを抱え込んで肝気煽り，続発する思い悩みがさらに「脾」を損なう…これを避けるために，「まっ，いいか」の心境で気分を伸びやかに保ちましょう．

また，経絡の脾経は体表では下肢の内側を走っています．ただ，肝経・腎経も似た場所にありますので鍼灸の専門の方以外には病状分析（＝弁証）にあまり有用ではなく，本書での紹介は省略します．

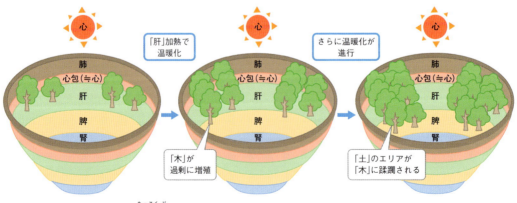

図5　「肝脾不和」における「木克土」

第2部｜くすりの効きどころがわかる　東洋医学の五臓・生命活動のとらえかた

他の「脾」役割

「脾」は津液代謝のなかで大きな役割を担っており，体内の水分の吸収と排泄を促進する機能をもちます．

加えて「脾」は，昇性（物を上に運ぶ性質）をもっています．脾によって吸収された水穀の精微が肺に送られるはたらきである昇清は，まさに「脾」の昇性が為す作用によるものです．「脾」が弱れば，脾気の不足に伴い，その昇性も低下します．胃下垂，脱肛，子宮脱その他の内臓下垂を生じます．

1 脾の異常

「脾」は「胃」とともに，消化吸収と「水穀の精微」の全身への配布のほか，「肺」との協力で気や血を造り，肌肉を健全に保ち，統血作用も有しています．「生命力」を補充する「後天の本」です．裏返せば，「脾」の異常は，全身的であり，気・血・津液全般に影響が及びます．

2 脾の治療
▶ 脾気虚

脾の気が不足する状態で，脾のはたらきが低下した状態を指します．すなわち消化吸収機能の減退の症候が現れます．食欲不振，食べ物の味がしない，食べるとお腹が張りやすい，下痢，吐き気，ゲップなどを呈し，気が補充されないため，気虚による疲れやすいなどといった全身倦怠感，朝の寝起きが悪くなる，食後に眠くなるといった症状を呈します．手足への栄養が運ばれにくくなるため，手足のだるさ，手の平に汗をかきやすいなどの症候も呈します．

基本方剤には，四君子湯を用います．胃の動きの低下による胃のもたれ（胃内停水＝上腹部を軽く叩くと，チャプチャプと胃内容の音がする状態）があるときは，四君子湯に半夏と陳皮を加えた六君子湯にして，さらに五苓散も用いることが多いです．なお，手足のだるさが目立っているなら，補中益気湯を考慮する根拠になります．

さらに程度が進むと，陽虚（陽が不足した状態）の様相を呈し，寒の症候を伴うようになり，腹部の冷え，水様便などの症状を呈します．方剤としては，人参湯，附子理中湯（人参湯に附子を加えた処方），真武湯などを用います．

▶ 脾気下陥

脾気には，昇提作用（昇性によって持ち上げる作用のなかで，身体の臓器を持ち上げて下垂しないように支える作用のことを特にこうよびます）があります．脾気が不足して昇提作用が低下すると，脾虚全般の症状に加え，胃下垂，脱肛，子宮脱などの症候を呈します．代表的処方は，補中益気湯があります．

▶ 脾不統血

脾の「統血」作用が低下すると，血液が血管外に漏れ出さないように保たれていた状態が破綻します．脾の統血作用の低下は，出血傾向をきたし，皮下出血，月経過多などを生じます．黄土湯が基本処方ですが，カマドの中の焼け土（黄土；伏竜肝という別名があります）が入っている処方はさすがに保険収載されていません．

エキス剤としては補中益気湯や真武湯などで温陽健脾（温めて脾の作用を助ける）をするとよいでしょう．

▶ 脾陰虚・胃陰虚

いくら「脾は湿を嫌う」とは言え，過度に乾くのも病的です．脾の作用が低下した脾虚の状態で，口乾（口唇の乾燥），硬便秘結（便が硬くなって便が出にくい状態）など陰が消耗した津液不足症状が目立ち，胃の痞え，嘔逆（悪心，嘔吐）などの症状を来します．基本方剤は，沙参麦門冬湯です（保険収載なし）．

エキス剤では，麦門冬湯が最も近いです．もちろん保険適用としては咳止めとして使うべき薬であるのはご存知のとおりです．

▶ 寒湿困脾

主に寒さや湿気によって脾気が低下した状態で，脾虚の症状の他に湿邪の症状として，体が重い，頭重感，雨天の体調不良，浮腫，悪心，嘔吐などの症状が出現します．平胃散〜胃苓湯，二陳湯などを用います．

▶ 脾胃湿熱

脾胃に湿熱が停滞した病態です．だるさ，体の重さなどの湿の症状に熱証の症状として口渇，皮膚の痒み，泥状の熱感を伴った排便など湿熱の症候を呈します．エキス剤には，茵蔯蒿湯，茵蔯五苓散などを用います．二日酔いは，脾胃湿熱状態と考えられ，茵蔯五苓散が有効です．

▶ 胃熱

熱邪が胃に熱証を作る病態で，胃の灼熱感や食欲の異常亢進のほかに，口臭，口渇，口内炎などを伴います．エキス剤として黄連解毒湯，嘔気があれば黄連湯，発汗があるなら白虎加人参湯，便秘があれば大黄甘草湯，微妙に精神失調があれば半夏瀉心湯を用います．

▶ 胃気上逆

下降すべき胃気が逆に上昇する病態です．悪心，嘔吐，ゲップを主症状とします．ゲップの発生のメカニズムは，①胃気の下降作用が不足した状態か，②胃気の上昇過剰の状態が考えられます．

第2部｜くすりの効きどころがわかる　東洋医学の五臓・生命活動のとらえかた

- **胃気の下降不足**

　胃気が下降しないと，胃気が停留し，出口を求めてゲップとなります．過食や多飲により胃に飲食物が停滞した場合などのように，何らかの原因で中焦（脾・胃）に津液が停滞すると，胃気の下降を妨げます．治療には，平胃散，半夏厚朴湯（はんげこうぼくとう）などを用います．脾虚（ひきょ）（脾のはたらきの低下した状態）を伴う場合には，脾の働きを高めながら，胃気を下降させる作用を有する六君子湯，小半夏加茯苓湯（しょうはんげかぶくりょうとう）が有効です．また冷飲食によって胃が冷やされると胃気が停滞し，胃気が下降できなくなります．この場合，胃を温めて胃気を下降させる作用を有する，呉茱萸湯（ごしゅゆとう），安中散（あんちゅうさん）などを用います．

- **胃気の上昇過剰**

①下降すべき胃気自体が逆に上昇する場合

　胃気自体の上逆は，胃熱（邪気が直接胃に侵入した結果である場合が大半）によって胃気の下降が障害されて，上昇に転じます．この場合，胃熱を冷まし，胃気を下降させる方剤として半夏瀉心湯が有名です．とにかく冷やしたいときは黄連解毒湯で，陰分補充が清熱に望ましければ，麦門冬湯を用います．

②肝気の失調による胃気の上昇する場合

　ほとんどが，肝火犯胃（かんかはんい）（肝気の滞りが長時間にわたると，熱をもち，火に転じたり，あるいは，熱邪（ねつじゃ）が肝経にこもって胃に侵入したりすると，胃に熱がもたらされる）の状態で起こります．肝の熱（＝肝火）の発生原因には2つあって，肝気鬱結（かんきうっけつ）と肝陽上亢（かんようじょうこう）です．

- **肝気鬱結による胃気の上昇**

　まず「肝」の気滞ありきから始まる病態です．肝気が滞ると，こもった気のエネルギーは，下降できずに，上昇の勢いが強まります．（気には温性があるために，ただですら舞い上がりやすいです．また滞った気は圧縮空気が熱をもつように「気滞化熱」（きたいかねつ）という現象を起こしてさらに温性が強まりますから，上向きベクトルが増強します．その際に胃気もリンクした状態で上昇を強めます．この場合，肝気を巡らせて胃気を下降させるはたらきをもつ方剤として，加味逍遙散（かみしょうようさん），抑肝散加陳皮半夏（よくかんさんかちんぴはんげ），柴朴湯（さいぼくとう）などを用います．

- **肝陽上亢による胃気の上昇**

　まず「肝」の陰虚ありきから始まる病態です．肝気を鎮めるはたらきが不足（肝の陰分の不足＝肝血虚）すると，肝の陽気が相対的に増大して，肝気が上昇し，気全体のベクトルを上方に押し上げ，胃気にも影響を及ぼし，胃気の上昇をもたらします．この場合，肝腎の陰を補う，六味丸（ろくみがん）や滋陰降火湯（じいんこうかとう）などに胃気を下降させる，半夏厚朴湯を合方します．また，肝気を引き下ろし，陰分を補う作用のある，釣藤散（ちょうとうさん）や七物降下湯（しちもつこうかとう）などを用いることもあります．

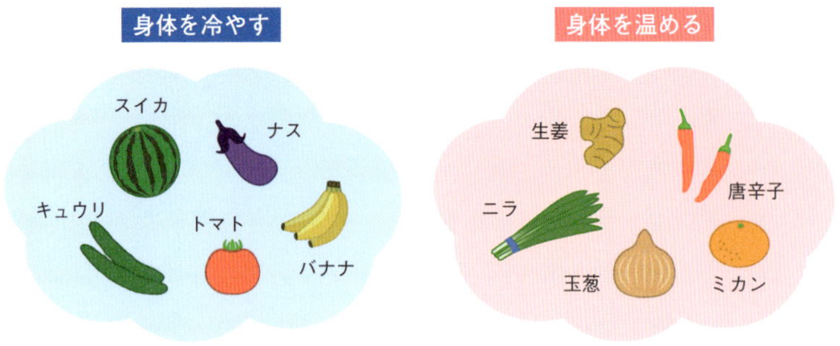

図6　食材の性質「温」「冷」

脾の障害に対する生活での対応

　脾は「湿を悪む（＝嫌う）」性質がありますので，過剰の飲水，暴飲暴食，空腹感を伴わない義務的飲食をすると，脾にダメージを与えるのは前述したとおりです．空腹感を大切にし，多飲を避け，食材の性質（図6）を含めて食生活への注意が必要です．摂取したときに，体を冷やす傾向のある食材と温める傾向のある食材のバランスを考慮した食事を意識的にできているでしょうか．

　同じ果物でもスイカは冷やしますが，ミカンは温めます．夏にスイカを食べ，冬にミカンを食べるのは，理にかなっているのです．

　相克の関係にある肝気に関する注意事項はすでに述べましたが，相生の関係にある心の機能を高めるために睡眠をよくとることも必要です．「よく運動をして筋力をつける＝肉を養う必要性を作る」は「脾」の機能の需要を高めますので，「脾気」を誘導するうえで，運動は思いのほか重要です．

9 臓腑弁証：肺

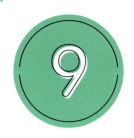

「肺」：相傳の官＝「宰相」　治節出ず

　「肺」の官位は君子の補佐官といいますか総理大臣の立場で，行政の長です．君主たる「心」に相従い，脈の流れを規制する呼吸を行います．

　解剖学的な肺の呼吸の機能と共通の「清気（せいき）（ほぼ酸素と同義）」を体に補充し，「濁気（だくき）（ほぼ二酸化炭素と同義）」を排出するはたらきがあるのは容易に理解できます．しかし，漢方での「肺」は，皮膚の調節（古人は皮膚呼吸の実在を信じていたでしょうから当然の考え方かもしれません），津液（しんえき）を体に配分・散布する役割〔図1；「心」の項で記しました身体モデルの地形図（→ p.233，図4）では「肺」の高さに雲ができて雨が各地域に散布されるのがおわかりでしょうか〕や，外邪（がいじゃ）からの防御作用（頂上に当たりますから周辺からの侵入者を真っ先に発見します）なども担っています．つまり，外界との取り引きに匹敵する呼吸機能（省庁に例えれば外務省）だけでなく，汗腺機能を含む体表である皮膚の状態の調節・水分代謝（国土交通省），免疫機能（防衛省）も「肺」と関係しています．生命力を補充する重要な臓器で，まさに立場は総理大臣たる「宰相」です（図2）．

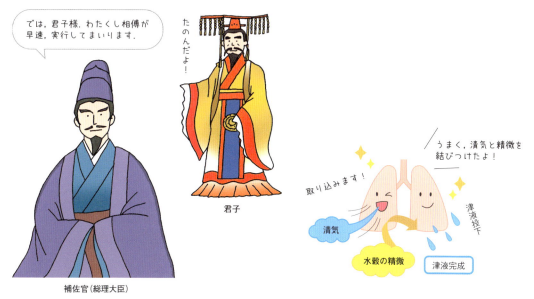

図1　「肺」のイメージ（中世バージョン）

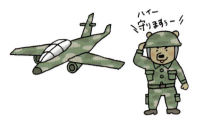
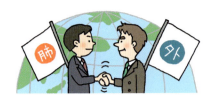
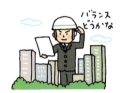
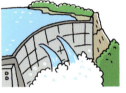

図2　「肺」のイメージ（現代バージョン）

肺の機能

「金（金属）」の性質に例えられます．「金属製品」のようにメカニックに吸気・呼気を繰り返していますし，水を撒くヒシャクは「金属製品」が有用ですし，免疫のために戦う武器は「金属製」でなくては役に立ちません．

1 宣散・粛降

体内から「肺」に集められた気・血・津液は，宣散によって体表・上方に向けて，粛降によって内側・下方に向けて放散されます．（図3）

▶ 宣散

体表・上方に向かう動きを指します．主に体表を守る衛気〔西洋医学的には実在しませんが，漢方では皮膚表面から格闘技漫画でよく描かれるオーラのような気が体表全域を覆っていて外部からの邪をはじき返しているメカニズムを想定しています（≒免疫機能）〕と関係が深いとされます．「呼気」をつかさどります．

▶ 粛降

内側・下方へ誘導する動きです．気・血・津液や栄養物質は肺気を動力源として，各臓器に散布されます．各臓器は「肺」によって運ばれてきた気・血・津液で潤され，温められ，栄養されます．「吸気」をつかさどります．

本来は「腎」の項目で述べるべきでしょうが，降りてきた清気は最終的に「腎」に納気（気を納める）されます．ここでは呼吸は「肺」と「腎」の共同作業により完全なものになるのだ

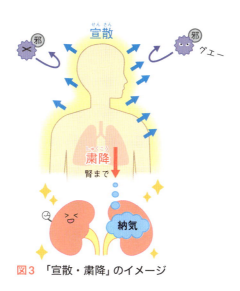

図3 「宣散・粛降」のイメージ

という漢方的な考えを頭に留めておいてください．

2 肺は水道を通調する

「脾」で吸収された水は肺まで引き上げられて，そこからすべての場所に必要な水が配分されます．「肺」は「水の上源」とよばれる所以です．肺の粛降作用を機動力として，「脾」の運化作用や「肝」の疎泄作用の力を借りて，後述する「腎」（動かす燃料源を供給してボイラー的に働く）や「三焦」（体内の水道管）との共同作業（詳しくは→p.263の図3を参照）で，必要量に応じて配布され利用されたのち，膀胱に移動した余剰水は尿として排泄されます．その「水」通路の道を開いて動かしているのが「肺」とされています．

3 「肺」の失調で異常が起こりやすい身体部位

ここでは機能とともに，「肺」の失調で異常が起こりやすい身体の部分の紹介も兼ねます．

▶ 肺は，皮毛をつかさどる

「皮毛」は「表皮」と「体毛」です．わざわざ「体毛」が入っているので皮脂腺は「肺」に所属します．汗腺は真皮から表面まで伸びていますので解剖学的には「肌肉」で「脾」所属のはずですが，顕微鏡のなかった時代のことですので，かたいことは言わず，汗腺も「肺」の所属にしておいてください．

実際，喘息患者さんにアトピー性皮膚炎が多いのは事実ですし，多汗症や無汗症も散見されます．激しい咳のときの異常発汗も経験されます．

▶ 肺の華は毛にある

髪ではなくて，体毛のことです．これも上記の繰り返しです．

▶▶ 肺は，鼻に開竅する

これは当然な感じがします．ここから言えるのは，呼吸は鼻呼吸ですべきであって，口呼吸はそれそのものが異常とみなすべきだということでしょう．

▶▶ 肺液は，涕

いわゆる「鼻水」のことです．涕と言う漢字そのものは「なみだ」も意味しますが，この場合は「鼻水」です．

▶▶ 肺は，情志「憂」と関係が深い

「憂」いて泣くときは，嗚咽となって呼吸が乱れるなどの現象から類推されたものかと思われます．しかし，実臨床で，抑鬱神経症の人が何かにつけ遷延性咳嗽になることが経験されます．「憂」が肺疾患を誘発するという意味もありうると考えています．こちらも「悲」と記載されている教科書があります．脾の情志と区別がつかなくなるので本書では「憂」を採用しました．

▶▶ 肺は，「大腸」と裏表の関係にある

五臓所属の臓「肺」に応対する六腑に属する腑が「大腸」で，官位は「伝導の官＝衛生や治安に関する情報伝達の官」，変化出ず，とされます．大腸はゴミをあちこちに留まらせないことで衛生面や治安維持に貢献する役人に例えられます．胃で消化したものが小腸でさらに消化吸収されます．そして次のステップに「大腸」が登場します．

● 糟粕（そうはく）の伝化をつかさどる

糟粕とは「酒カス」のことです．小腸から送られてきた飲食物の余分な水分を再吸収し，肺の粛降作用によって大腸に集められ，糟粕を糞便に変え肛門に伝導します．

実際の漢方実臨床でも「肺」は大腸と関係が深く，便秘や下痢などの排便の異常の一部を「肺」との関係で弁証して治療法を考えることがあります．「肺」を治すことにより排便異常を治療したり，逆に，便通をよくすることで「肺」の病変を治したりする場合があります．

先ほど，「肺」は免疫に関係すると述べましたが，現在「大腸」に常在する腸内細菌の一部が免疫機能に大きく影響すると示唆するさまざまな文献が出てきています．古人は経験上，大腸機能と呼吸器疾患を含む免疫の強さに何らかの関連があると気づいていたのかもしれません．

止咳平喘・化痰作用（鎮咳　痰作用）のある生薬の杏仁には，潤腸通便作用があり，便秘にも有効なのは単なる偶然ではないはずです．

▶▶ 「肺」に関係する味は「辛」

辛いものを食べて咳き込んだ経験は誰にもあるのではないでしょうか．また「肺」に所属する汗腺機能を亢進させて発汗が増えることからも関連づけたのだと思われます．

第2部｜くすりの効きどころがわかる　東洋医学の五臓・生命活動のとらえかた

肺の異常

「肺」は，「肺為嬌臓，畏寒，畏熱」（＝肺は，華奢な臓器で，寒さをこわがり，熱さもこわがる）と記されています．五臓のなかでは華奢なうえに最も外に位置するので外邪に一番弱い臓器とされるのは仕方ないことかもしれません．さらに他の臓器（腎，脾，肝，心）の影響も即時に大きく受けてしまいます．「肺」は実証→虚証・虚証→実証の変化が速く，疾患内容が短時間で変わりやすい特性があります．

「肺」の機能が異常になると，咳・痰や呼吸困難，息切れ，喘息などの呼吸器症状が起こるのは当然でしょう．

また，「肺」の外界の出入り口は，鼻ですから，鼻の症状は「肺」の疾患と扱います．花粉症，アレルギー性鼻炎，嗅覚異常などが含まれます．肺を温める生薬である麻黄，細辛，乾姜などを含んだ小青竜湯や麻黄附子細辛湯などがアレルギー性鼻炎に有効です．声帯も同様に考えますので，しゃがれ声などの声の異常も「肺」の病気として考えます．

「肺」は「皮毛」と関連しますので，皮膚の乾燥や多汗・無汗などの皮膚の異常や発汗異常も「肺」の疾患と扱われることが多いです．

肺や皮膚，鼻で共通する特徴は，体の表面に存在することです．外から侵入するものや外の環境の急激な変化から体を守るためのはたらきをもっていることです．そのため，免疫機能に関連があるとされているのです．

「肺」は「気（清気≒酸素）」を補う臓ですから，当然ながら「肺」の異常で疲れやすい，気力が出ないなどの気虚の症状もみられます．

さらに「肺」は，津液代謝にも関わりますので，浮腫や尿量減少，排尿障害などの水分代謝に関係する症状も出やすくなります．宣散作用の失調で汗が少なくなり，筋と皮膚に浮腫を生じます．粛降作用の失調で津液がスムーズに腎・膀胱に輸送されなくなると，これも浮腫と排尿困難を起こします．

肺の治療 ─虚証─

1 肺気虚

かぜなどにより肺の宣散作用が傷害された場合や脾虚（脾のはたらきが低下）により肺気が養われない場合に生じます．

患者像としては，声が小さくボソボソとしゃべる，顔色が白っぽい，易疲労感と言うよりつねに疲れている印象があります．寒がりで，すぐかぜを引くことが多いです．

生薬は黄耆が重要で，人参，炙甘草なども使います．汎用性があるのは玉屏風散ですが保険収載されていません．エキス剤では補中益気湯や人参養栄湯，桂枝加黄耆湯です．

薬局　2024　Vol.75, No.11　1857　｜　249

2 肺陰虚

　肺は，潤（湿り）を好み，燥（乾き）を嫌う性質があります．肺気虚が悪化した場合や燥熱（乾燥や熱の外邪）に曝された結果，華奢な臓である肺の陰（津液）は容易に不足します．陰が不足して陽を抑えられなくなると，熱（虚熱）を生じ，血痰を生じるようになり，さらに重くなると，午後に発熱するようになります．

　肺陰虚では，しつこい乾咳が出ます．痰は微量で粘るか，ないことも多いです．咽喉頭乾燥感があって嗄声を伴うこともよく経験されます．

　生薬は滋陰作用（潤す作用）のある地黄，麦門冬で味麦地黄丸が有用です．エキス剤なら滋陰降火湯，麦門冬湯などです．当帰が含まれている薬を応用して当帰芍薬散＋平胃散を用いる例もあります．

3 肺陽虚

　原因はいろいろありますが，かなり遷延した「脾」の障害などで気を作る材料が長期に「肺」にもたらされなかった場合に生じます．滅多に見ませんでしたが，高齢化社会になってときどき遭遇します．

　体が冷えて，薄い唾液が口のなかにわいてきて，眩暈や頻尿を訴えることが多いです．これは「肺」の陽虚と見破れなくても，慣れてくると人参湯の証そのものですので，治療可能です．

肺の治療―実証―

1 風寒束表（＝風寒束肺）

　風寒の邪が肺を取り囲み，宣散と粛降する肺気の動きを止めてしまった状態をイメージしましょう．ゼイゼイした咳をするが，痰は透明に近く薄い感じで，ときに泡を混じます．悪寒がして発熱することが多く（高熱は少ないです），鼻詰まり（鼻腔粘膜をみると発赤は淡いです）や鼻水が出ることが多いです．

　生薬は，肺を温める，麻黄，蘇葉，細辛，乾姜などを用います．

　エキス剤で鼻水が多いと小青竜湯（若干虚に傾いていたら苓甘姜味辛夏仁湯），冷えが相当きつければ麻黄附子細辛湯．咳が目立つなら桂枝加厚朴杏仁湯などを用います．脈が浮いていて汗がないなら，初日に麻黄湯を投薬するのもいいと思います．

2 風熱犯肺

　熱の邪が前述の「風寒束表」と同じ病状を起こした場合が風熱犯肺です．ゼイゼイした咳をするが，痰は，黄色で粘っこく，出しにくい感じです．頭痛，発熱し，ノドが痛み，鼻がつまり（鼻腔粘膜に発赤が目立ちます）粘調な鼻水が出ます．

　風寒束表と見比べて，違っている部分で判断しましょう．

生薬は肺熱を取り去る桑葉（ソウヨウ），黄芩（オウゴン），知母（チモ），山梔子（サンシシ），石膏（セッコウ），枇杷葉（ビワヨウ）などを考慮します．エキス剤では麻杏甘石湯（まきょうかんせきとう）で咳を止めて荊芥連翹湯（けいがいれんぎょうとう）でつなぐことが多いです．

③ 燥熱傷肺（そうねつしょうはい）

燥邪が「肺」を痛め，肺陰（肺の潤い）を損なう（肺が乾ききって固くなり動かないイメージ）ため，肺の動きが悪くなった結果，乾いた咳が出現します．

前述の肺熱をとる生薬に，肺陰を補う（肺を潤す）麦門冬（バイモンドウ），貝母（バイモ），阿膠（アキョウ）などを用います．清燥救肺湯（せいそうきゅうはいとう）という薬がありますが，エキス剤なら麦門冬湯に桔梗石膏（ききょうせっこう）を併用します．鼻閉が目立ってさらに熱を感じたら辛夷清肺湯（しんいせいはいとう）も考えます．

④ 痰濁阻肺（たんだくそはい）

前述の「燥熱傷肺」と逆で，湿邪が肺を傷害して肺に「痰飲」が生じた病態と考えましょう．咳が出て，ゼイゼイしますが，痰の量が多く，白色で比較的出しやすいようです．

エキス剤は二陳湯（にちんとう）が基本です．痰水結胸とよばれる胸水でもあるのか…になったときが木防已湯（もくぼういとう）になります．

肺に関して他の臓を考慮した治療

▶ 「腎」による納気トラブルでの喘息

腎に陽気を与える八味地黄丸（はちみじおうがん）が喘息に有効な場合があります．

▶ 「脾」との関連トラブルでの無気力

肺がつかさどる水分代謝は脾の助けが必要です．同時に，「肺」は「脾」のはたらきに助けられて育つ関係（相生（そうせい））なので，「脾」が疲れた状態で「肺」は働けないと言っても過言ではありません．「肺」の病である喘息や，肺と関連する「皮毛」の病のアトピー性皮膚炎で食事指導が必要になる症例が多くあるのがそのためです．肺気虚に用いると前述した補中益気湯は，食欲不振のときに使われることをご存知の方は多いでしょう．「脾」を高めた結果，肺気虚が改善するという解釈もありです．

▶ 「脾」との関連トラブルでのアレルギー性「肺」疾患

アレルゲンを避け続ければいいのでしょうが，「脾」を丈夫にして何とか消化管からの吸収でトレランスを誘導できるようになれば根本的な解決になるのではないでしょうか？漢方でそれができるかどうかは未知数ですが，補中益気湯で子どものアレルギー性皮膚炎の症状が和らいだ症例の報告は多くみられます．

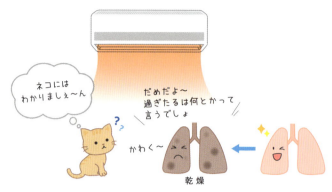

図4 「肺」の立場からみたエアコンの功罪

現代社会と肺

　エアコン完備の閉鎖空間でずっと過ごす環境など，現代の生活環境は，人類の数百万年の生き物としての歴史のなかで経験されたことのない異常環境です．それが身体の最も表面に位置する「肺」にとって過ごしやすい環境とは思えません．

　体が一日の変化，四季の変化を明確に感ずる環境の方が自然の理にかなうはずです．「黄帝内経」の四気調神大論に記述があるごとく，四季に応じた養生が何より求められるのが「肺」なのではないでしょうか．「肺」は季節「秋」と関係が深いとされています．収斂（万物が縮んで殻に収まっていくような変化）の季節に無理すると「肺気」が傷んで，冬に「肺」と関係の深い「大腸」にトラブルが起こって「下痢がち」になるとの記載があります．鶏と同じように早寝早起きして，規則的な生活で心を安らかにして陽気を潜めて天地の粛殺とした期の影響を受け流すのがいいのだそうです．

　なお，肺は，潤（湿り）を好み，燥（乾き）を嫌う性質がありますから，秋が過ぎて冬になったからと言って油断して，過度に暖房を利かせて乾燥した室内にいることは避けるのが無難と考えます（図4）．

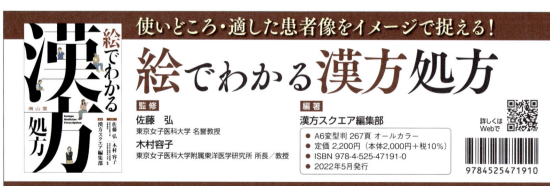

10 臓腑弁証：腎

「腎」：「作強の官」＝強兵〜力強い労働者，伎巧出ず

　漢方の立場での「腎」は，解剖学的な血液を濾過して尿を作るいわゆる腎臓としての機能も含みますが，どちらかというと，成長，発育，生殖に関するはたらきを生涯にわたって左右する非常に重要な生命力のもとと考えられています．「腎」は人体の生命活動に必要な精気を貯蔵し，各臓器の要求に従って随時供給し，全身に精力を与えて，粘り強さや，根気を生み出します．「腎」を生命力そのものと考える立場から，さまざまな慢性病や自己免疫性疾患はじめとした多くの難病を，生命力そのもののトラブルと考えて「腎」の関わりを考慮した治療を進める場合が多くあります．

　「腎」は「先天の本」とよばれます．「先天の本」のエネルギー，別名「先天の精（命門の火）」といわれる生命力は，誕生してから消費され続けて減っていき，いずれ使い果たされて死を迎えるのですが，部分的に「脾」＝「後天の本」で後天の精として補充されます（図1；「脾」の項→ p.238 の 図4 も参照）．

　とにかく，腎は重労働に耐える強者に例えられ，五臓の生気を蓄え「兵」として守り，肝の計略に対して「兵」として力を貸します．

　そして屈強な「労働者」，「腎」として，幼児期から思春期・壮年期への成長や機能の発達が建設・拡充されます．したがって「腎」は，性機能や排卵・月経などの生殖機能と関係が深いほか，骨の発育や維持，歯・髪などとも深く関わっています．やがて「腎」の勢いの衰えとともに，老年期（保守工事が追い付かなくなり不調が残される時期）に移行します．幼児期ごろには，髪も歯も少なく小さかった身体が，「腎」の充実とともに生えそろって体も大きく成長し，性的にも充実したあと，加齢よる「腎」の衰えとともに背は縮み，歯や髪が抜けてくる現象と一致します．

腎の機能

　「水」の性質に例えられます．水をつかさどる（図2）とも表現されます．水とは尿に限らず，体の水液代謝の全般を指します．腎は脾の運化や，肺の宣発・粛降を助けることで，水分の調節を行います．「腎」のはたらきの失調は，排尿の異常や浮腫につながります．ここまでは容易に理解できるのですが，「腎」に絡む「水」とはさらに深い意味を有します．

　この「水」は water というより「液体の形状をとるもの」と考えてください．つまりこの

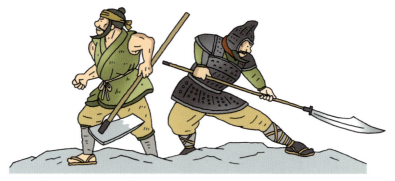

図1 「腎」のイメージ―強兵, 強い労働者

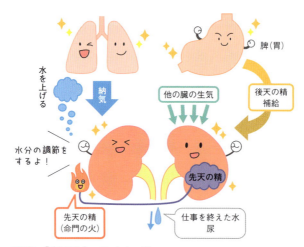

図2 「先天の本」のイメージ

「水」は fuel（燃料）としても働きます．ボイラーのようなはたらきをする「腎」の熱源としての燃料で「命門の火」の源でもあります．そして，身体を表現した地形図では湖として表していますが，地球上のすべての生命が古代の海から生まれたように，生命の根源がここ「水」としての立場の「腎」に存在するのです．

▶ 腎は蔵精をつかさどる（＝腎は精を蔵し，生長・発育・生殖をつかさどる）

生命の根本をなす「精」（精とは細胞・ホルモンなど人の生命活動に関わるものを指します）は，父母から受け継いだ「先天の精」と，飲食物から作られる「後天の精」（「脾」により毎日の食事などから作り出される生成物）から成り，腎に蓄えられている（図2）ので腎精ともよばれます．

この腎精が充実していると，生長・発育が活発になりますが，衰えてくると，体の老化が始まります．つまり「腎」の異常では，加齢によってみられる変化と関連した症状が多く

第2部｜くすりの効きどころがわかる　東洋医学の五臓・生命活動のとらえかた

あげられます.

● 「腎」と関連する病的症状＝「腎精の不足」

　腎精が不足してくると，無月経，子宮発育不全，排卵異常，不妊，無精子症，精子過少症，インポテンツ，早漏などの生殖機能異常に留まらず，尿閉，排尿の勢いが悪い，頻尿，夜尿，失禁などの排泄異常，難聴，耳鳴り，眩暈，白内障，骨粗鬆症，歯が抜ける，白髪，脱毛など一種の老化現象の発症に陥ります.

　生まれながらにして「腎精の不足」があると，知能の発育不全などとなって現れてきます.六味丸は，保険適用は「疲れやすくて尿量減少または多尿で，ときに口渇があるものの次の諸症：排尿困難，頻尿，むくみ，かゆみ」となっているにもかかわらず，小児の発達障害への応用に関する発表は多く，歩行や運動，言語の発達，歯の発育の遅れ，夜尿などの症状に応用されています.

▶ 腎は納気をつかさどる

　腎には肺の粛降作用により運ばれた清気をひきこみ，蓄えるはたらきがあります.

　「肺」のところでも述べましたが，このはたらきは呼吸機能に深く関与しており，失調すると，息が深く吸い込めないといった，呼吸障害が現れます.

●

　ここからは機能とともに，「腎」の失調で異常が起こりやすい身体の部分の紹介も兼ねます.

▶ 腎は，骨をつかさどる

　老年期になると「腎」が衰え，骨粗鬆症に陥ります.その結果，腰が曲がり背が縮むのを観察した古人がこのように感じたのは当然かもしれません.「腎」は，背筋や腰の筋肉，下半身の力とも関係しているので，老年期になると，「腎」の衰えとともに足腰が弱くなってきます.漢方的な立場では，骨粗鬆症にならないためには，「腎」の勢いを温存するような日常生活を送るのが必要という養生訓が出てきます.

　ちなみに，「骨をつかさどる」のあとに，「髄を生じ，脳に通ず」が続いていて，漢方では腎は髄（脊髄・骨髄）をつくり，それが集まって脳となり，髄が骨をつくると考えられています.このため腎の機能低下により，骨の弱りのみならず，貧血の一部も起こしえるでしょうし，集中力や記憶力の低下などの脳の機能障害も現れます.

▶ 腎の華は髪にある

　「腎」の衰える老年期に髪が抜けるからなのでしょう.かつて当院にいらっしゃったストレス性の円形脱毛症の患者さんに対し，原因がストレスなので「肝」や「心」に対する加療を重点的に行ったのですが効果が出ませんでした.そこで，やはり髪は「腎」か…と思い直して八味丸を処方すると急に改善した経験があります.

▶▶ 腎は，耳に開竅する

「腎」の外界との連絡口は，まず耳とされます．老年期に難聴が多いことからそうされたと思われます．実臨床で，難聴や耳鳴りの一部に「腎気」を補う治療を行って奏効した例は比較的多くあります．

「腎」が開竅する場所として，「耳」のほかに「二陰」があります．「二陰」とは尿道を含む外性器と肛門の二つの口を指します．つまり「腎」は，生殖機能のほかに排尿排便の調節とも関係します．したがって高齢者の大小便の失禁，排尿異常や夜間尿などは「腎」の衰えと関係します．

▶▶ 腎臓液は，唾

「唾」は「なまつば」です．恐怖にさいなまれたとき口の中は乾きますが，同時に粘っこい不快な唾液が出てきて，それを飲み込んだ経験はないでしょうか．次に紹介しますが「恐」が「腎」に関係しているのです．単純に考えると「唾」ではなく「尿」になりそうなんですが，違うのが奥の深いところだと感じます．

▶▶ 腎は，情志「恐」と関係が深い

「恐」とは激しく驚いたときや，日常でいわゆるびくびく，おどおどしている状態です．あまりにびっくりしたとき，思わず「命が縮んだ」と口にしますが，漢方的には「腎」が傷ついたので実際に寿命が縮んだことになります．日常でびくびく・おどおどの心配性の人は，おおらかな人より短命な印象があります．このあたりが所以だと考えられます．また強い恐怖は幻聴を生じさせることがあります．さらに，他者からの忠告を聞こえなくするというような「耳」に関する異常現象が確かに起こりますし，恐怖のあまりの失禁も「腎」が瞬間的に低下したと結果とも考えられますから，このあたりも根拠かもしれません．

▶▶ 腎は，「膀胱」と裏表の関係にある

五臓所属の臓「腎」に応対する六腑に属する腑が「膀胱」で，官位は「洲都（地方長官）の官」津液蔵す，とされています．地方長官とは漠然とした例えですが，昔は治水がその地方の生命線でしたから，水を集める所を管理する地方長官に「膀胱」が例えられたのだと思われます．「腎」の気化作用により「肺」まで上がった水が雨として降り（→ p.233 の図4，および→ p.263 の図3 も参照），「心」に関係の深い「小腸」で選別されて余剰とされた水が尿として膀胱に送られ貯尿され，一定量が貯まると，地方長官の権限で堰が開けられる…つまり尿意を感じて排尿されます．

また，経絡の腎経は体表では土踏まずの湧泉から始まって内踝を取り巻いて下肢の内側を走っています．ただ，肝経・脾経も似た場所にありますので，鍼灸の専門の方以外には余り有用ではなく，本書では紹介は省略します．

第2部｜くすりの効きどころがわかる　東洋医学の五臓・生命活動のとらえかた

腎の異常

「腎」がwaterとfuelの性質をもった液体をつかさどっていると述べましたが，それはまさに漢方でいうところの大切な要素「陰・陽」を表しているとお考えください．根本的な「陰陽」である「腎」の陰陽バランスは，体全体の陰陽バランスに影響することが多いのです．つまり「腎」の失調は全身的な陰陽失調起因の症状を起こします．腎陽の不足は続発性の肝・心・脾・肺の陽虚を将来します．それゆえに腎陽には「真陽」なる別名があります．逆に肝・心・脾・肺の陽虚の長期化が腎陽の浪費につながることもあります．

陰陽どちらの失調でも必発なのは足腰のだるさなどの症状ですが，腎陰虚では，「肺」に所属する皮膚の乾燥，皮膚の熱感，空咳，「脾」に属する唇の乾燥，口渇，「心」に属するトラブルである不眠，夢が多い，頭痛，動悸，そのほか下半身なので「腎」所属と言っていいでしょうが足の火照りなどが発症します．全臓器にまたがる虚熱や煩燥の症状がみられます．方剤としては知柏地黄丸ですが，エキス剤なら六味丸を用います．

腎陽虚では，全身的には慢性的な倦怠感，気温が高くても寒がる状態（四肢の冷えが多いですが，消化管も冷えて慢性下痢になることもあります）のほか，「腎」の機能失調そのものですが多尿，頻尿，夜間尿，「肺」に関するものでは息切れ，呼吸困難，「腎」も「肺」も絡んだ浮腫などの症状がみられます．方剤としては，八味丸，牛車腎気丸などがあります．

腎の治療

1 腎陰虚

腎陰は，人体の各臓器に滋養作用をする物質で，腎陰が不足して腎陰虚になると，肝，心，肺などすべての臓器に波及します．肝陰虚から肝陽上亢（p.226参照），心陰虚から心火上亢（「心」の項参照），肺陰虚（空咳など）の状態になります．相対的に腎陽が亢進したのと同じ状態になり，全身各所に虚熱での感想・熱感，精神的には煩燥（不安で手足を固定しておけない状態）の症状がみられます．

腎陰虚で最も伴いやすいのが肝血虚です．「腎」と多臓器の関連失調で最も有名な単語は「心腎不交」ですが，漢方用語ではなく一般用語になっている「肝腎である」という言葉は，肝と腎の関係が非常に密接でどちらも人体の臓器のなかで重要な役割を果たしていることから派生して「重要である」という意味に使われるようになりました．

生薬としては，山茱萸，枸杞子などですが，桑寄生，亀板，鹿茸など保険収載されていないものがより有効です．エキス剤は「腎の異常」で述べた六味丸です．

2 腎陽虚

腎陽は，「真陽」ですべての臓器の生理活動を推し進める作用を有します．この不足は，肺気虚を続発しますが，腎の納気の作用が落ちるので，必然的に肺自体の機能も弱くなり，

息切れ，呼吸困難，喘息症状を生じます．さらに脾気虚も続発し，元気がなくなります．「脾」から「後天の精」の補給を受けたいところですが，その作用も落ちるので比較的危機的な状態になります．心陽虚が続発すると，胸苦しいなどの症状を呈します．

腎自体が腎陽不足になると，早漏，インポテンツや，腰に力が入らないなどの症状を呈しますし，泌尿器科的な多尿，頻尿，夜間尿などの症状がみられます．腎陽不足で津液の動きも落ち，浮腫を生じます．

腎陽の不足は，ボイラーの火が止まった状態からイメージされるように，全身的には寒証の症状を呈し，手足の冷えに始まって，全身の冷えを生じます．

生薬としては，附子，桂皮（理想は肉桂）あたりしか保険では使えません．効率的に腎陽を補うとされているのは，淫羊藿（イカリ草），杜仲，冬虫夏草（サナギ茸）などがあります．エキス剤としては「腎の異常」で述べた，八味丸，牛車腎気丸などです．

3 腎の固節作用の低下

「脾」でもでてきたこの「固節作用」ですが，「脾」では「統血作用」ともよばれるように血管からの血液の漏出を抑えるはたらきでした（p.241 を参考）．

一方，「腎」の「固節作用」とは「尿」や「便」や「精液」が漏れ出るのを防ぐはたらきで，排尿排便・射精の調節に関係します．すなわち括約筋の収縮作用と関連しています．腎の固泄作用が低下すると，早漏や夢精，夜尿症を呈したり，年とともに尿を我慢しにくくなったり，高齢者の大小便の失禁につながります．

生薬では保険収載されているものは山薬（やまいも），山茱萸，五味子，枸杞子あたりで，ほかに菟絲子，覆盆子（ラズベリー），杜仲などがあります．固節作用のある生薬を収斂薬とよびます．

処方としては，金鎖固精丸が有名ですが，エキス剤なら桂枝加竜骨牡蛎湯です．

4 腎精不足

腎精は，狭義では生殖に関係する精を指し，広義では人体の成長や発育活動を維持する精微物質を意味します．

いわゆる生殖機能を高めるとされる強精剤が滋養強壮剤とほぼ同義ですから，薬を選ぶ際には，その腎精不足が狭義の意味か広義の意味で使われているのかの厳密な区別は不要です．起こる症状については「腎の機能」の項目で「腎」と関連する病的症状＝「腎精の不足」について述べた記載をご覧ください（→ p.255）．

生薬は，保険収載されているのは熟地黄で，他には紫河車（ヒトの胎盤），鹿茸，亀板，杜仲，枸杞子，肉蓯蓉，鎖陽などがあります．処方としては左帰丸ですが，エキス剤なら六味丸です．寒証では右帰丸ですが，エキス剤なら八味丸です．

腎精不足で虚熱が目立ってきたら，ここでも知柏地黄丸などを用います．エキス剤では六味丸に滋陰降火湯を加味した方がよいでしょう．

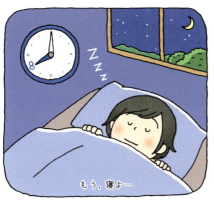 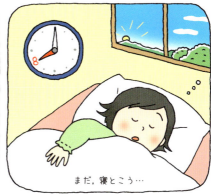

図3 「冬」の養生

腎を守る生活

「先天の精」は「脾」の作る「後天の精」で部分的に補われますが，いずれは使い果たされます．根本的に増やすことは不可能です．つまり，長持ちさせるには節約・温存しかないという立場です．「腎」を温存するために，こんな意見があります．

貝原益軒は，「射精によって精気を漏らすこと＝腎精の浪費」と考えていたようで養生訓のなかで，男性は40歳を過ぎたら，「接して漏らさず」（性行為をしても射精しない）を勧めています．しかし，筆者は成長途上年齢での初体験や過度の性行為を避けるくらいで十分なのではないかと考えます．

「肺」の項目で述べたのと同じパターンですが，黄帝内経の四気調神大論に「冬」と関係の深い「腎」を守る方法についての記述があります．「冬」の養生である「夜は早く寝，朝はゆっくりと起き，日の出日没に伴って起居すべき」…は，時計に縛られた現代人には不可能です（図3）．ですから，せめて冬は衣服で十分に体を被い，体内の陽気を漏らさないようにしましょう．暖房の使いすぎは「肺」の負担になります．欲望を潜めてすでに遂げたかのような満足感があるよう自らに思わせる自立訓練（貝原益軒の記述と若干似ています）が望ましいとも記載されています．そうしないと「冬」の間に「腎気」が傷んで，翌春に足が痺れたり腰が曲がったりしやすくなるそうです．

筆者は，睡眠不足，過労や精神の酷使など，体に苛酷な状況を作らないことが重要だと，ごく当たり前に考えています．

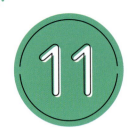

11 臓腑弁証 付録 「心包」と「三焦」

現代医学には「心包」「三焦」という臓腑も概念もありません．架空の存在ですが，漢方理論の一部を形成していて，現代医学でいう血液循環・リンパ液循環・それを流れるホルモンなどによる生体調整機能の一部を担っていると考えると，いくつかの病態が弁証できるという印象を，筆者はもっています．

「心包」も含めた六臓六腑の関係性は図1のようになります．

「心包」：「臣使の官」 喜楽出ず

心包は君主の側近に例えられ，君主たる心の護衛を行い，心に代わって外邪を受け止め，心の命令を執行します（心のはたらきを代行します）．

君主たる「心」に信頼されており，喜怒哀楽を発露するとされています．

1 心包のはたらき

心包とは心の外面を包んでいる膜で，心を保護しているとされていますが，心包は形がなく，はたらきだけがある臓器です．心を保護するはたらき，気血を通じさせるはたらきをもち，脳や中枢神経系と深い関係があります．根拠は『黄帝内経』の記述です．「霊枢」71 に「心の臓は五臓六腑のなかで王たる位にあります．それも生命活動と意識をつかさどる精神が宿っている王城なのですから，特別に堅固でないといけません．一寸たりとも外敵の邪気を侵入させるわけにはまいりません．もし王城にまで外敵の侵入を許したならば，その国は亡びるのと同様に，心の臓にまで外邪が侵入しますと，心の臓は敗れて神気が消

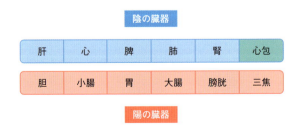

図1 「心包」と「三焦」

第2部 | くすりの効きどころがわかる　東洋医学の五臓・生命活動のとらえかた

滅し，生命活動も意識もなくなって死亡するに至ります．故に，たとえ心に邪気が侵入しようとしましても，内城の心の臓には入れずに，外城である心包経に入るのです．心包経は心の代行の役目をもっています」とあります．これから類推してみましょう．

2 心包は邪の侵入から心を守る

　邪が心を侵そうとするときには，まず心包が心の代わりに邪を受けます．心包の機能が減退すると，譫語，牙関緊急（歯を食いしばった状態）などが現れます．また，心の病証とほぼ一致しているため，さまざまな精神症状をあらわし，不安感，不眠，夢を多くみる，驚きやすいなどの症状が特にみられます．

3 心包の治療

▶ 熱入心包

　「心の治療，心火上炎」に陥る一歩手前（→ p.235）で，邪が「心」に侵入する前に「心包」でいったん止められた状態です．前述したように大半は救急搬送されます．

　熱性の外邪に感受することで発生した疾病である温熱病を弁証するときに用いる「衛気営血弁証」に出てくる単語です．痰火閉竅ともよばれ，高熱で煩躁し意識混濁して譫語を発し，熱性けいれんも頻発します．

　ハッキリ言って，心火上炎と区別する意義は皆無で，結局ここでも安宮牛黄丸や牛黄清心丸が用いられます．前述しましたように牛の胆石である牛黄に加えて麝香なども入っており，保険診療で処方不可能なのはもちろん，私費でも経済的に厳しいと感じます．

　エキス剤では多めの黄連解毒湯に脈が実なら忍冬や薄荷の添加，虚なら人参湯の併用が用いられます．

4 心包に関する私見

　筆者は，「心」が「精神的な作用」と「循環器的な作用」をあわせもつとされる漢方理論に異を唱えるつもりはまったくありませんが，「心」が主に「精神的な作用（＝こころ）」をつかさどり，「心包」が「循環器的な作用（＝しんぞう）」をつかさどっていると解釈して，後述する「三焦」と対比させて考えています．

　「心包」を循環器としてとらえるなら「心に代わって外邪を受け止め」や「心の命令を執行」「喜怒哀楽を発露」が説明できないと感じられる方も多いでしょう．強引な考え方であるという批判は甘んじて受けますが，筆者は「循環器内の血流が免疫細胞を運んで病原体をまず受け止め」て，「心」である「脳」の命令の一部がホルモンとして循環器内に流れ込んで標的臓器を動かして命令を執行」「喜怒哀楽という脳のなかでの感情がさまざまな内分泌的な変化を引き起こして，循環器を通じて顔色や行動を変化させて，実際の喜怒哀楽の表情が表に発露される」と解釈しています．

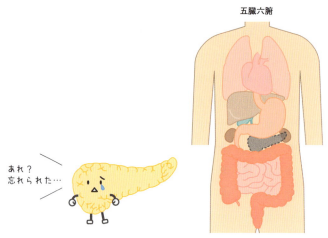

図2　五臓に膵臓はない

三焦

　筆者はかつて，「三焦」は，昔には発見できていなかった膵臓の象徴かと考えていました（図2）．根拠は，「三焦」に自律神経的な役割があるように弁証している記述が多くあったからです．

　実際，膵臓はホルモンを出しています（これを自律神経的とよぶのは異論もあるでしょうが）．しかし膵臓は，インクレチンをはじめ，他の消化管ホルモンの支配下にあり，膵臓が他臓器機能を自発的に調整している印象が薄くなってきました．DPP-4阻害薬が当たり前に処方される現在，「三焦」≒「膵臓」は誤りに思えてきて悩んでいました．そこへ，千葉中央メディカルセンター和漢診療科の寺澤先生が「三焦に関する大友一夫学説の妥当性（「三焦」を敢えて実在臓器に当てはめるなら「臓側腹膜に包まれた腸間膜そのもの」である）」なる論文を東洋医学会雑誌に発表され，古典の内容が理解できたという経緯があります．

「三焦」：「決瀆の官」　水道出ず

　三焦は溝を切り開き水を流す役人に例えられ，上焦・中焦・下焦の三つの機能の総合したものとされています．津液の通る道（気の通る道も兼ねているようです）を管理（図3）し，生命活動を維持するための気・血・津液の動きをつかさどります．

1　三焦のはたらき

　三焦も実体がなく，はたらきだけがある器官です．三焦は，消化吸収によって作られた気・血・津液を栄養分とともに全身に巡らせる一連の機能を担っています．

　三焦は，上焦，中焦，下焦の3つに分類されます．

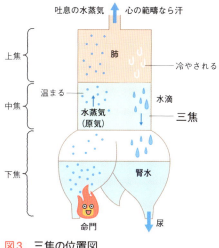

図3 三焦の位置図

▶ 上焦(肺・心)

　横隔膜から上方の機能で，胸部(心・肺)を指しています．飲食物からつくられた気を肺の宣発・粛降作用と心の推動作用によって全身に巡らせ，皮膚を潤し，体毛に栄養を与え，発汗などにより体温調節を行います．

▶ 中焦(脾(胃))

　横隔膜から臍までの機能で，上腹部(脾・胃)を指しています．飲食物を胃の受納・腐熟作用によって消化し津液の生成を行い，脾の運化作用によって肺に運ばれ，血と精気を全身に巡らせる役割を行います．

▶ 下焦(肝・腎)

　臍から下の機能で，下腹部(腎・膀胱・腸など)を指します．肝は位置からすると外れていますがここに属します．水液の清濁，大小便の排泄が行われ，不必要になった水液は膀胱に運ばれます．すべての過程は肝の疎泄作用と腎の気化作用によって調節されています．なお，水液は津液から大半の蛋白成分が除かれたものです．

2 三焦は決瀆をつかさどる

　三焦には体内の水道を疎通し，津液を運行して代謝させるはたらきがあります．三焦の決瀆機能は多くの臓器の共同作用によって発揮されます．なかでも脾の運化・肺の粛降・腎と膀胱の気化機能などと最も密接な関係があります．もしこれらの機能が阻害されると，三焦の水道を疎通する機能に影響を与えて，気化失調・水液の排泄異常を起こすため，水液が体内に停留して，浮腫・尿量減少などの症状があらわれます．

3 三焦は諸気をつかさどる

　三焦には全身の気の機能と気化を統轄するはたらきがあります．三焦は気が昇降出入する通路であるため，人体の気は三焦を通って五臓六腑に輸布され，全身に充満します．例えば，脾胃が運化する水穀の気，あるいは腎に源を発する元気は，いずれも三焦の通路を通って全身に行きわたり，各臓腑組織器官を濡養し，その機能活動を推動します．

三焦の治療

　細かく弁証すれば，三焦の治療だけでも一冊の本ができるほどです．実際的には「水の流れ」をよくすればいいので，茯苓・朮・猪苓などが含まれている利水剤を症状に応じて使い分けるのが妥当と考えます．

- 上焦：苓桂朮甘湯
- 中焦：五苓散
- 下焦：猪苓湯，冷えがあれば真武湯

　全身的に何とも言えない水の停滞があって，若干冷え気味で，ついでに便秘気味のときは，尿へ余剰な水を導く利水剤よりも，便に余剰な水を出しに行く「逐水剤」で唯一保険収載されている九味檳榔湯が有効な症例が散見されます．

三焦に関する私見

　筆者には，「三焦」が全身に張り巡らされたリンパ流に感じられます．

　「三焦」のはたらきが「脾胃が運化する水穀の気，あるいは腎に源を発する元気は，いずれも三焦の通路をとおって全身に行きわたり」とあるのですから，「臓側腹膜に包まれた腸間膜そのもの」に限定せず，全身のリンパ流すべての象徴とした方が，しっくりと説明できると感じているからです．

●

　かなり私見が含まれていますが，「心包」を「血液循環の象徴」と捉えるなら，その裏は「リンパ流の象徴」とした「三焦」でちょうどいいように思えるのですが，皆さんいかがお考えでしょうか．

＊ p.217～264：保険収載されていない薬については「漢薬の臨床応用：中山医学院編，医歯薬出版，1979年」と，「臓腑経絡・三焦の弁証と処方：衷中会 編著，医歯薬出版，2000年」を参考にしています．

索引

欧文

ACE 阻害薬	85	GHRIH	147	MHC	171
ACTH	148	GIH	147	MRA	161
ACTH 放出ホルモン	146	GIP	157	NADH	107
ADH	140	GnRH	147	Na チャネル遮断薬	83
ANP	69	GPCR	143	NMDA 受容体拮抗薬	28
ARB	85	GRH	147	NSAIDs	29
ATP	103, 113	GRP	158	PDE5 阻害薬	140
ATP 生成機序	107	G タンパク質共役型受容体	143	PIH	147
ATP 生成量	108	hCG	156	PRH	147
BCR	167	HDL	110	PRL	148
Ca 拮抗薬	84	HLA	171	PTH	150
Ca チャネル遮断薬	84	hPL	156	RANKL	59
CCK	157	IgA	169	RNA	112
CCr	136	IgD	170	SGLT2 阻害薬	160
CRH	146	IgE	170	SSRI	27
C 型ナトリウム利尿ペプチド	69	IGF	103	TCA 回路	106
DNA	112	IgG	169	Th1 型	174
EM 経路	106	IgM	169	Th2 型	174
EPO	138	K チャネル遮断薬	84	Th2 サイトカイン阻害薬	127, 176
FADH$_2$	107	L-ドパ	28	Th 細胞	171
FSH	148	LDL	109	Treg 細胞	171
GABA	26	LH	148	TRH	147
GFR	135	LH サージ	146	TSH	148
GH	148	MALT	165	VIP	158
GHRH	147	MAO 阻害薬	28	VLDL	109

和文

あ行

α$_1$ 遮断薬	84, 140	アルドステロン拮抗薬	161	インスリン様成長因子	103
α 運動ニューロン	35	アレルギー	172	茵蔯蒿湯	226, 242
α 作動薬	43	アンジオテンシンII	81	茵蔯五苓散	242
α 遮断薬	43	アンジオテンシン受容体拮抗薬	85	咽頭	88, 117
I 型アレルギー	172	アンジオテンシン変換酵素阻害薬	85	インヒビン	153
α 運動ニューロン	35	安中散	243	陰部神経	93
アウエルバッハ神経叢	41, 87, 92	アンブロキソール	126	陰陽	195
浅田宗伯	186	アンモニア	111, 114		
アセチルコリン	25, 35, 36, 42, 43			ウィリス大脳動脈輪	18
アセトアミノフェン	28	胃	89	右帰丸	258
アセブトロール	43, 84	胃液分泌	98	温経湯	225, 227, 228
アゼラスチン	176	イオンチャネル	83	温清飲	227
アデノシン三リン酸	103, 113	異化	102, 113	運動終板	57
アドレナリン	43, 151	医学智環	186, 200	運動線維	30
アドレナリン作動性受容体	42	移行部	121		
アドレナリン作動性ニューロン遮断薬		イソプロテレノール	43	液性調節	81
	43, 84	一次リンパ組織	164	液性免疫	167
アドレナリン作動薬	43	一酸化窒素	81	エストロゲン	55, 59, 155
アトロピン	44	医方口訣集	186, 210	エネルギー代謝	102
アナボリックホルモン	103	イミダゾリン誘導体	43	エプレレノン	161
アマンタジン	28	胃苓湯	225	エムデン・マイヤーホフ経路	106
アミオダロン	84	陰虚	215	エリスロポエチン	138
アミノ酸	110	インクレチン関連薬	160	エルゴタミン	43
アミノ酸伝達物質	26	インスリン	153, 159		

遠位尿細管 ························· 137
エンケファリン ····················· 158
遠心性線維 ························· 30
エンドセリン ············· 73, 81, 143
塩類下剤 ··························· 101

● お

横−斜披裂筋 ······················ 119
黄耆 ······························ 209
黄体形成ホルモン ·················· 148
黄体ホルモン ······················ 156
黄土湯 ···························· 242
黄連解毒湯 ······· 225, 234, 235, 242
黄連湯 ···························· 242
オートクリン ······················ 143
岡本一抱 ·························· 186
オキシトシン ······················ 146
瘀血 ······························ 213
オステオカルシン ···················· 59
オピオイド鎮痛薬 ··················· 28
オルニチン回路 ···················· 111

か行

咳血方 ···························· 225
外喉頭筋 ·························· 119
外呼吸 ···························· 114
外側輪状披裂筋 ···················· 119
解糖過程 ·························· 106
灰白質 ····························· 13
海綿骨 ····························· 46
化学伝達物質遊離抑制薬 ············ 127
過活動膀胱治療薬 ·················· 140
核酸 ······························ 112
拡張期 ····························· 71
獲得免疫 ····················· 166, 167
核内受容体 ························ 144
霍乱病 ···························· 204
下行性伝導路 ······················ 23
下行性抑制系 ······················ 36
下肢静脈瘤 ························· 74
下垂体 ···························· 148
下垂体後葉ホルモン ·········· 148, 149
下垂体前葉ホルモン ················ 148
ガストリン ························· 157
仮声帯 ···························· 120
カタボリックホルモン ··············· 103
葛根湯 ···························· 201
褐色細胞腫 ························ 161
活性型ビタミン D ············· 138, 158
活性型ビタミン D_3 ················· 54
活性型ビタミン D_3 誘導体 ·········· 59
活動電位 ··························· 32
カップリング ························ 58
滑膜性連結 ························· 50
カテコラミン ··················· 25, 43
カテコラミン系薬 ···················· 82
ガバペンチン ······················· 27
カフェイン ························· 125
下部尿路 ·························· 133

加味帰脾湯 ··················· 227, 235
加味逍遙散 ··················· 224, 243
ガランタミン ······················· 28
カリウムチャネル遮断薬 ·············· 84
カリウム保持性利尿薬 ·············· 139
カルシウム拮抗薬 ··················· 84
カルシウムチャネル遮断薬 ··········· 84
カルシトニン ··················· 53, 59
カルバマゼピン ····················· 27
カルボキシメチルセルロース ········· 101
瓜呂仁 ···························· 216
感覚線維 ··························· 30
感覚ニューロン ····················· 35
間質液 ······················· 128, 163
間質性肺炎 ························ 124
冠状血管 ··························· 63
関節 ······························· 50
関節軟骨 ··························· 47
感染 ······························ 166
肝臓 ······························· 94
甘草 ····················· 193, 209, 211
浣腸薬 ···························· 101
寒熱 ······························ 191
寒熱往来 ·························· 202
間脳 ······························· 15
甘麦大棗湯 ··················· 211, 234
肝門脈 ····························· 75
カンレノ酸カリウム ················· 139

● き

気鬱 ······························ 210
気管支 ···························· 120
気管支拡張薬 ······················ 127
気管支喘息 ························ 121
気管支喘息治療薬 ·················· 126
気逆 ······························ 211
気虚 ······························ 208
桔梗石膏 ·························· 251
気血津液弁証 ······················ 206
キサンチン誘導体 ·················· 127
気道 ······························ 115
気道潤滑薬 ························ 126
気道粘液溶解薬 ···················· 126
気道分泌促進薬 ···················· 126
キニジン ···························· 83
帰脾湯 ···························· 235
吸収性制酸薬 ······················ 100
求心性線維 ························· 30
吸着薬 ···························· 101
吸入麻酔薬 ························· 27
胸脇苦満 ····················· 188, 202
強心配糖体 ························· 82
強心薬 ····························· 82
胸腺 ······························ 164
玉屏風散 ·························· 249
虚実 ······························ 193
去痰薬 ···························· 126
キラー T 細胞 ······················ 171
近位尿細管 ························ 136

筋間神経叢 ························· 41
金匱要略 ·························· 186
筋 ································· 55
筋原線維 ····················· 55, 56
筋弛緩薬 ··························· 59
筋層 ······························· 87
筋ポンプ ··························· 74

● く

グアネチジン ······················· 43
駆瘀血剤 ·························· 214
くしゃみ中枢 ······················ 117
クッシング症候群治療薬 ············ 161
くも膜 ····························· 17
クラブ細胞 ························ 121
グリア細胞 ························· 12
グリセロール ················· 101, 109
グリソン鞘 ························· 95
グリメピリド ······················ 159
グルカゴン ························ 153
グルタミン酸 ······················· 26
クレアチニン・クリアランス ······ 136
グレリン ····················· 153, 158
クロモグリク酸ナトリウム ··········· 176
クロルプロマジン ··················· 27

● け

荊芥連翹湯 ························ 235
経口血糖降下薬 ···················· 159
ケイ酸アルミニウム ················· 101
桂枝 ······························ 199
桂枝加黄耆湯 ······················ 249
桂枝加厚朴杏仁湯 ·················· 250
桂枝加芍薬大黄湯 ·················· 204
桂枝加芍薬湯 ······················ 204
桂枝加朮附湯 ······················ 234
桂枝加竜骨牡蛎湯 ·················· 211
形質細胞 ·························· 167
桂枝湯 ······················· 200, 204
桂枝茯苓丸 ························ 213
桂皮 ················· 204, 211, 214, 215
桂麻各半湯 ··················· 201, 204
下剤 ······························ 101
血圧 ······························· 78
血液循環 ··························· 75
血液循環系 ························· 61
血液脳関門 ························· 19
血管拡張薬 ························· 84
血管作動性腸管ペプチド ············ 158
血管壁 ····························· 71
血管容量 ··························· 80
血虚 ······························ 211
厥陰病 ······················· 197, 205
血府逐瘀湯 ························ 225
ケミカルメディエーター遊離抑制薬
 ································· 176
嫌気呼吸 ·························· 105
原発性アルドステロン症治療薬 ··· 161
原発性免疫不全症 ·················· 176

● こ

V型アレルギー	175
抗 IgE 抗体薬	127
抗 RANKL 抗体薬	59
降圧薬	84
抗アドレナリン作用薬	43
抗アレルギー薬	127, 176
抗アンドロゲン薬	140
抗うつ薬	27
広益本草大成	186, 190, 215
紅花	213
交感神経	35, 121
交感神経作用薬	43
交感神経遮断薬	43, 84
好気呼吸	106
抗狭心症薬	82
抗菌薬	177
口腔	88
高血圧症	84
抗原	166
抗甲状腺薬	160
抗コリン薬	100, 127, 140
鉱質コルチコイド	151
甲状腺	149
甲状腺ホルモン	144, 149
甲状披裂筋	119
抗精神病薬	27
酵素結合型受容体	144
香蘇散	211, 224
抗体	168
抗てんかん薬	27
喉頭	118
抗トロンボキサン A_2 薬	177
抗認知症薬	28
高比重リポタンパク質	110
抗ヒスタミン薬	176
香附子	211
抗不整脈薬	83
興奮性神経抑制薬	27
厚朴	211
硬膜	16
硬膜静脈洞	19
肛門管	93
抗利尿ホルモン	81, 140
抗利尿薬	140
後輪状披裂筋	119
抗ロイコトリエン薬	177
杞菊地黄丸	226
呼吸	113, 114
呼吸運動	122
呼吸興奮薬	125
呼吸細気管支	121
呼吸中枢	122
呼吸中枢刺激薬	125
五行論	217
牛車腎気丸	257, 258
呉茱萸湯	243
後世方派	186

五臓	217
骨	45
骨塩	48
骨格筋	55
骨細胞	48
骨質	47, 48
骨髄	47, 164
骨粗鬆症	52
骨代謝	51
骨盤内臓神経	93
骨膜	46
骨密度	49
骨量	49
コデイン	125
ゴナドトロピン放出ホルモン	147
古方派	186
五味	183
五味子	216
コリンエステラーゼ阻害薬	28, 44
コリン作動性受容体	42
コルチゾール合成阻害薬	161
五苓散	214, 225, 241
コレシストキニン	157
コレステロール	109
棍棒細胞	121

さ行

Ⅲ型アレルギー	174
鰓弓神経	29
柴胡	204
柴胡桂枝乾姜湯	234
柴胡桂枝湯	204
柴胡清肝湯	227
柴胡疏肝散	224, 225
サイトカイン	175
細胞呼吸	114
細胞質	105
細胞傷害型アレルギー	173
細胞性免疫	167, 170
細胞内受容体	144
細胞膜受容体	143
柴朴湯	243
サイロキシン合成阻害薬	160
左帰丸	258
サクシニルコリン	60
サポニン系	126
サルブタモール	43
三黄瀉心湯	225
酸化マグネシウム	100
三叉神経核	117
酸棗仁湯	227, 234
三大栄養素	90, 104

● し

ジアゼパム	27
ジアゾキシド	84
滋陰降火湯	216, 227, 243, 250, 259
滋陰至宝湯	216, 234
地黄	213

四気	183
四逆散	224, 225, 235
糸球体ろ過	135
四君子湯	209
刺激性下剤	101
刺激伝導系	57, 66
自己分泌	143
自己免疫疾患	175
脂質	109, 115
止瀉薬	100
思春期	154
視床下部	141, 146
視床下部ホルモン	146
システイン系	126
自然免疫	165, 166
紫蘇	211
七物降下湯	243
室ヒダ	120
シナプス	13, 34
脂肪酸	109
ジメモルファン	125
四物湯	212, 227, 235
ジモルホラミン	125
炙甘草湯	234
芍薬	204, 212, 213
沙参麦門冬湯	242
瀉白散	225
集合管	137
収縮期	70
収縮抑制薬	127
十全大補湯	227
終脳	14
終板電位	60
終末細気管支	121
収斂薬	101
主気管支	121
受動免疫	172
主要組織適合遺伝子複合体	171
受容体拮抗薬	176
循環血液量	79
上咽頭	117
少陰病	197, 205
消化管	86
消化管ホルモン	157
消化性潰瘍	98
傷寒	198
傷寒論	186, 197, 199
上気道	116
生姜	199
小建中湯	204
上行脚	137
上行性伝導路	23
小柴胡湯	202, 204
硝酸塩	83, 84
小青竜湯	201, 250
小腸	90
小脳	15
小半夏加茯苓湯	243
上皮小体	150

情報伝達物質	141
静脈還流	73
逍遙散合温胆湯	224
少陽病	197, 202
初回通過効果	76, 95
食細胞	166
食道	89
自律神経	29, 30, 39
辛夷清肺湯	251
心外膜	65
新規抗てんかん薬	27
心筋	57
心筋層	65
神経膠細胞	12
神経興奮伝導	33
神経細胞	12
神経障害性疼痛治療薬	28
神経性調節	81
神経伝達物質	24, 34
神経分泌ペプチド	158
神経路	23
心血管系	61
深在性静脈	73
心室	64
腎小体	130
腎上体	150
腎静脈	131
腎髄質	129, 130
心尖拍動	63
心臓	62, 70
腎臓	128, 129
心臓促進神経	68
腎臓の血管	131
心臓拍動	68
腎臓ホルモン	137, 158
新陳代謝	102
伸展受容器	81
浸透圧勾配	137
心内膜	65
腎杯	131
腎皮質	129, 130
神秘湯	205
真武湯	204, 241
心房	64
心房性ナトリウム利尿ペプチド	69, 81
腎門	129

膵臓	97
膵島	97
水毒	214
膵ポリペプチド	153
髄膜	16
睡眠薬	27
スキサメトニウム	60
スコポラミン	44
スターリングの心臓法則	81
ステロイドホルモン	144
ステロイド薬	126

スピロノラクトン	139, 161
スルホニル尿素薬	159

制御性 T 細胞	171
制酸薬	100
静止膜電位	31
清暑益気湯	216
清心蓮子飲	235
清燥救肺湯	251
精巣ホルモン	153
声帯原音	120
成長ホルモン	148
成長ホルモン放出ホルモン	147
成長ホルモン抑制ホルモン	147
性分化	154
性ホルモン	151
声門	120
生理活性物質	142
脊髄神経	30, 37
脊髄の血管	21
セクレチン	157
折衷派	186
セロトニン	26
川芎	213
浅在性静脈	73
全身麻酔薬	27
選択的エストロゲン受容体調整薬	59
選択的セロトニン再取り込み阻害薬	27
選択的ミネラルコルチコイド受容体拮抗薬	161
選択的ムスカリン受容体拮抗薬	100
疝痛	132
前庭ヒダ	120
蠕動運動抑制薬	101
センナ	101
前立腺肥大治療薬	140

造血幹細胞移植	177
蒼朮	209, 214
臓性神経	29
臓腑弁証	190, 217
増補能毒	186, 193, 208
即時型アレルギー	172
続発性免疫不全症	176
側副路	77
疎経活血湯	225, 227, 235
組織液	128, 163
ソタロール	84
ソマトスタチン	147, 153, 158

た行

太陰病	197
大黄	101, 203, 204, 213, 216
大黄甘草湯	242
大黄牡丹皮湯	213
大柴胡湯	204, 226
代謝	102, 113

体循環	62
大承気湯	203, 204
体性神経	29
大青竜湯	201
大棗	211
大腸	92
大動脈	72
大動脈洞	63
大脳髄質	15
大脳皮質	14
胎盤	156
大防風湯	227
太陽病	197, 198
沢瀉	214
脱髄性疾患	13
脱分極	31
脱分極性筋弛緩薬	60
暖肝煎	228
短環フィードバック	146
炭酸水素ナトリウム	100
炭水化物	104, 115
胆嚢	96
タンパク質	110

チアジド系利尿薬	18, 139
チアゾリジン薬	160
チアマゾール	160
遅延型アレルギー	174
竹筎温胆湯	222, 224
蓄尿	133
知柏地黄丸	257, 259
緻密骨	46
中枢神経系	12
中枢性鎮咳薬	125
中枢リンパ組織	164
中性脂肪	109
中風	198
調胃承気湯	203, 204
腸管神経系	41, 87
長環フィードバック	146
超短環フィードバック	146
超低比重リポタンパク質	109
釣藤散	226, 243
跳躍伝導	33
猪苓	214
鎮咳薬	125
鎮痛薬	28

痛瀉要方	225
通導散	213

定型抗精神病薬	27
低比重リポタンパク質	109
デオキシリボ核酸	112
テオフィリン	127
デキストロメトルファン	125

索 引

テストステロン	153
デノスマブ	59
テベシウス静脈	64
テリパラチド	59
電解質コルチコイド	151
伝導路	23
天王補心丹	234
天麻釣藤飲	226

●

糖依存性インスリン放出ペプチド … 157
同化 … 102, 113
桃核承気湯 … 213
同化作用 … 104
同化ホルモン … 103
当帰 … 212
当帰飲子 … 227
当帰四逆加呉茱萸生姜湯
　… 222, 225, 228
当帰芍薬散 … 227, 250
糖質 … 104
糖質コルチコイド … 150
糖新生 … 106
洞調律 … 66
糖尿病治療薬 … 159
桃仁 … 213
動脈ポンプ … 74
ドキサプラム … 125
特異的防御機構 … 166
特殊心筋線維 … 57
ドネペジル … 28
ドパミン … 25
ドパミン神経作用改善薬 … 28
ドブタミン … 43
トラセミド … 139
トリクロルメチアジド … 139
トリヘキシフェニジル … 28
トリロスタン … 161
トロンボキサン A₂ 受容体拮抗薬 … 177
トロンボキサン A₂ 合成阻害薬 … 127

な行

II型アレルギー … 173
内科秘録 … 186, 201, 202, 203
内喉頭筋 … 119
内呼吸 … 114
内分泌腺 … 141
長沢道寿 … 186
ナトリウムチャネル遮断薬 … 83
軟膜 … 17

●

ニコチン受容体 … 42
二次リンパ組織 … 164
二陳湯 … 214, 251
ニフェカラント … 84
ニューロン … 35
尿 … 133
尿管 … 129, 131, 132

尿管壁 … 131
尿細管 … 136
尿素回路 … 111
女神散 … 224
人参 … 204, 208, 211
人参湯 … 204, 241
人参養栄湯 … 234, 249

●

ネオスチグミン … 44
ネガティブ・フィードバック … 145
粘膜 … 87
粘膜下神経叢 … 41
粘膜関連リンパ組織 … 165

●

脳幹 … 15
脳血管 … 18
脳血管疾患 … 20
脳静脈 … 19
脳神経 … 30, 36
脳性ナトリウム利尿ペプチド … 69
脳脊髄液 … 17
脳脊髄神経系 … 36
能動免疫 … 172
ノスカピン … 125
ノルアドレナリン … 25, 35, 42, 43, 151

は行

β₁ 作動薬 … 43
β₂ 作動薬 … 43, 127
β₃ 作動薬 … 140
β 遮断薬 … 43, 83, 84
肺 … 115, 123
肺循環 … 62
ハイドロキシアパタイト … 47
排尿 … 134
排尿障害治療薬 … 140
肺胞性肺炎 … 124
肺門 … 121
排卵 … 155
パーキンソン病治療薬 … 28
白質 … 13
麦門冬 … 216
麦門冬湯
　… 216, 225, 242, 243, 250, 251
破骨細胞 … 48
破骨細胞分化因子 … 59
バセドウ病治療薬 … 160
バソプレシン … 81
八味丸 … 234, 258, 259
八味地黄丸 … 227, 251
八綱弁証 … 187
パラクリン … 143, 158
パラソルモン … 54, 150
ハロペリドール … 27
半夏 … 211
半夏厚朴湯 … 211, 224, 225, 243
半夏瀉心湯 … 242, 243

半表半裏 … 188, 202

●

ピオグリタゾン … 160
非吸収性制酸薬 … 100
ビグアナイド薬 … 159
鼻腔 … 116, 117
ヒスタミン … 81
ヒスタミン(H₁)受容体拮抗薬 … 127, 176
ヒスタミン(H₂)受容体拮抗薬 … 100
非ステロイド性抗炎症薬 … 28
ビスホスホネート薬 … 59
脾臓 … 164
非脱分極性筋弛緩薬 … 60
ビタミン K₂ … 59
非定型抗精神病薬 … 27
非特異的防御機構 … 165
ヒト絨毛性ゴナドトロピン … 156
ヒト胎盤性ラクトーゲン … 156
ヒト白血球抗原 … 171
ヒドロクロロチアジド … 139
ビベグロン … 140
ヒマシ油 … 101
非麻薬性鎮咳薬 … 125
白朮 … 209, 214
白虎加人参湯 … 242
標的細胞の受容体 … 143
表面活性物質 … 123
表裏 … 187
ピリミジン塩基 … 112
ビリルビン … 96
披裂喉頭蓋筋 … 119

●

フィードバック機構 … 145
フィゾスチグミン … 44
フェニトイン … 27
フェニレフリン … 43
フェノバルビタール … 27
副交感神経 … 36, 41
副交感神経作用薬 … 43
副交感神経遮断薬 … 44, 100
副甲状腺 … 150
副甲状腺ホルモン … 54
副腎 … 150
副腎疾患治療薬 … 161
副腎髄質ホルモン … 152
副腎皮質刺激ホルモン … 148
副腎皮質ホルモン … 150
復脈湯 … 234
茯苓 … 209, 214
茯苓四逆湯 … 204
附子 … 204
附子理中湯 … 241
不整脈 … 83
付属消化腺 … 86, 94
プリン塩基 … 112
フレカイニド … 83
プレガバリン … 28

薬局　2024　Vol.75, No.11　1877　| 269

プロカインアミド ……………………83
プロゲステロン ……………………156
プロスタグランジン ………………99
フロセミド ……………………………139
プロトンポンプ ……………………98
プロトンポンプ阻害薬 ………………100
プロピルチオウラシル ……………160
プロプラノロール ……………43, 84
ブロムヘキシン ……………………126
ブロモクリプチン …………………28
プロラクチン ……………………148
プロラクチン放出ホルモン ………147
プロラクチン抑制ホルモン ………147
分極 ……………………………………31

●

平胃散 …………224, 225, 243, 250
平滑筋 ……………………………………58
平均血圧 ……………………………80
閉塞性換気障害 ……………………122
ベタネコール ………………………43
ペプチド ……………………………26
ベラパミル ……………………………84
ヘリコバクター・ピロリ ……89, 99
ヘリコバクター・ピロリ除菌薬 … 100
ヘルパー T 細胞 ………………………171
弁証 ……………………………………180
ベンゾジアゼピン ……………………27
扁桃 ……………………………………118
便秘薬 ……………………………………101
ヘンレのループ ……………………137

●

膀胱 ……………………………………133
放射性ヨード ………………………160
芒硝 ……………………………203, 216
方証相対 …………………………182, 200
膨張性下剤 …………………………101
傍分泌 ……………………………143, 158
飽和ヨウ化カリウム液 ……………160
ポジティブ・フィードバック ……146
ホスホジエステラーゼ 5 阻害薬 …140
牡丹皮 ……………………………………213
補中益気湯……209, 228, 241, 249, 251
ホルモン ……………………141, 145
牡蛎 ……………………………………211
本草綱目 ……………………………186
本間棗軒 ……………………………186

ま行

マイスネル神経叢 ……………41, 87
麻黄 ……………………………199, 204
麻黄湯 ……………………………200, 204, 250
麻黄附子細辛湯……201, 204, 205, 250
膜貫通型受容体 ……………………143
膜消化 ……………………………………91

マクログロブリン …………………169
末梢血管抵抗 ………………………80
末梢神経 ……………………………29
末梢性鎮咳薬 ………………………125
末梢リンパ組織 ……………………164
麻薬性鎮咳薬 ………………………125
マルピーギ小体 ……………………130

●

味麦地黄丸………………………………250
脈圧 ……………………………………80
脈診 ……………………………………189
ミュラー管 …………………………154
ミラベグロン ………………………140

●

無髄線維 ……………………………31
ムスカリン受容体 …………………42
ムスカリン受容体遮断薬 …………44
ムスカリン様作用薬 ………………43

●

迷走神経 ……………………………68
メキシレチン ………………………83
メチラポン …………………………161
メチロシン …………………………161
メトキシフェナミン ………………43
メトホルミン ………………………159
メナキノン …………………………59
メマンチン …………………………28
免疫 ……………………………………172
免疫グロブリン ………168, 169, 170
免疫グロブリン製剤 ………………177
免疫複合体型アレルギー …………174
免疫不全症 …………………………175
免疫不全症治療 ……………………177
免疫抑制薬 …………………………177

●

毛細血管 ……………………………71, 74
木防已湯 ……………………………251
モチリン ……………………………157
もやもや病……………………………19
モルヒネ ……………………………125
門脈血 ……………………………………77

や行

Ⅳ型アレルギー ……………………174
薬用炭 ……………………………………101

●

有髄線維 ……………………………31

●

ヨウ化ナトリウム共輸送体（NIS）
阻害薬 ………………………………160

陽明病 ……………………………197, 202
抑肝散 ……………………………………226
抑肝散加陳皮半夏 …………………243
抑制性神経促進薬 …………………27

ら行

ランゲルハンス島 ………………97, 152
卵巣ホルモン ………………………154
ランビエの絞輪 ……………………31
卵胞刺激ホルモン …………………148
卵胞ホルモン ……………………55, 155

●

リスペリドン …………………………27
六君子湯 …………………209, 225, 239
リドカイン …………………………83
利尿薬 ……………………………………139
リボ核酸 ……………………………112
リモデリング ………………………51
竜骨 ……………………………………211
硫酸マグネシウム …………………101
龍胆瀉肝湯 ………………………225, 235
苓甘姜味辛夏仁湯 …………………250
苓桂朮甘湯 ………………………211, 214
輪状甲状筋 …………………………119
リンパ器官 …………………………162
リンパ系 ……………………………61
リンパ節 ……………………………165

●

ループ利尿薬 ………………………139
ルゴール液 …………………………160

●

レギュラトリー T 細胞 …………171
レセルピン …………………………43
レニン ……………………………………158
レニン・アンジオテンシン系 ……73
レニン・アンジオテンシン・
　アルドステロン系 ………………138

●

ロイコトリエン受容体拮抗薬
…………………………………127, 177
ロートエキス ………………………44
ろ過圧 ……………………………………135
六味丸
……226, 227, 234, 243, 257, 258, 259
ロクロニウム臭化物 ………………60
六経弁証 ……………………………197
ロペラミド …………………………101
論治 ……………………………………183

▶ 著者略歴

松村讓兒 George Matsumura

杏林大学医学部 客員教授（肉眼解剖学教室）

1980年 北海道大学医学部卒業，1984年 同大学院（組織学）卒業後，文部教官助手（肉眼解剖学），1988年 英国レスター大学（発生学）留学，1991年 北海道大学助教授，1993年 杏林大学教授，2019年 特任教授を経て2022年より現職．

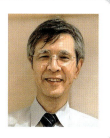

千福貞博 Sadahiro Sempuku

センプククリニック 院長
大阪医科薬科大学 臨床教育教授

1983年 大阪医科大学卒業，同大学一般・消化器外科にて研修開始，1994年 同助手．1996年 高槻赤十字病院外科勤務，同時に大阪医科大学 非常勤講師（一般消化器外科）兼務．1997年よりセンプククリニック 院長となる．日本東洋医学会 代議員．大阪府内科医会 評議員，推薦医．

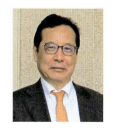

八幡曉直 Akinao Haba

HABAクリニック 院長

1989年 大阪大学医学部卒業．大阪大学医学部大学院第二外科学教室，米国 Roswell Park Cancer Institute の Department of Immunology 留学などを経て2009年5月より現職．大阪市此花区医師会副会長を務めつつ，医師対象に漢方入門講座やステップアップセミナーを年5～6回実施中．

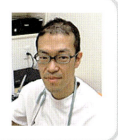

薬局 2024年9月増刊号（Vol. 75, No. 11）
西洋医学×東洋医学　解剖生理で学ぶ くすりの効きどころ　　　　　©2024

2024年9月30日発行

発行者
株式会社南山堂　代表者　鈴木幹太　編集長　村井恵美
〒113-0034　東京都文京区湯島4-1-11
TEL　代表 03-5689-7850　　www.nanzando.com
978-4-525-94013-3

装　幀　辻中浩一（ウフ）
装幀イラスト　德永明子
ＤＴＰ　クニメディア株式会社
印　刷　クニメディア株式会社

JCOPY ＜出版者著作権管理機構 委託出版物＞
複製を行う場合はそのつど事前に（一社）出版者著作権管理機構（電話 03-5244-5088，FAX 03-5244-5089，e-mail: info@jcopy.or.jp）の許諾を得るようお願いいたします．
本書の内容を無断で複製することは，著作権法上での例外を除き禁じられています．また，代行業者等の第三者に依頼してスキャニング，デジタルデータ化を行うことは認められておりません．

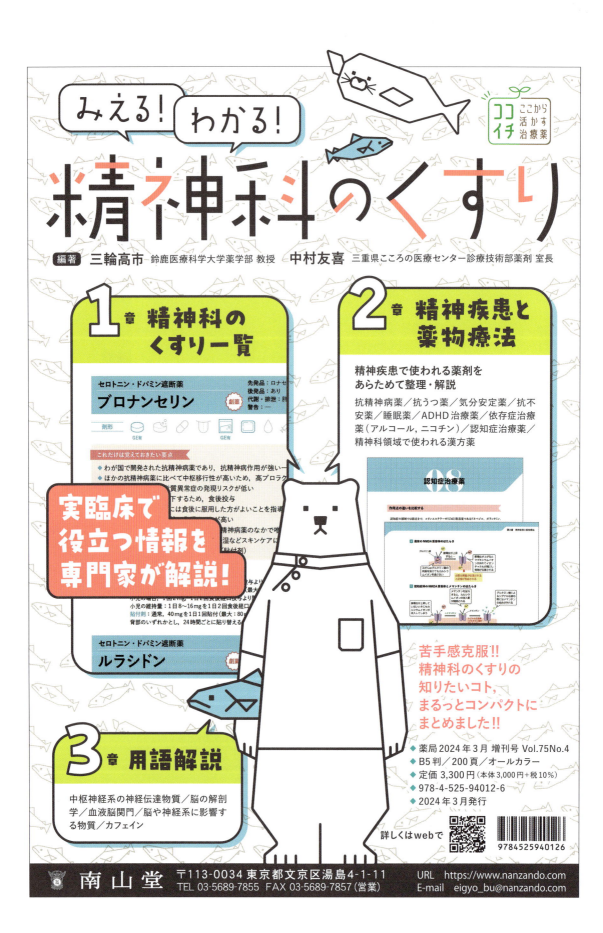